现代神经外科常见病诊疗实践

隋 航 等主编

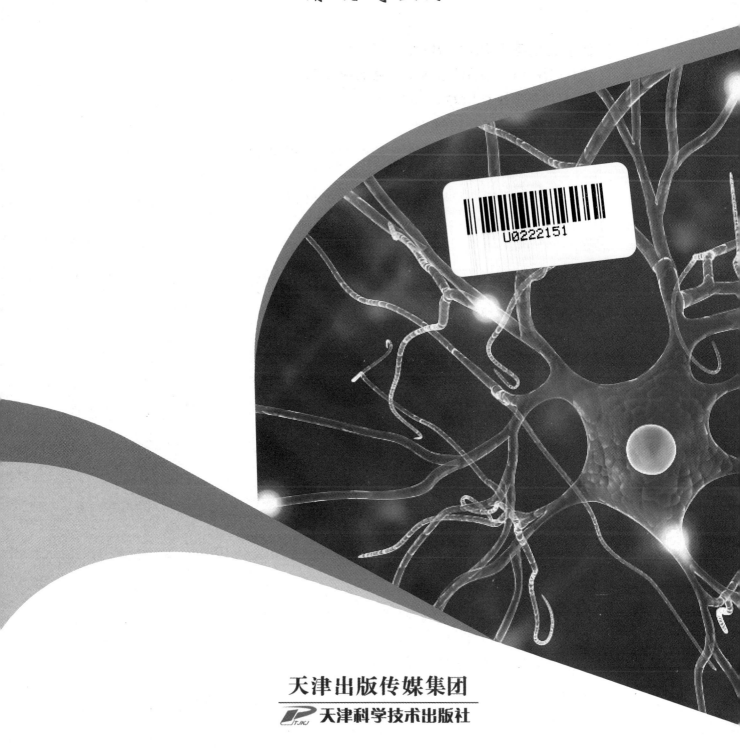

天津出版传媒集团

天津科学技术出版社

图书在版编目（CIP）数据

现代神经外科常见病诊疗实践/ 隋航等主编． --

天津：天津科学技术出版社，2023.6

ISBN 978-7-5742-1284-8

Ⅰ．①现… Ⅱ．①隋… Ⅲ. ①神经外科学－常见

病－诊疗Ⅳ. ①R651

中国国家版本馆CIP数据核字(2023)第107261号

现代神经外科常见病诊疗实践

XIANDAISHENJINGWAIKECHANGJIANBINGZHENLIAOSHIJIAN

责任编辑：李　彬

责任印制：兰　毅

出　　版：天津出版传媒集团
　　　　　　天津科学技术出版社

地　　址：天津市西康路 35 号

邮　　编：300051

电　　话：(022) 23332377

网　　址：www.tjkjcbs.com.cn

发　　行：新华书店经销

印　　刷：河南弘盛联合印刷有限公司

开本　889×1194　1/16　印张11.5　字数 320 000

2023 年 6 月第 1 版第 1 次印刷

定价：70.00 元

编　委　会

前　言

　　神经外科学是以手术为主要治疗手段，研究脑、脊髓和周围神经系统疾病发病机制，探索新的诊断和治疗方法的一门学科。随着科学技术的不断发展和人们对神经系统疾病的深入研究，神经外科的发展日新月异。新设备、新技术的应用，诊断水平的提高，使该学科许多疾病的治疗取得了令人瞩目的成就。临床医师必须不断学习，与时俱进，才能更好地为患者提供高质量的医疗服务。

　　本书内容翔实、突出临床实用性，先详细介绍神经外科基础知识，然后系统介绍神经外科常见疾病的手术治疗方法与步骤。该书博采众长，反映了现代神经外科疾病的诊治新观点，希望能满足各级医院诊疗之需。

　　神经外科学广阔的发展前景，成了医学领域的领军旗帜。为此，编者们虽殚精竭虑，但由于编写时间有限，篇幅所迫，疏漏之处恐在所难免，若存在欠妥之处恳请广大读者不吝指正，使之日臻完善，不胜感激。

编者

目　录

第一章 绪论

第一节 神经系统病理生理学基础

一、脑水肿

(一)病因

脑水肿病因多样，主要起因于神经系统疾病者常见如下：

1.颅脑损伤

各种原发或继发性颅脑损伤均可引起脑水肿，尤以脑挫裂伤、颅内血肿压迫、弥漫性轴索损伤为常见。胸部挤压伤导致毛细血管通透性增加所致间接脑损伤也可发生脑水肿。

2.颅内占位性病变

肿瘤使其周围脑组织受压、静脉回流受阻与脑脊液循环及吸收障碍、肿瘤的生物毒性作用使血-脑屏障受损或破坏等均可导致脑水肿。脑水肿多见于脑的恶性肿瘤和脑膜瘤。

3.颅内炎症

脑炎、脑膜炎、脑室炎等颅内弥漫性炎症及脑脓肿、炎性肉芽肿等局限性炎症的周围可见脑水肿。

4.脑血管病

脑梗死、脑栓塞使相应部位脑组织缺血，导致局限或广泛的脑水肿。脑出血灶周围、动静脉畸形、动脉瘤出血导致血管痉挛也可见脑水肿。

5.脑缺氧

癫痫、胸部创伤、低血压、心脏停搏、一氧化碳中毒等使脑处于缺氧状态伴随脑水肿。

6.外源性或内源性中毒

铅中毒或其他原因引起的全身中毒常并发弥漫性脑水肿。

7.脑代谢障碍

全身或局限性的脑代谢障碍。

8.放射性脑损害

出现在放射线敏感或照射剂量过大的病人。

(二)分类

目前国际上脑水肿分为四类：

1.血管源性脑水肿

血-脑屏障受损、破坏，使毛细血管通透性增加，水渗出增多所致。

2.细胞性脑水肿

即细胞毒性脑水肿，为致病因素使脑组织缺氧、神经细胞代谢障碍所致。

3.渗透压性脑水肿

为细胞内、外液及血液中电解质与渗透压改变引起的细胞内水肿。

4.脑积水性脑水肿

即间质性脑水肿，常见于梗阻性脑积水。

(三)发病机制

1.血-脑屏障功能障碍

血-脑屏障包括血-脑、血-脑脊液和脑脊液-脑屏障。致病因素破坏血-脑屏障导致功能障碍。

2.脑微循环障碍

致病因素是脑血管痉挛，微循环功能障碍。

3.脑细胞代谢障碍

糖代谢障碍、ATP减少，使细胞内、外渗透压平衡破坏，细胞内酸中毒，细胞内水肿。

4.自由基

脑损伤后自由基增加，细胞膜系统、血-脑屏障破坏，致脑水肿。

5.神经细胞钙超载

缺钙使细胞膜钙通道异常开放，细胞内钙超载。因此影响酶、蛋白、脂质的代谢，快反应基因的表达和调控，血管痉挛。

6.颅内静脉压增高

使脑血流量减少组织缺氧、水肿。

(四)病理

不同类型脑水肿形态学有一定差异。

(五)临床表现与治疗

1.临床表现

(1)脑损害症状：如癫痫、失语、意识障碍等。

(2)颅内压增高症状：颅高压三主征。

(3)其他：意识障碍、精神症状等。

2.治疗

改善脑缺氧、病因治疗、降颅压治疗、改善脑代谢等。

二、颅内压增高

(一)病因和发病机制

1.病因

颅压高多见于颅内肿瘤、感染、脑血管病、寄生虫病、颅脑先天性疾病及良性颅压高等。

2.发病机制

脑体积增加如脑水肿；颅内血容量增多如呼吸道梗阻使二氧化碳蓄积、脑血管扩张；脑脊液量增多如脑脊液分泌过多或吸收障碍、梗阻性脑积水等；颅腔容积缩小如凹陷性骨折等。

(二)病理生理

1.颅内压

指颅内容物对颅腔壁产生的压力。

成人正常颅压为 0.7～2.0kPa(7.14～20.40cmH$_2$O)，儿童为 0.5～1.0kPa(5.10～10.20cmH$_2$O)。

成人颅压高于 2kPa(20.40cmH$_2$O)，儿童高于 1.0kPa(11.20cmH$_2$O)即为颅内压增高。

2.颅内压的调节

颅内容物中脑组织、脑脊液和血液的体积与量此增彼减保持正常平衡状态。

3.容积/压力关系与容积代偿

颅压增高的临界点。临界点前颅内对容积的增加尚有代偿，超过临界点即失去代偿能力。

4.脑脊液动力学变化与颅压调节

机体以脑脊液分泌减少、吸收增多、脑脊液受挤压进入脊髓蛛网膜下腺进行颅内压调节。

5.脑血流与颅内压的关系及其调节作用

脑血流与脑灌注压成正比，与脑血管阻力成反比。颅压高使脑血流减少时机体通过血管自动调节反应和全身血管加压反应(Cushing 反应)调节脑血流。

(三)临床表现

1.颅压高三主征

为头痛、呕吐、视盘水肿(视力减退)。头痛晨起重,典型颅压高呕吐为喷射状。

2.精神与意识障碍及其他症状

头晕、复视、意识模糊、淡漠甚至昏迷。小儿常见前囟饱满、骨缝分离等。

3.生命体征

变化中、重度颅压高时可见血压高、呼吸及脉搏减慢即 Cushing 综合征。

(四)诊断与治疗

1.诊断

根据颅压高的症状和体征做出判断,注意病因诊断。颅内压监护可获得颅内压力的数据,慎做腰穿。

2.治疗

包括病因治疗、药物及脑室引流、分流术地使用。

三、脑疝

(一)概述

大脑镰和小脑幕将颅腔分为三个分腔,幕上与幕下经小脑幕切迹相交通,幕下与椎管经枕骨大孔相交通。

某分腔内压力增高(局限性颅压高)或颅腔内压力增高(弥漫性颅压高)将挤压脑组织经交通孔道移行为脑疝。疝出组织挤压中脑(小脑幕切迹疝)或延髓(枕骨大孔疝)导致严重的继发性脑干损伤,并使同部位血管、神经受损,从而危及生命。

(二)分型

临床常见者为小脑幕切迹、枕骨大孔疝和大脑镰下疝。

(三)小脑幕切迹和枕骨大孔的解剖

熟知小脑幕切迹和枕骨大孔区的解剖结构及神经、血管比邻,将有助于理解脑疝的症状及其损伤的后果。

(四)三种类型脑疝的病理生理

1.小脑幕切迹疝

包括动眼神经损害;脑干的变形、移位、缺血、水肿和出血;脑脊液循环障碍和枕叶梗死等。

2.枕骨大孔疝

包括延髓受压使生命中枢衰竭、梗阻性脑积水等。

3.大脑镰下疝

因相应部位的动、静脉受压导致肢体瘫痪、脑水肿和颅内压增高,常与小脑幕切迹疝并发。

(五)三种类型脑疝的临床表现和治疗原则

1.临床表现

根据脑疝类型及其受损的神经、血管结构不难做出判断。

2.治疗原则

步包括降颅压治疗(药物和脑室引流等)和病因治疗等。

第二节 神经系统疾病定位诊断

一、大脑半球病变的定位诊断

(一)大脑半球病变的一般表现

智能和行为的异常、记忆的损害、注意力的丧失、激惹及技能的丧失等。

(二)大脑半球各脑叶病变的表现

1.额叶病变

额叶病变常引起的症状：明显记忆障碍，直到不同程度的痴呆。额叶前部的损害表现为精神、情感、人格、行为和智能障碍。额叶后部病变引起对侧运动障碍，额叶底面刺激性症状引起植物功能障碍，破坏性病变造成精神障碍、愤怒和木僵，扣带回前部病变引起瞳孔扩大、脉搏徐缓、呼吸变慢等。

2.颞叶病变

引起人格改变同时伴有记忆障碍、颞叶癫痫、听觉障碍、耳鸣和幻听、象限盲、异常内脏感觉等等。

3.顶叶病变

对侧偏身感觉障碍，复杂的皮质觉障碍，失语、失用、失写及失读等。

4.枕叶病变

同向偏盲，精神性视觉障碍，视幻觉等等。

5.胼胝体病变

失语和面肌麻痹，半身失用，同向偏盲，精神症状等等。

6.半卵圆区病变

对侧肢体单瘫和运动性失语，对侧皮质感觉障碍，对侧同向偏盲和听力障碍等。

7.边缘系统

可引起自主神经系统的内脏功能障碍、情绪改变、记忆障碍和本能行为异常等。

(三)神经外科相关的大脑半球病变综合征

Fulton、Gerstmann、Silverstem、Kosakoff、Kluver-Bucy 综合征等。

二、间脑病变的定位诊断

(一)间脑的分布及其疾病的临床表现

间脑分为丘脑部、丘脑底部和丘脑下部。丘脑部分为丘脑、丘脑上部和丘脑后部。丘脑上部病变可引起性早熟和尿崩，丘脑后部病变可引起对侧同向偏盲、听力减退、对侧同向注视麻痹和丘脑手，丘脑病变可引起丘脑痛或对侧半身深浅感觉障碍，丘脑底部病变累及 Luys 体致对侧投掷症。下丘脑病变可引起和内分泌、热量平衡、渴感和渗透压调节、体温调节、自主神经的平衡、觉醒和睡眠、感情和行为、记忆以及躯体运动等功能有关的障碍。

(二)相关的综合征

主要有下丘脑视交叉前部综合征、下丘脑结节部综合征、下丘脑后部综合征等等。

三、脑干病变的定位诊断

解剖：脑干是指头端腹侧从乳头体后缘，背侧至后联合以下，尾端为颈髓最高水平之间的中脑、脑桥和延髓三部分。

脑干病变的临床表现及其综合征：中脑腹侧部受损造成 Weber 综合征，中脑被盖部受损造成 Benedikt 综合征，四叠体上丘受损造成 Parinaud 综合征。脑桥下部腹侧部受损造成展神经交叉瘫，脑桥中段腹侧部受损造成三叉神经交叉瘫，脑桥下段较广泛的损害造成 Raymond 综合征。此外，在脑桥外侧部的病变会产生典型的小脑脑桥角综合征。延髓上段腹侧的损害引起舌下神经交叉瘫，上段背外侧部损害引起 Wallenberg 综合征。上段中央部的损害取决于受损脑神经核，可引起 Jackson、Avellis、Schmidt 等综合征。

四、颅底病变的定位诊断

（一）颅前窝

主要可引起 Forster-Kennedy 综合征。

（二）颅中窝

可引起视交叉综合征，眶上裂和眶尖的病变可分别引起眶上裂综合征和眶尖综合征，海绵窦区病变可引起海绵窦综合征，岩部病变可引起岩尖综合征、三叉神经旁综合征、蝶-岩综合征。

（三）颅后窝

内耳道病变可引起内耳道综合征；小脑脑桥角病变可引起小脑脑桥角综合征；颈静脉孔区病变可引起 Vernet 综合征、Collet-Sicard 综合征、Vilaret 综合征等；枕骨大孔附近病变可引起颅脊管综合征。

五、小脑病变的定位诊断

（一）解剖

小脑解剖分两部分，中线组为前方的小舌、中线部的蚓部和后方的绒球小结叶，外周组为两小脑半球，分前后两叶，含齿状核和顶核。

（二）小脑病变的临床表现

1. 小脑半球病变引起同侧肢体共济失调、粗大的水平眼震、辨距不良及搜索样语言等。

2. 蚓部病变引起躯干性共济失调、小脑暴发性语言。

3. 齿状核病变引起运动过多和肌阵挛。

4. 小脑脚病变可引起同侧小脑性共济障碍、不自主运动、额叶性共济障碍、平衡障碍、眼震及书写障碍等。

六、脊髓病变的定位诊断

（一）感觉障碍的分型

主要可分为末梢型、神经干型、神经丛型、神经根型、后角型、前联合型、传导束型及癔症性感觉障碍等。

（二）运动障碍的分型

主要可分为上运动神经元瘫和下运动神经元瘫两种。

（三）脊髓病变的横定位和纵定位

1. 判定脊髓病变的上界可根据根性症状、传导束性感觉缺失平面、腱反射变化、自主神经症等来确定。

2. 判定脊髓病变的下界可根据瘫痪及反射的变化、发汗试验、反射性皮肤划痕症、足部立毛反射等来判定。

3. 横定位主要需鉴别髓内病变，髓外硬膜内病变及硬膜外病变，可根据有无根痛、感觉运动障碍发展方向、有无肌肉萎缩、锥体束征及尿便障碍出现早晚及病程发展快慢来鉴别。

影像学检查如 MRI 可以提供脊髓病变横定位及纵定位的直接征象。

第二章　神经外科疾病的检查

第一节　体格检查

体格检查是指医师对患者的客观检查。实际上，医师在询问病史时已经做了初步的客观检查，如对患者的精神状态、体位、姿势、表情、发音、言语、反应能力等已经做了观察。

神经系统体格检查的核心要求是检查者必须应用熟练、精确的基本功来获取正确的能反映患者本来现象的临床资料。这种信息的可靠性如何，直接关系到对疾病的正确诊断，因此，必须重视和熟练地掌握这一最重要的基本功。除此之外，还需要医师耐心细致地取得患者的信任和配合，这也是取得正确结果的重要一步。

检查前需准备一些必要的工具。普通用具：叩诊锤、棉絮、大头针、音叉、双规仪、试管(测温度用)、电筒、压舌板、带尺、皮肤铅笔、听诊器、视力表、检眼镜、视野计。特殊用具：嗅觉试验瓶(薄荷水、樟脑油、香水、汽油)、味觉试验瓶(糖、盐、奎宁、醋酸)、失语症试验箱(梳子、牙刷、火柴、笔、刀、钥匙、各种颜色、各式木块、图画本等)。

神经系统检查顺序一般为先查精神和认知，然后是头部和脑神经(包括头皮上的触诊、叩诊和听诊)、颈部、四肢运动和反射及各种感觉机能，最后查步态及小脑机能(如指鼻、Romberg 征等)。检查既要全面，又要根据病史掌握重点。如患者病情较重或处于昏迷状态，在必要检查后应立即抢救，待患者病情稳定后再做补充检查。

一、一般检查

神经系统症状仅为全身性疾病的一部分，因此不应忽视全身体检。

(一)一般情况

观察患者意识是否清晰，检查是否合作，是否有发热、抽搐、全身或局部剧烈疼痛等，有无血压、脉搏、呼吸等生命体征的变化。另外应注意有无精神症状，对话是否正确，情绪是否紧张，有无痛苦面容，异常步态或不自主运动等。

然后观察全身发育状态及有无畸形，有无肢端肥大或矮小、侏儒，有无明显的骨骼畸形，有无消瘦、恶病质或明显肌肉萎缩，有无肥胖或不均匀的脂肪组织增多。观察畸形时，让患者解开衣服，一些明显的畸形便很清楚，如遗传性共济失调的弓形足、神经纤维瘤病的体积和外形以及咖啡斑，脊柱畸形的侧凸、后凸、前凸等。另外，对脊柱可做压触和叩诊，检查有无压痛和叩痛。

(二)意识状态

意识状态的判定，首先应观察患者是否属于正常的清醒状态。患者意识异常一般分为两种情况：一是以觉醒状态改变为主的意识障碍如嗜睡、昏睡、昏迷等；二是以意识内容改变为主的意识障碍如意识模糊、谵妄和醒状昏迷等，可根据具体的标准来进行判定。

(三)精神状态

脑部疾病常常出现精神症状，因此精神状态检查是一个重要项目，下面简述精神状态检查的几个步骤。

1.一般仪表和行为

观察精神是充沛还是倦怠，以及个人卫生、衣着、举止等行为，得出一个大略印象。

2.精神状态检查

(1)意识水平的确定：在精神状态检查中，首先进行觉醒水平的确定。正常的意识应该使机体处于觉醒状态，对痛、触、视、听及言语等刺激均能迅速、正确地做出反应。

(2)精神异常的确定：需进行粗略的语言功能检查。两项检查较为敏感：命名能力(视物命名、色命名、反应命名、列名等)和写一句话，如有一项不正常，则应进一步进行全面语言功能测试，包括回答问题、叙事、复述、命名、听理解、阅读和书写等。

(3)定向功能：主要包括时间、地点和人物定向检查。

(4)视空间功能：这一活动要求大脑半球许多不同静区的功能，而这些区域遭受破坏时，一般的神经病学或精神状态检查方法常不能发现，可用临摹立体图形的方法来检查。

(5)运用能力：运用是人类在内外神经冲动的刺激下，做出有目的的、合乎要求的活动。这种反应必须具备先天的各种感觉、运动系统的完整和自幼生活的实践。失用是后天获得性运用功能障碍，由于脑损害而不能按指令做有目的的或熟练的动作，而患者无运动障碍、无共济失调或震颤、无严重听理解障碍、无明显意识障碍、无严重痴呆。检查方法是患者能不能用面、口、手、足等做出已习得的灵巧的运动动作。

(6)记忆力：记忆是指生活经历和学习经历在脑内的储存和保留能力。有许多检测记忆功能的成套测验，现介绍几种简便的方法：①立即回忆测验(注意力测验)：典型方法为数字距亦即数字广度实验。检查者说出一串数字令受试者复述，能说出 5 个以上为正常，低于 5 个为注意力不集中。另一方法是说 4 个不相关的词，如紫颜色、图书馆、足球场、西红柿，立即要求受试者说出这四个词，正常应能立即说出 3～4 个词。只能说出 1 个，甚至 1 个也说不出，视为异常。②近记忆力测验：检测近记忆有许多方法。可用上述 4 个无关词(紫颜色、图书馆、足球场、西红柿)，让患者重复 2～3 次，几分钟后回忆。正常应能记住 3 个词以上，只记住 1～2 个词视为异常。另一个简单的方法是检查者告诉患者自己的姓名，几分钟后问患者"我叫什么？"，有近记忆障碍者不能回忆，甚至说未告诉他。③远记忆测验：可提问个人重要经历，但这需要亲属或知情者证实患者说的是否对。也可问社会重大事件，但这也需注意患者文化水平及生活经历。

(7)情感：检查是否有情感淡漠、低落、欣喜、兴奋、不稳、稚气等。情感包括心境和表情两个方面。心境指内在地感受，而表情是感受的外在表现，情绪是上述二者的联合。心境如何可通过询问"你内心感受如何？""你现在感觉怎么样？"另外，还要注意患者有无抑郁，现在或过去有无自杀的念头。最后检查患者对未来的计划和预见。

(8)人格：人格是整个行为的体现，检查时观察是礼貌、热情、大方，还是粗暴、冷漠、刻薄，以及衣着和举止等。通过这些检查，对患者的人格做出一个客观评价。

(9)思维内容：检查有无错觉、幻觉、妄想等。

(四)脑膜刺激征和神经根征

1.颈强直

检查时嘱患者仰卧，用一手托住枕部，并将其颈部向胸前屈曲，使下颏接触前胸壁，正常人应无抵抗存在。颈强直为脑膜受激惹所致，表现为颈后肌痉挛，尤其以伸肌为重，被动屈颈时遇到阻力，严重时其他方向的被动动作也受到限制。主要见于各种脑膜炎、蛛网膜下腔出血、脑脊液压力增高等。另外还可见于颈椎病、颈椎关节炎、颈椎结核、骨折、肌肉损伤等。

2.Kernig 征

嘱患者仰卧，先将一侧髋关节和膝关节屈成直角，再用手抬高小腿，正常人膝关节可被伸至 135°以上。阳性表现为伸膝受限，并伴有疼痛与屈肌痉挛。

3.Brudzinski 征

嘱患者仰卧，下肢自然伸直，医生一手托患者枕部，一手置于患者胸前，然后使头部前屈，阳性表现为两侧髋关节和膝关节屈曲。

4.Lasegue 征

检查时嘱患者仰卧，双下肢伸直，医师一手置于膝关节上，使下肢保持伸直，另一手将下肢抬起。正常人可抬高至 70°角以上，如抬不到 30°，即出现由上而下的放射性疼痛，是为 Lasegue 征阳性，为神经根受刺激的表现。见于坐骨神经痛、腰椎间盘突出或腰骶神经根炎等。

（五）头部和颈部

1.头颅

观察头的形状、对称性、大小和有无畸形及发育异常。头颅的大小异常或畸形成为一些疾病的典型体征，常见类型如下：

（1）小颅：小儿囟门多在 12～18 个月内闭合，如过早闭合即可形成小头畸形，并伴有智能发育障碍。

（2）尖颅：头顶部尖突而高起，与颜面比例失调，见于先天性疾患如尖颅合并指（趾）畸形，即 Apert 综合征。

（3）方颅：前额左右突出，头顶平坦呈方形，见于小儿佝偻病或先天性梅毒。

（4）巨颅：额、顶、颞及枕部突出膨大呈圆形，对比之下颜面很小，见于脑积水。

（5）长颅：头顶至下颌部的长度明显增大，见于肢端肥大症。

（6）变形颅：发生于中年人，以颅骨增大变形为特征，同时伴有长骨的骨质增厚与弯曲，见于变形性骨炎。

2.面部

面部需要观察的内容很多，从神经科角度主要检查有无口眼歪斜、血管色素斑、皮脂腺瘤、皮下组织萎缩、肌病颜面、重症肌无力的特征性面容和帕金森病的面部表情减少。

3.五官

观察眼部有无眼睑肿胀、眼睑下垂、眼球突出、眼球下陷、巩膜黄染、结膜炎、角膜 K-F 环等；耳部有无外形异常、脓血流出和乳突按痛；鼻部有无畸形、鼻出血和鼻旁窦按痛；口部有无口唇颜色苍白或青紫、溃疡、唇裂和疱疹样病变。

4.颈部

检查时应取舒适坐位，解开内衣，暴露颈部和肩部。检查内容主要有：

（1）颈部的外形：有无粗短和后发际低，如有则见于先天性畸形疾病，如颅底凹陷症。

（2）颈部的姿势与运动：正常人坐位时颈部直立，伸屈、转动自如。如检查时头不能抬起，见于重症肌无力、肌炎、脊髓前角灰质炎、进行性脊肌萎缩或严重消耗性疾病的晚期。头部向一侧偏斜称为斜颈，见于先天性颈肌痉挛或斜颈、颈肌外伤、瘢痕挛缩等。

5.头颈部杂音

患者取坐位，应用钟形听诊器，详细和系统地对头顶、眼眶、乳突、锁骨上窝进行听诊。如有杂音，应注意其部位、强度、音调、传播方向和出现时间，以及颈部位置和姿势变化对杂音的影响。脑动静脉畸形的患者可在眼眶或颅部听到杂音。在颈部大血管区若听到血管性杂音，应考虑颈动脉或椎动脉狭窄。区别颅颈部杂音的生理和病理性对于临床诊断十分重要。正常儿童颅骨杂音的出现率较高，并非代表疾病的发生。如果成人出现，应查找原因。

6.躯干及四肢观察内容有

（1）胸部：胸廓有无畸形，呼吸动作的幅度、力度和对称性，同时须观察两侧胸部肌肉有无萎缩，并触摸腋下淋巴结有无肿大。

（2）腹部：是否膨隆，触摸是否柔软，有无肝、脾肿大，有无腹股沟压痛和淋巴结肿大。

（3）背部：有肩胛骨异常或后突见于肌营养不良，有脊柱弯曲和伸直等运动受限见于强直性脊柱炎，有脊柱前凸、后凸和侧凸见于先天性异常、灰质炎、脊髓空洞症和外伤，有脊柱关节压痛见于感染性疾病，有脊柱局部强直见于坐骨神经痛和腰椎间盘突出，有下背部皮肤凹陷和异常毛发见于隐性脊柱裂或脊膜膨出。

(4)四肢：四肢有无瘫痪，有无陈旧骨折、关节强直、杵状指和弓形足，有无双侧肢体发育失对称。注意四肢尤其是末端的颜色和温度，触摸桡、足背等动脉的搏动。

(5)皮肤：有无皮肤多发性肿瘤、色素斑、毛细血管扩张、紫癜、褥疮、痤疮、带状疱疹等。注意皮肤粗细程度、颜色深浅和出汗多少。触摸有无硬皮病皮肤过紧、松皮病的皮肤过松和囊虫病的皮下结节。

二、脑神经检查

脑神经检查是神经系统检查中的一个重要部分，异常的发现往往是神经系统疾病中最早出现的症状，结合其他体征，对定位有重要意义。检查者应耐心地取得患者合作，以取得正确的检查结果。

脑神经检查应注意以下问题：①脑神经损伤是在脑干内还是在脑干外颅腔内(如小脑桥脑角或海绵窦)。②脑神经损伤是否由全身性疾病所引起(如重症肌无力)。③脑神经损伤是否为多发性损害(如多发性硬化、脑血管病、颅底脑膜炎)。在中枢神经系统疾病诊断中，脑神经的损伤有极为重要的定位意义，比如检查眼即能推断从视神经到枕叶的全部通路上的异常。而且，脑干内脑神经核的损伤可作为病变水平的一个标志，尤其是第Ⅲ、Ⅳ、Ⅵ、Ⅶ和Ⅻ对脑神经。比如当舌和面受到损伤并且和偏瘫同侧，病变一定在第Ⅻ和Ⅶ神经核以上。

(一)嗅神经

检查时须两侧鼻孔分开试验。将对侧鼻孔填塞，请患者闭目，用松节油、醋、酒、香皂置于鼻孔前，让患者用力嗅闻，说出气味的名称，然后检查另一侧。有些物质如氨水、福尔马林等，因刺激三叉神经末梢，不能用于嗅觉试验。有鼻腔炎症或阻塞时，也不宜做此检查。

嗅觉正常时可明确分辨测试物品的气味。一侧不能正确识别称单侧嗅觉丧失，双侧不能称双侧嗅觉丧失。单侧嗅觉丧失见于鼻塞、嗅球和嗅丝损害，前颅凹占位病变、颅底脑膜结核等。双侧嗅觉丧失的常见原因是：鼻塞(如感冒)、创伤、老年人嗅觉减退、帕金森病等。

(二)视神经

1.视力

视力改变可有黑蒙(失明)、光感、指动、指数、减退(以视力表上的数字表示程度)或正常，临床上以视力减退多见。

视力分为近视力和远视力两种，检查时应两眼分别测试。查近视力时，以国内通用的近视力表，置于患者眼前30cm处，两眼分别按顺序自上而下认读表上符号，直到不能辨认的一行为止，前一行即代表患者的视力。视力表视力有0.1~1.5，小于1.0为视力减退。远视力检查用国际远视力表，通常用分数表示其视力，分子表示检查患者的距离，一般为5m，分母表示正常人看到该行的距离。例如5/10指患者在5m处仅能看清正常人在10m处应能看清的一行。

视力减退到不能用视力表检查时，可嘱患者在一定距离内辨认检查者的手指(数指、手动)，记录为几米数指、手动。视力减退更严重时，可用手电筒检查，以了解有无光感，完全失明时光感也消失。

视力减退的常见原因为眼部本身疾病，如屈光不正、玻璃体混浊、白内障等。即使中枢神经病变引起的视力变化也可能混杂有眼部病变。在视神经疾病中，视力的检查很重要，如球后视神经炎时视力的变化较眼底变化为早。另外，视力检查也可作为视盘水肿或视神经萎缩的随访方法。

2.视野

视野是眼睛保持固定位置时所能看到的空间范围。当用单眼向前凝视时，正常人均可看到向内约60°，向外90°~100°，向上50°~60°，向下60°~75°，外下方视野最大。检查方法分为两种：

(1)手试法:①大体视野测定:嘱患者双眼注视检查者的双眼,检查者将双手向外伸出约50cm,高于眼水平30cm左右,并伸出双示指,此时检查者双手指应出现在患者双上颞侧视野。询问患者说出哪一侧手指在动,是左、右还是双侧。然后在眼水平以下30cm重复本动作。如果检查者双手运动而患者只看到一侧,即有视野缺损存在。②单眼视野测定:大的物体比小的物体容易看到,白色比红色容易看到,因此视野也随物体的大小和颜色而变化。检查时嘱患者相距约60cm面对而坐,双方同时闭合或用手指遮住相对应的眼(如患者为左眼,则检查者为右眼),另一眼互相固定直视。检查者用棉签或其他试标在两者中间分别自上、下、颞侧、鼻侧、颞上、颞下、鼻上、鼻下八个方向,从外周向中心移动,请患者一看到试标时立即说明。检查者以自己的视野作为标准而与患者比较,即可测知患者的视野有无缺损。

(2)视野计:患者单眼注视视野计中央的一点,然后把试标循着视野计某子午线逐步向中央点移动,瞳孔与中央点或试标间的距离固定在330mm。试标的大小,一般白色的直径在1~5mm。白色的视野为最大,依次为蓝色、红色、绿色(最小)。用颜色视标常可较早地发现视野变化。

视野的变化可分为视野缩小和盲点两类。视野向心性缩小严重时呈管状视野,可见于视神经萎缩或色素性视网膜变性,但更提示疲劳、照明不足或癔症。局部性缩小可分为偏盲(占视野的一半)和象限盲(占视野的1/4)。单眼全盲常见于视神经的病变(血管和炎症病变),双颞侧偏盲见于垂体瘤、颅咽管瘤的压迫,一侧鼻侧盲见于一侧视交叉侧部病变(如颈内动脉粥样硬化时压迫视交叉的外侧部),双眼对侧同向偏盲见于颞叶肿瘤向内侧压迫时,双眼对侧同向上象限盲见于颞叶后部肿瘤或血管病,双眼对侧同向下象限盲见于顶叶肿瘤或血管病,双眼对侧同向偏盲但有黄斑回避(偏盲侧光反射仍存在,同时视野的中心部保存)见于枕叶肿瘤或血管病。

盲点表示正常或相对正常的视野中间的视力缺失区。生理盲点扩大见于视盘水肿和视神经炎。病理盲点,亦称暗点,有许多种类。中心暗点见于黄斑区或其纤维病损,如球后视神经炎和中毒性黑蒙。环状暗点常见于视网膜细胞的病变,如色素性视网膜变性。弓形或楔状暗点见于视网膜神经纤维的病变。

3.眼底

眼底检查应在不散瞳的情况下进行,以免影响瞳孔反射的观察。检查时,宜使患者背光而坐,固视正前方,勿移动眼球。检查右眼时,检查者可用右手持检眼镜,并用右眼观察眼底。检查左眼时,检查者用左手持检眼镜,并用左眼观察眼底。检查者与患者眼睛的距离不能超过2.5cm。检查时应注意:①视盘的形态、大小、色泽、隆起、边缘等。②血管的粗细、弯曲度、动静脉粗细比例、动静脉交叉处情况等。③视网膜的水肿、出血、渗出物、色素沉着等。正常眼底视盘呈圆形或卵圆形,淡红色,边缘清楚,有一中央凹陷,外围常有一圈色素沉积。视盘的病理变化主要为水肿和萎缩。

(1)视盘水肿:早期视盘水肿在眼底检查时常不易发现,需结合临床表现和颅高压征象。常见的眼底改变有:①视盘边缘模糊,先见于鼻侧,后为颞侧。②视盘充血。③静脉充盈,静脉与动脉之比可为4:2甚至5:2(正常为3:2)。

重度视盘水肿可见生理凹陷全部消失,视盘边缘十分模糊,直径增大,静脉怒张,并可出现迂曲。视盘及其周围的血管因水肿而不甚清楚,视盘也有不同程度隆起,周围可出现片状出血或渗出物斑块。视盘隆起的高度可用屈光度(D)记录,即视盘突出的最高点的屈光度和周边视网膜的屈光度的差距,例如用检眼镜片黑字2(+2)看清视盘,而用镜片红字1(-1)看清周边视网膜,则可得出差距为3个屈光度(3D),即视盘水肿为3D,相当于实际高度1mm。

(2)视神经萎缩:视神经萎缩是视神经纤维变性的结果,主要表现为视力减退和视盘苍白。原发性视神经萎缩时视盘呈白色或灰色,边缘整齐,筛板结构常清晰可见,萎缩经常出现于两眼,但有早晚和轻重之别。初期引起的视野缺损以向心性缩小为多。眼底常无其他改变(如视盘水肿、视网膜病变等)。在继发性视神经萎缩中,视盘呈苍白或边缘模糊,苍白程度常较原发性者稍轻,因胶质组织增生致使筛板结构不复见到,生理凹陷也不明显,血管变得细小。

(三)动眼、滑车和展神经

1. 眼睑

嘱患者平静地睁眼,观察双眼裂是否等大,有无增大或变窄,眼睑有无下垂。睑垂常见于动眼神经瘫痪,重症肌无力,肌营养不良等。

2. 瞳孔

瞳孔的大小是由动眼神经的副交感纤维和颈上交感神经节的交感纤维调节,主要检查其外形和反射。

(1)瞳孔外形:①大小:正常人瞳孔直径约为 3~4mm,小于 2mm 为瞳孔缩小,大于 5mm 为瞳孔扩大。单侧瞳孔缩小见于动眼神经受到刺激或颈交感神经破坏。双侧瞳孔缩小可见于婴儿、老年、动脉硬化、桥脑病变、糖尿病、深昏迷、颅内压增高,以及睡眠状态等。单侧瞳孔扩大见于天幕裂孔疝、动眼神经损伤。双侧瞳孔扩大见于中脑病变、脑缺氧、疼痛、深昏迷、阿托品中毒等。②形状:正常人瞳孔为圆形,边缘整齐。形状变化有卵圆、不规则、切迹、锯齿等,见于虹膜睫状体炎、虹膜前或后粘连、手术后或先天异常。

(2)瞳孔反射:①光反射检查有两种方法:一种是嘱患者向光亮处注视,检查者用手掩盖其双眼,然后交替地移开一手,观察瞳孔变化。另一种方法是用电筒照射患者瞳孔,观察检查侧(直接)和对侧瞳孔(间接)是否收缩、敏捷程度及收缩持续时间。检查侧有视神经损害时,表现为双瞳不收缩或反应迟钝。检查侧动眼神经损害时,直接光反射消失,但对侧间接光反射仍存在。②调节反射:嘱患者先向远处直视,然后注视放在眼前仅数厘米距离的物体,引起两眼球会聚(内直肌收缩)及瞳孔缩小,是为调节反射。调节反射的缩瞳反应丧失见于白喉(损伤睫状神经)、脑炎(损伤中脑)。会聚动作不能见于帕金森综合征(由于肌强直)等。缩瞳反应和调节反射不一定同时被损害。阿-罗瞳孔(Argyll-Robertson pupil)为光反射丧失,调节反射存在,见于神经梅毒、糖尿病、脑炎、脑外伤、中脑肿瘤、多发性硬化、酒精性脑病等。

3. 眼球运动

检查眼球动作时,先请患者注视检查者移动着的手指向各个方向转动眼球,最后检查其辐辏动作。在检查中注意有无眼球向某一方向运动障碍。眼球运动神经的损害有周围性、核性、核间性和核上性四种。如眼肌麻痹仅限于眼外肌而瞳孔括约肌功能正常者,称为眼外肌麻痹;相反,则称为眼内肌麻痹,两者都存在则称为完全性眼肌麻痹。

(1)周围性眼肌麻痹:①动眼神经麻痹:上睑下垂,外斜视,瞳孔散大,对光及调节反射消失,眼球不能向上、向内运动,向下运动亦受到很大限制。②滑车神经麻痹:即上斜肌麻痹,临床上少见,眼球活动限制较少,但向下向外运动减弱,并有复视。③展神经麻痹:内斜视,眼球不能向外侧运动。④动眼、滑车、展神经合并麻痹较为多见,此时眼球固定于中央位置,各方运动均不能,并有瞳孔散大、对光及调节反射消失。

(2)核性眼肌麻痹:多伴有邻近部位神经组织的损害。例如展神经损害常累及面神经、三叉神经和锥体束,产生同侧的展神经、面神经、三叉神经麻痹和对侧偏瘫(交叉性瘫痪)。动眼神经核病变可选择性损害个别眼肌功能如内直肌、上直肌,而其他动眼神经支配的肌肉则不受影响。

(3)核间性眼肌麻痹:主要表现为眼球的水平性同向运动遭到破坏,一侧眼球外展正常,另侧眼球不能同时内收,但两眼内直肌的内聚运动仍正常。病因为连接一侧眼球的外直肌和另侧眼球的内直肌的脑干内侧纵束受到损害所致。

(4)核上性眼肌麻痹:主要表现为两眼同向偏斜。眼球水平性同向运动的皮质中枢(侧视中枢)位于额中回后部(第8区),该区一侧的刺激性病灶(如癫痫)引起两眼向对侧偏斜,破坏性病灶(如中风)则向同侧偏斜。脑桥的侧视中枢在展神经核附近,支配两眼向同侧的侧视,受对侧皮质侧视中枢来的纤维的控制,故破坏性病灶引起眼球向健侧(对侧)同向偏斜,方向关系同皮质中枢相反。

(四)三叉神经

1.运动功能

首先观察双侧颞肌及咬肌有无萎缩,然后以双手触按颞肌及咬肌,嘱患者做咀嚼动作,如果双侧咀嚼肌瘫痪,则下颌下垂,不能完成这一动作。另嘱患者露齿,以上下门齿的中缝线为标准,观察张口时下颌有无偏斜,以测试翼内、外肌的功能。一侧三叉神经运动支受损时,病侧咀嚼肌力弱或出现萎缩,张口时下颌偏向病侧,为核性或核下性病变。双侧三叉神经运动支病变时,肌萎缩不明显,下颌前后左右运动受限,下颌反射亢进,见于双侧皮质延髓束病变。

2.感觉功能

以针、棉絮以及盛冷、热水的玻璃管等测试面部三叉神经分布区域内皮肤的痛觉、触觉及温度觉,并进行两侧对比,评定有无过敏、减退或消失,并判定出感觉障碍的分布区域,是三叉神经的周围分布,还是节段性分布。

3.角膜反射

嘱患者向一侧注视,以捻成细束的棉絮轻触其对侧角膜,由外向内,避免触碰睫毛、巩膜或直接触碰瞳孔前面,检查另眼时嘱患者调换注视方向,方法相同。正常反应为双侧的瞬眼动作。角膜反射的传入通过三叉神经眼支,至脑桥而经面神经传出,故三叉神经感觉和面神经运动支病变、三叉神经和面神经病变均可使角膜反射消失。

4.下颌反射

患者略微张口,检查者将手指放在其下颌中部,以叩诊锤叩击手指。反应为双侧咬肌和颞肌的收缩,使口部闭合。反射中枢在桥脑,传入和传出均经三叉神经。正常反应大都轻微,双侧皮质延髓束病变时反应亢进。

(五)面神经

1.运动功能

先观察患者额纹及鼻唇沟是否变浅,眼裂是否增宽和口角是否低垂或向一侧歪斜,然后嘱患者作皱眼、闭眼、皱眉、示齿、鼓腮、吹哨等动作,以判断两侧是否对称及有无瘫痪。怀疑瘫痪时,可在闭眼或鼓腮时施加阻力,以观察肌肉收缩有无减弱。一侧面神经周围性(核或核下性)损害时,病侧额纹减少,眼裂较大,闭眼不拢,鼻唇沟变浅,示齿时口角歪向健侧,鼓腮及吹口哨时病变侧漏气。中枢性(皮质延髓束或皮质运动区)损害时,只出现病灶对侧下半部面肌瘫痪,上半部面肌因受两侧皮质运动区支配,皱眉及闭眼动作不受影响。

2.味觉

嘱患者伸舌,检查者用棉签蘸取食糖、食盐、醋或奎宁溶液涂在舌前部的一侧,为了防止舌部动作时溶液流到对侧或舌后部,辨味时不能缩舌和说话,可令患者指出事先写在纸上的甜、咸、酸、苦四字中的一个,每次用过一种试液要漱口,舌的两侧要分别对照,面神经损害时舌前 2/3 味觉丧失。

(六)听神经(耳蜗神经和前庭神经)

1.耳蜗神经

耳蜗神经的检查基本上限于听力。用手掩住一侧耳后,对另一侧耳用耳语、表音或音叉检查,声音由远及近,至听到声音,测其距离,再同另一侧比较,并和检查者比较,必要时可做电测听检查。

音叉(128Hz)检查可鉴别传导性聋(外耳或中耳病变引起)和神经性聋(内耳或蜗神经引

起），常用两种方法：①Rinne 试验：将震动的音叉放在耳后乳突上，患者听不到后再移至耳旁，如能听到，则为：Rinne 试验阳性。正常为气导大于骨导。神经性耳聋时，气导也大于骨导，但两者时间均缩短。检查时应两侧分别试验。如震动的音叉骨导声音消失，置于耳旁仍听不到，则应先试气导，再试骨导，若骨导大于气导，则为 Rinne 试验阴性，为传导性聋。②Weber 试验：将震动的音叉放在患者的前额或颅顶正中。正常时两侧感受相同，传导性耳聋时感到病侧较响，是为 Weber 试验阳性，神经性耳聋时健侧较响，是为 Weber 试验阴性。

2.前庭神经

损害时主要产生眩晕、呕吐、眼球震颤和平衡失调。

(1)平衡障碍：主要表现为步态不稳，向患侧倾倒，Romberg 征和指鼻试验均向患侧偏倚等，此由于前庭与小脑有联系纤维之故。

(2)眼球震颤：眼球震颤多见于前庭及小脑病变。前庭性眼震的方向因病变部位、性质和病程而不同。急性迷路病变(如内耳炎症、出血)引起冲动性眼震，慢相向病侧，快相向健侧，向健侧注视时重，向病侧注视时轻。中枢性前庭损害(如脑干病变)时眼震方向不一，可为水平、垂直或旋转性，两眼眼震可不一致。

(3)前庭功能检查：①旋转试验：让受试者坐转椅中，头前倾30°，两眼闭合，将椅向左旋转 10 次(20 秒钟内)后急停，并请患者睁眼注视远处，正常时可见水平冲动性眼震，其快相和旋转方向相反，持续约 30 秒，少于 15 秒时表示前庭功能障碍。②变温试验：以冷水(通常为 15～20℃)灌洗外耳道，可产生眼球震颤，快相向对侧。眼球震颤停止后，可用温水(35℃左右)灌洗外耳道，也产生眼球震颤，但快相向同侧。眼球震颤在冷、温水灌洗后可持续 1.5～2 分钟。前庭受损后反应减弱或消失。

(七)舌咽、迷走神经

舌咽、迷走神经因解剖生理上关系密切，常同时受累，一般同时检查。

1.运动

检查时注意患者有无发音嘶哑和鼻音，询问有无饮水呛咳和吞咽困难。然后令患者张口，发"啊"音，观察两侧软腭是否对称，扁桃体是否居中。一侧麻痹时，该侧软腭变低，发音时扁桃体偏向健侧，同时咽后壁由患侧向健侧运动，称幕布征。声嘶者必要时可用间接喉镜检查声音运动情况，以除外迷走神经的分支—喉返神经麻痹。

2.感觉

主要检查两侧软腭和咽后壁的感觉，常用棉签进行测试。舌后 1/3 味觉为舌咽神经所支配，可用铜丝作为阳极导入微弱的直电流(0.2～0.4mA)，正常时引起酸味觉。舌咽、迷走神经损害时，可有软腭、咽后壁和舌后部的感觉减退或消失。

3.咽反射

嘱患者张口，发"啊"音，用压舌板分别轻触两侧咽后壁，观察有无作呕反应。此反射传入和传出均为舌咽及迷走神经，故此两神经损害时，患侧咽反射减退或消失。

(八)副神经

副神经由单纯运动神经，支配胸锁乳突肌和斜方肌组成。胸锁乳突肌的功能在于将头部旋向对侧，双侧同时收缩时颈部前屈，检查时可在头部向两侧旋转时施加阻力，同时注意收缩时肌肉的轮廓和坚硬度。斜方肌的功能为将枕部向同侧倾斜，抬高和旋转肩胛并协助臂部的上拍，双侧收缩时头部后仰。斜方肌的下部将肩胛骨向中线固定。检查时可在耸肩或头部向一侧后仰时加以阻力，并请患者将臂部高举。斜方肌瘫痪时该侧上臂不能抬过水平位，强举时肩胛内缘离开胸壁，称为翼状肩胛。副神经由双侧皮质支配，一侧瘫痪现象提示核性或核下性病变，或者肌病。

(九)舌下神经

舌下神经也是单纯运动神经，支配所有舌外和舌内肌群。检查时观察舌在口腔内的部位及其形态，然后请患者伸舌，并向各个方向做动作，并隔着腮部顶住检查者的手指，感觉其力量是否正常。在核下性病变中，可见明显的束性颤动，伸舌时健侧的颏舌肌将舌前部推向病侧。在核上性病变时，伸舌有偏斜，亦因健侧颏舌肌将舌推向偏瘫侧，但偶因伴舌部失用症而不能伸舌。双侧舌肌瘫痪者舌部完全不能动作。

三、运动系统检查

(一)肌肉体积和外观

注意有无萎缩和肥大，如有则应确定其分布及范围，是全身性、偏侧性、对称性还是散发性，是限于某个周围神经的支配区，还是限于某个关节的区域。而后则应确定具体部位是舌部、颈部、肩部、手部、腿部还是足部，具体肌肉则应确定是胸锁乳突肌、斜方肌、冈上肌、冈下肌、三角肌、二头肌、三头肌、骨间肌、股四头肌、胫前肌、腓肠肌还是伸趾短肌等，并做两侧对称性比较。右利手者，右侧肢体略粗，一般不超过2cm，检查时应注意这些生理变异。

(二)肌张力

指肌肉静止松弛状态下肌肉的紧张度，检查时可根据触摸肌肉的硬度及被动伸屈肢体时的阻力来判断。肌张力减低时，肌肉松弛，被动运动时阻力减少，关节运动的范围增大。锥体束损害时痉挛性肌张力增高，特点为上肢的屈肌和下肢的伸肌增高明显，被动运动开始时阻力大，终了时变小(折刀现象)。锥体外系损害所致的肌张力增高，伸肌和屈肌均等增高，被动运动时所遇到的阻力是均匀的，呈铅管样肌张力增高，伴有震颤者，出现规律而连续的停顿，犹如两个齿轮镶嵌转动，称为齿轮样强直。

肌张力减低见于肌源性疾患如进行性肌营养不良和肌炎，周围神经病变如吉兰-巴雷综合征和多神经炎或单神经炎，后根和后索疾患如脊髓痨，脊髓疾患如前角灰质炎，小脑疾患等。肌张力增高见于锥体束病变如脑出血，锥体外系疾患如帕金森病，脑干病变如炎症和脱髓鞘等，以及其他疾患如破伤风等。

(三)肌力

肌力指患者在主动运动时肌肉的收缩力。因为有些肌肉部位过深，肌肉的功能又常有重叠，临床上只能对一部分主要肌肉或肌群进行检查。一般以关节为中心检查肌群的伸、屈力量或外展、内收、旋前、旋后等功能。这些检查适用于上运动神经元病变或多发性周围神经损害引起的瘫痪，但对单个的周围神经病变(如尺神经、正中神经、桡神经、腓总神经麻痹等)或较局限的脊髓前角病变(如脊髓灰质炎等)，尚需对相关肌肉进行检查。

检查时嘱患者做某种运动并施以阻力，以判断其肌力的级别。或让患者维持某种姿势，检查者用力使其改变，也可观察肌力的强弱。如患者肌力明显减弱达不到抵抗阻力时，则应观察肌肉能否产生动作和能否抗引力而抬起肢体，如无抗引力肌力，则应观察肢体在平面上的运动程度。

常用的肌力分级标准为：0级：完全瘫痪；1级：肌肉可轻微收缩，但不能产生动作，仅在触摸中感到；2级：肢体能在床面上移动，但不能抬起，即所产生的动作不能胜过其自身重力；3级：肢体能抬离床面，但不能抵抗一般阻力；4级：能作抗阻力动作，但较正常差；5级：正常肌力。

1.肌群肌力检查

测定肌群的肌力时，可选择下列运动：①肩：外展、内收。②肘：屈、伸。③腕：屈、伸。④指：屈、伸。⑤髋：屈、伸、外展、内收。⑥膝：屈、伸。⑦踝：背屈、跖屈。⑧趾：背屈、跖屈。⑨躯干：仰卧位抬头和肩，检查者给予阻力，观察腹肌收缩力量，俯卧位抬头和肩，检查脊柱旁肌肉的收缩情况。

2.肌肉肌力检查

和测定肌群肌力不同的是，各块肌肉的检查方法需要具体的动作才能完成。应根据病情重点检查。例如手部肌肉的分别检查仅在发现手部周围神经或有关节段的病损时施行，而一般情况下，仅用握力即可满足临床需要。

3.轻瘫检查

有些轻度瘫痪用一般方法不能肯定时，可用下列方法帮助诊断。

(1)上肢：①上肢平伸试验：患者平伸上肢，掌心向下，数秒钟后可见轻瘫侧上肢逐渐下垂而低于健侧，并有旋前和掌心向外动作。②轻偏瘫侧小指征：双上肢平伸，掌心向下并维持这种状态时，常见轻瘫侧小指轻度外展。③数指试验：嘱患者手指全部屈曲，然后依次伸直，做计数动作，或手指全部伸直后依次屈曲，轻瘫侧动作笨拙或不能。④手指肌力试验：嘱患者拇指分别与其他各指组成环状，检查者以一手指快速将其分开，测试各指肌力。

(2)下肢：①外旋征：嘱患者仰卧，两腿伸直，轻瘫侧下肢呈外展外旋位。②膝下垂试验：嘱患者俯卧，膝关节屈成直角，数秒钟后轻瘫侧下肢逐渐下落。③足跟抵臀试验：嘱患者俯卧，尽量屈曲膝部，并使足跟接近臀部，病侧往往不能完成这一动作。④下肢下落试验：嘱患者仰卧，两下肢膝、髋关节均屈曲成直角，数秒钟后轻瘫侧下肢逐渐下落。

(四)共济运动

协调作用的障碍称为共济失调，主要见于小脑半球本身病变或其与对侧额叶皮质间的联系损害、前庭功能障碍、脊髓后索病变以及周围神经疾病。另外，不自主运动、肌张力增高和轻度瘫痪者也会影响动作的正常执行，检查前需排除。

共济运动可以通过患者的日常生活来观察，如穿衣、系扣、取物、进食等。共济失调患者在空间和时间上的控制失常导致了辨距不良、动作分解、语言迟缓或讷吃、书写字体过大或笔画不匀等，共济运动的检查方法有下列几种：

1.指鼻试验

嘱患者将一侧上肢外展，用伸直的示指尖端触及自己的鼻尖，然后再试另一侧上肢。以不同的方向、速度、睁眼、闭眼重复进行，并进行两侧比较。小脑半球病变可看到同侧指鼻不准，接近鼻尖时动作变慢，或出现动作性震颤，且常常超过目标(辨距不良)。感觉性共济失调的特征是睁眼和闭眼时有很大差别，睁眼时仅见轻微障碍，而失去视力帮助时则很难完成动作。

2.误指试验

患者上肢向前平伸，示指放在检查者固定不动的手指上，然后将手指抬至一定高度的垂直位置，再复下降至检查者的手指上，始终维持上肢伸直。先睁眼，再闭眼检查。两侧可分别或同时试验。前庭性共济失调者，双侧上肢下降时均偏向病变侧。小脑病变者，患侧上肢向外侧偏斜，感觉性共济失调者，闭眼时寻找不到目标。

3.轮替动作试验

嘱患者快速、反复地做下列动作：①前臂的内旋和外旋，例如用手的掌侧和背侧交替地接触床面或桌面。②伸指和握拳，或其他来回反复动作。小脑性共济失调动作速度缓慢和节律不匀。

4.跟膝胫试验

嘱患者仰卧，抬起一侧下肢，然后以足跟置放于对侧的膝盖上，最后沿胫骨向下移动。小脑性共济失调在抬腿触膝时呈现辨距不良，沿胫骨下移时摇晃不稳。感觉性共济失调患者寻找膝盖困难，下移时不能和胫骨保持接触。

5.反跳试验

嘱患者用力屈肘，检查者握其腕部向相反方向用力，随即突然松手，正常人因为有对抗肌的拮抗作用前臂屈曲迅即终止。小脑病变时缺少这种拮抗作用，屈曲的前臂可碰击到自己的身体。

6.平衡性共济失调实验

①Romberg征：嘱患者双足并拢站立，双手向前平伸，然后闭目，观察其姿势。感觉性共济失调特征为闭目后站立不稳，而睁眼时能保持稳定的站立姿势，称Romberg阳性。小脑性共济失调睁闭眼都站立不稳，但在闭眼时更为明显。具体地说，一侧小脑病变或一侧前庭病变向病侧倾倒，小脑蚓部病变则向后倾倒。②无撑坐起试验：嘱患者从仰卧位不用手支撑而试行坐起，正常人于屈曲躯干的同时下肢下压，而小脑性共济失调患者反而将髋部(患侧尤为明显)和躯干同时屈曲，称为联合屈曲现象。

（五）不自主运动

观察有无舞蹈样运动、手足徐动、震颤(静止性、动作性)、抽搐、肌束颤动、肌阵挛等骨骼肌的病态动作。如果发现这些异常，必须注意其部位、范围、时限(经常还是间歇发生)、强度(是否几个关节甚至整个身体)、规律和过程，以及与各种生理状态如休息、情绪、寒冷、疲劳和睡眠的关系。

（六）姿势和步态

观察患者平卧、站立和行走的异常。平卧时可见上运动神经元病变引起的上肢瘫痪，呈肘部、腕部、指部屈曲，前臂内旋的姿态，患者常用健侧的手去握持它。下肢的瘫痪，即使是轻微时一般也有小腿外旋的倾向。站立时的姿势异常主要依靠视诊，帕金森病患者头部前倾，躯干俯曲。小脑蚓部病变常前后摇晃，小脑半球或前庭病变向病侧倾倒。

步态检查时可嘱患者先做普通行走，然后根据需要可直线行走、后退行走、横向行走、跑步等，必要时做闭目行走。检查者观察起步和停止情况、抬足和落下的姿势、步基的大小、行走的节律和方向。另外还需要观察身体的动态，包括肢体和骨盆部的动作。常见的步态异常有以下几种。

1.偏瘫步态

患侧上肢内收、旋前，肘、腕、指关节呈屈曲状。下肢伸直并外旋，行走时患侧骨盆部提高，足尖拖地，向外做半圆形划圈动作，又称划圈步态。主要由于一侧锥体束损害引起，见于脑卒中等脑性偏瘫。

2.痉挛性截瘫步态

行走时双下肢强直内收，交叉呈剪刀样，故又称"剪刀步态"。主要见于先天性痉挛性截瘫和脑性瘫痪等患者。

3.共济失调步态

行走时两腿分开，因重心掌握困难，故左右摇晃，前扑后跌，不能走直线，方向不固定，上下身动作不协调，犹如酒醉，又称"醉汉步态"。小脑半球或前庭病变时向患侧偏斜，直线行走时尤甚。深感觉障碍时可有抬腿过高和落地过重，但睁眼时明显改善)。

4.慌张步态

全身肌张力增高，起步和停步困难，走路时步伐细碎，足擦地而行，双上肢前后摆动的联带运动丧失。由于躯干呈前倾状而重心前移，致患者行走时不得不追逐重心而小步加速前冲，形似慌张不能自制，故又称"小步步态"或"前冲步态"。主要见于震颤麻痹。

5.跨阈步态

周围神经病变时常出现足部下垂而不能背屈，行走时或是拖曳病足，或是将该侧下肢抬得很高，落脚时足尖先触地面，主要见于腓总神经麻痹。

6.摇摆步态

行走时有明显的脊柱前凸，常因臀中、小肌软弱而致骨盆部摇摆过度，称为摇摆步态，见于肌营养不良症。

四、感觉系统检查

感觉系统检查是神经系统检查中最为冗长而又最容易发生误差的部分,需要耐心和细致。由于检查的结果主要根据患者表述,开始前应给患者解释检查的全过程和要求,以取得合作。检查中切忌暗示和提问,以免影响患者的判断。在检查中要注意两侧、近远的对比,一般从感觉缺失区向正常区进行检查。

(一)感觉检查

1.浅感觉

(1)触觉:用一束棉絮在皮肤上轻轻掠过,有毛发处可轻触其毛发,嘱患者说出感受接触的次数。

(2)痛觉:以大头针轻刺皮肤,嘱患者感到疼痛时做出反应,须确定感觉到的是疼痛还是触觉。如发现痛觉减退或过敏的区域,需从各个方向用针尖在患区皮肤向外检查,以得到确切的结果。

(3)温度觉:用盛有冷水(5~10℃)及热水(40~45℃)试管交替接触皮肤,嘱患者报告"冷"或"热"。

2.深感觉

(1)运动觉:患者闭目,检查者轻轻夹住患者指趾的两侧,上下移动5°左右,嘱其说出移动的方向,如发现有障碍可加大活动的幅度,或再试较大的关节。

(2)位置觉:患者闭目,将患者一侧肢体放一定位置,让患者说出所放位置,或用另一肢体模仿。

(3)振动觉:应用128Hz的音叉,振动时置于患者的手指、足趾,以及骨隆起处如桡尺茎突、鹰嘴、膝盖、锁骨、髂前上棘、胸骨、脊椎棘突等,询问有无振动的感受,注意感受的时限,两侧对比。老年人足部振动觉常减退,并无明确的临床意义。

(4)压觉:用不同的物体交替轻触或下压皮肤,令患者鉴别。

3.复合感觉(皮质感觉)

(1)触觉定位觉:患者闭目,以手指或其他物体轻触患者皮肤,嘱患者用手指点出刺激部位。

(2)两点辨别觉:患者闭目,用钝脚的两角规,将其两脚分开达到一定距离,接触患者皮肤,如患者能感觉到两点,则再缩小两脚的距离,一直到两脚的接触点被感觉成一点为止。正常身体各部位辨别两点的能力不尽一致:指尖为2~4mm,指背4~6mm,手掌8~12mm,手背2~3cm,前臂和上臂7~8cm,背部、股腿更大。检查时应注意个体差异,必须两侧对照。

(3)形体觉:患者闭目,可将常用物体如钥匙、纽扣、钢笔、硬币、圆球等放在患者一侧手中,任其用单手抚摸和感觉,并说出物体名称和形状,左、右分试。

(4)重量觉:用重量不同(相差50%以上)的物体先后放入一侧手中,令患者区别。有深感觉障碍者不做此检查。

(二)感觉障碍的类型

1.周围神经型

为限于该神经支配皮肤区域内各种感觉的缺失。如果损害是部分性的,则可表现为该区域中的感觉减退、感觉过度、感觉异常或自发性疼痛。多发性周围神经病变中,感觉障碍以四肢末端最为明显,呈手套、袜套型分布。

2.后根型

脊神经后根的损害可产生区域性的感觉缺失、减退或过敏,其范围按节段分布。后根受到压迫或刺激时常有放射性疼痛。

3.脊髓型

横贯性脊髓病变出现损伤平面以下各种感觉缺失,但脊髓不完全损害则可出现分离性感觉障碍，如白质前联合的病变损害两侧的痛、温觉交叉纤维，后角的病变损害一侧尚未交叉的痛、温觉纤维，相应地产生双侧或单侧的痛、温觉缺失，而其他感觉正常或仅轻度受损。周围神经病变也偶有分离性感觉障碍，但如障碍呈节段型分布，则病变应在脊髓。

4. 脑干型

桥脑下部和延髓病变也可发生分离性感觉障碍，偏外侧病变(主要包括三叉神经及其脊束核、外侧脊丘束)可产生同侧面部和对侧身体痛温觉缺失。中央的病变可能损害一侧或双侧内侧丘系产生深感觉障碍。到脑干上部，内侧丘系、三叉丘系和脊丘束已经聚合，则产生面部和半身麻木。

5. 丘脑型

丘脑病变感觉障碍的特征是偏身麻木、中枢性疼痛和感觉过渡。

6. 内囊型

内囊病变也可以产生对侧偏身麻木，一般不伴有中枢痛。

7. 皮质型

顶叶感觉皮质的病变一般产生部分性对侧偏身麻木。复合感觉和深感觉的障碍比较严重，浅感觉变化轻微，分布也多不完整，往往仅限于一个肢体，即使偏身感觉障碍，也常以肢体远端部分明显。

五、反射系统检查

检查时应将被检查部位暴露，肌肉放松，并进行两侧反射的比较。在神经系统检查中，反射检查比较客观，但有时受到紧张情绪的影响，仍需患者保持平静、松弛。反射活动还有一定程度的个体差异，在有明显改变或两侧不对称时意义较大，一侧增强、减低或消失有重要的定位意义。

(一)深反射

又称腱反射，强弱可用下列来描述：消失(-)、减弱(+)、正常(++)、增强(+++)、阵挛(++++)及持续阵挛(+++++)。

1. 肱二头肌反射($C_{3\sim6}$，肌皮神经)

患者坐或卧位，前臂屈曲90°，检查者以手指(右侧时中指，左侧时拇指)置于其肘部肱二头肌腱上，以叩诊锤叩击手指，反应为肱二头肌收缩，前臂屈曲。

2. 肱三头肌反射($C_{6\sim7}$，桡神经)

患者坐或卧位，肘部半屈，检查者托住其肘关节，用叩诊锤直接叩击鹰嘴上方的肱三头肌腱，反应为肱三头肌收缩，肘关节伸直。

3. 桡反射($C_{5\sim6}$，桡神经)

又称桡骨膜反射。患者坐或卧位，前臂摆放于半屈半旋前位，叩击其桡侧茎突，反应为肱桡肌收缩，肘关节屈曲、旋前，有时伴有指部的屈曲。

4. 膝反射($L_{2\sim4}$，股神经)

患者坐于椅上，小腿弛缓下垂与大腿成直角，或取仰卧位，检查者以手托起两侧膝关节，小腿屈成120°，然后用叩诊锤叩击膝盖下股四头肌腱，反应为小腿伸展。如患者对下腿注意过度不易叩出时，可一腿置于另一腿上，嘱其两手勾紧向两方用力牵拉，此为常用的加强方法。

5. 踝反射($S_{1\sim2}$，胫神经)

又称跟腱反射。患者仰卧位，股外展，屈膝近90°，检查者手握足，向上稍屈，叩击跟腱，反应为足向跖侧屈曲。如不能引出，令患者俯卧，屈膝90°，检查者手的拇指和其他各指分别轻压两足足距的前端，而后叩击跟腱。也可嘱患者跪于凳上，两足距凳约20cm，检查者用手推足使之背屈，再叩击跟腱。

(二)浅反射

1. 腹壁反射($T_{7\sim12}$，肋间神经)

患者仰卧，下肢膝关节屈曲，腹壁完全松弛，双上肢置于躯体的两侧。检查以钝针或木签沿肋缘下($T_{7\sim8}$)、平脐($T_{9\sim10}$)及腹股沟上($T_{11\sim12}$)的平行方向，由外向内轻划腹壁皮肤，反应为该侧腹肌的收缩，使脐孔略向刺激部位偏移。

2. 提睾反射($L_{1\sim2}$，生殖股神经)

小用钝针或木签由上向下轻划上部股内侧皮肤，反应为同侧提睾肌收缩，睾丸向上提起。

3. 跖反射($S_{1\sim2}$，胫神经)

膝部伸直，用钝针或木签轻划足底外侧，自足跟向前方至小趾根部足掌时转向内侧，反应为各个足趾的屈曲。

4. 肛门反射($S_{4\sim5}$，肛尾神经)

用大头针轻划肛门周围，反应为肛门外括约肌收缩。由于肛门括约肌可能受双侧中枢支配，故一侧锥体束损害，不出现肛门反射的障碍，而双侧锥体束或马尾等脊神经损害时，该反射减退或消失。

(三)病理反射

传统意义上病理反射有 Babinski 征、Chaddock 征、Oppenheim 征、Gordon 征、Schoeffer 征、Gonda 征等。但临床中把阵挛和牵张反射如 Hoffmann 征、Rossolimo 征等习惯上也列入病理反射之列。

1. Babinski 征

方法同跖反射检查，但足趾不向下屈曲，踇趾反而较缓地向足背方向背曲(也称跖反射伸性反应)，可伴有其他足趾呈扇形展开，是为 Babinski 征阳性。一般认为本征为上运动神经元病变的重要征象，但也可见于两岁以下的婴儿和智能发育不全、昏迷、深睡、中毒、严重全身感染、足趾屈曲肌瘫痪、疲劳，甚至少数正常人。临床意义需结合其他体征一并考虑。

2. Chaddock 征

用钝针或木签轻划外踝下部和足背外侧皮肤，阳性反应同 Babinski 征。

3. Oppenheim 征

以拇指和食指沿患者胫骨前面自上而下加压推移，阳性反应同 Babinski 征。

4. Gordon 征

以手挤压腓肠肌，阳性反应同 Babinski 征。

5. Schaffer 征

以手挤压跟腱，阳性反应同 Babinski 征。

6. Gonda 征

紧压足第 4、5 趾向下，数秒钟后再突然放松，阳性反应同 Babinski 征。

以上六种测试，方法虽然不同，但阳性结果表现一致，临床意义相同。一般情况下，在锥体束损害时较易引出 Babinski 征，但在表现可疑时应测试其余几种以协助诊断。

7. Hoffmann 征

患者腕部略伸，手指微屈，检查者以右手示、中指夹住患者中指第二指节，以拇指快速地弹拨其中指指甲，反应为拇指和其他各指远端指节屈曲然后伸直的动作。如检查者用手指从掌面弹拨患者的中间三指指尖，引起各指屈曲反应时，称 Tromner 征(特勒姆内征)。

8. Rossolimo 征

患者仰卧，两腿伸直，用叩诊锤叩击足趾基底部跖面，亦可用手指掌面弹击患者各趾跖面，阳性反应同 Babinski 征。

9. 阵挛

阵挛是在深反射亢进时，用一持续力量使被检查的肌肉处于紧张状态，则该深反射涉及的肌肉就会发生节律性收缩，称为阵挛。①髌阵挛：检查时嘱患者下肢伸直，医生用拇指和示指捏住髌骨上缘，用力向远端方向快速推动数次，然后保持适度的推力。阳性反应为股四头肌节律性收缩，致使髌骨上下运动，见于锥体束损害。②踝阵挛：嘱患者仰卧，髋关节与膝关节稍屈，检查者左手托住腘窝，右手握住足前端，突然推向背屈方向，并用力持续压于足底，阳性反应为跟腱的节律性收缩反应。见于锥体束损害。

六、自主神经(植物神经)功能检查

(一)一般观察

1.皮肤与黏膜

注意观察以下内容：有无色泽变化如苍白、潮红、红斑、紫绀、色素减少或沉着等；有无质地变化如变硬、增厚、脱屑、潮湿、干燥等；有无水肿、溃疡、褥疮等。

2.毛发与指甲

毛发有无过度增生或脱失，有无分布异常。指甲有无变脆、失去正常光泽和起条纹等。

3.排汗与腺体分泌

观察有无局限性多汗或少汗、无汗，有无泪液和唾液等腺体分泌得过多或过少。

4.体温、血压、呼吸、心率变化

注意24小时内体温变化情况，观察各种体位的血压变化，以及心率和呼吸在不同条件下的变化。

(二)括约肌功能

有无排尿障碍如尿急、费力、潴留、充盈性失禁、自动膀胱，有无膀胱膨胀及其膨胀程度，有无排便困难等。

(三)自主神经反射

1.眼心反射

患者仰卧休息片刻后，数1分钟脉搏次数，然后闭合眼睑，检查者将右手的中指及示指置于患者眼球的两侧，逐渐施加压力，但不可使患者感到疼痛，加压20～30s后计数1分钟脉搏次数，正常每分钟脉搏可减少6～8次，减少12次/min以上提示迷走神经功能增强，减少18～24次/min提示迷走神经功能明显亢进。如压迫后脉率不减少甚或增加，称为倒错反应，提示交感神经功能亢进。

2.卧立位试验

在患者平卧时计数1分钟脉搏数，然后嘱患者起立站直，再计数1分钟的脉搏数，如增加10～12次/min为交感神经兴奋增强。由立位到卧位称为立卧试验，前后各计数1分钟脉搏数，若减少10～12次/min为副交感神经兴奋增强。

3.竖毛反射

将冰块放在患者的颈后或腋窝皮肤上数秒钟之后，可见竖毛肌收缩，毛囊处隆起如鸡皮状。竖毛反射受交感神经节段性支配，颈$_8$～胸$_3$支配面部和颈部，胸$_{4～7}$支配上肢，胸$_{8～9}$支配躯干，胸$_{10}$～腰$_2$支配下肢。根据反映的部位可协助交感神经功能障碍的定位诊断。

4.皮肤划纹征

用钝针或木签适度加压在皮肤上划一条线，数秒以后皮肤就会出现白色划痕(血管收缩)并高起皮面，正常持续1～5min即行消失。如果持续时间超过5min，提示有交感神经兴奋性增高。经钝针或木签划痕后很快出现红色条纹，持续时间较长(数小时)，而且逐渐增宽或皮肤隆起，则提示副交感神经兴奋性增高。

第二节　脑脊液检查

一、腰椎穿刺术

（一）指征

1. 当怀疑任何形式的脑炎或脑膜炎时，必须经腰穿做脑脊液检查。

2. 怀疑多发性硬化以及评价痴呆和神经系统变性病时，腰穿也是一种有用的检查。

3. 怀疑蛛网膜下腔出血时，不能做头颅 CT 或不能与脑膜炎鉴别时，有必要作腰穿。

4. 评价炎性神经病和多发性神经根病时，脑脊液检查可提有价值的信息。

5. 怀疑占位性病变时，腰脑脊液检查有时可以找到肿瘤标志。

6. 脊髓病变，需做脑脊液动力学检查。

7. 需要向椎管内注射药物时。

8. 通过腰椎穿刺术做特殊检查如气脑造影、脊髓造影或蛛网膜下腔镜。

（二）禁忌证

1. 实施腰穿取脑脊液时，一定要考虑是否有颅内压升高，如果眼底检查发现视盘水肿的话，一定要先做头颅 CT 或 MRI 检查。影像学上如脑室大小正常且没有移位，后颅凹没有占位征象，方可腰穿取脑脊液，否则不能做腰穿。

2. 病情危重已处于休克状态，心力衰竭以及呼吸功能严重障碍者。

3. 穿刺部位有化脓性感染。

4. 躁动不安难以合作者。

5. 凝血酶原时间延长、血小板计数低于 $50000/\text{mm}^3$、使用肝素或任何原因导致的出血倾向，应该在凝血障碍纠正后行腰穿。

6. 脊髓压迫症做腰穿时应该谨慎，因为腰穿可以使脊髓压迫症状加重。

7. 开放性颅脑损伤或有脑脊液漏者。

（三）操作方法

1. 体位

合适的体位是决定腰穿成功与否的重要因素，有时医师对自己的穿刺技术过分自信而忽视了患者的体位，结果导致穿刺失败。患者要求侧卧位，至于左侧卧位还是右侧卧位对穿刺效果影响不大，身体尽可能靠近床边，屈颈抱膝以增加脊柱前屈，使得椎间隙张开，背部与检查床垂直，脊柱与检查床平行。如果患者不能配合做充分前屈体位，可以让助手在检查床另一侧帮助保持患者膝部和头颈部的正确体位。

2. 穿刺点

一般选择腰$_4$、腰$_5$椎间隙或腰$_5$、低椎间隙作为穿刺点，如穿刺失败后可以选用腰$_3$、腰$_4$椎间隙为穿刺点。沿双侧髂嵴最高点做一连线，与脊柱中线相交处为腰$_4$棘突，其上为腰$_3$、腰$_4$椎间隙，其下为腰$_4$、腰$_5$椎间隙。

3. 消毒

同一般手术操作的皮肤消毒。用 3% 的碘酒消毒，75% 的酒精脱碘。操作医师戴无菌手套，消毒完毕后在操作部位铺无菌洞巾。无论在病房、腰穿室、诊室还是在其他环境做腰穿，要保持环境的相对清洁，避免人员的走动，以减少感染机会。

4. 麻醉

用 1%～2% 的普鲁卡因或 0.25%～0.5% 的利多卡因 1～2mL 在穿刺点做皮内、皮下麻醉，然后将针头刺入韧带后向外抽出，同时注入麻药。

5. 穿刺

操作者用左手固定穿刺部位的皮肤，右手持穿刺针，针头斜面向上刺入皮下，方向与背平面横轴垂直，针头略向头端倾斜，缓慢刺入，刺入韧带时可感受到一定阻力，当阻力突然减低时提示已刺入蛛网膜下腔，可抽出针芯让脑脊液流出，如没有脑脊液流出，可转动针尾180°，个别患者因压力过低可能需要用针筒吸一下。有时由于穿刺过浅或过深不能获得脑脊液，可将针芯重新插入后略微推进再拔出，观察有无脑脊液。如仍未见到脑脊液流出，可将穿刺针缓慢分几次退出少许，直到脑脊液流出为止。如实在没有脑脊液流出，可考虑重新穿刺。

6.测压和留取脑脊液

穿刺流出脑脊液后，可接测压管或测压表做压力测定，测压时，让患者放松身体，伸直头和下肢，脑脊液压力上升到一定水平后可以看到压力随呼吸有轻微波动，此时可让患者咳嗽，见咳嗽时压力迅速上升，之后又迅速下降，这提示穿刺针没有黏堵或梗阻。测压完毕以后，拔出测压管或测压表，留取化验所需要的脑脊液。如果脑脊液压力过高时不要留取脑脊液，以防诱发脑疝。

留取的脑脊液送化验，不要超过1小时，如果时间过长，因以下因素会影响检测结果：①脑脊液放置时间过长，细胞可能被破坏或与纤维蛋白凝集成块，导致细胞分布不均匀，使得细胞计数不准确。②脑脊液中的细胞离体后迅速变形，而且逐渐消失，影响分类计数。③随着时间的延长，脑脊液中的葡萄糖分解，造成含糖量降低。④细菌在体外溶解，影响细菌的检出率，尤其以脑膜炎双球菌最为明显。⑤在室温下，一些抗体活性降低，影响抗体的阳性率。

7.处理

留取脑脊液后，插入针芯，拔出穿刺针，用消毒纱布覆盖穿刺处，稍加压以防止出血，再用胶布固定。嘱患者去枕平卧4～6小时。

（四）并发症

1.腰穿后头痛

腰穿后头痛是最常见的一种并发症，发生机制是由于腰穿放出脑脊液后使颅内血管扩张、充血或静脉窦被牵拉而引起的头痛，或者是由于放出脑脊液过多造成颅内压减低时由三叉神经感觉支配的脑膜及血管组织牵拉、移位引起的头痛。腰穿后头痛多在腰穿后24小时出现，最迟发生于2～5天。头痛以枕部及前额为著，为跳痛或胀痛，当坐起或站立、咳嗽、喷嚏、牵引时头痛加重，而头低位或平卧数分钟后头痛明显减轻。头痛剧烈时伴有恶心、呕吐、头晕、面色苍白、多汗、颈肩部疼痛，有时出现轻度脑膜刺激征，有时头痛持续5～8天，最长可达8周。出现腰穿后头痛时，让患者取头低位，平卧休息，鼓励多饮水，必要时静脉滴注生理盐水。

2.腰背痛及神经根痛

腰穿后的腰背痛多是由于穿刺造成局部软组织损伤所致，当穿刺不得当时，穿刺针斜面与韧带呈垂直方向时可切断韧带的纵行纤维，使韧带失去正常张力从而产生腰背部的酸痛，这种疼痛有时可持续数月之久。有时穿刺可以损伤神经根而引起急性根痛或感觉障碍，少数病例可遗留较长时间。

3.脑疝

颅内压增高是腰穿的相对禁忌证，这是因为腰穿留取脑脊液时可使椎管内压力减低，颅内容物借压力差而被推向椎管方向，结果小脑蚓部组织嵌入枕骨大孔形成小脑扁桃体疝。脑疝是腰穿最危险的并发症，因此必须严格掌握腰穿的指征，如颅内压增高者必须做腰穿时，应该在腰穿前先用脱水剂。

4.出血

一般腰穿有创伤性出血时，大多是刺破蛛网膜或硬膜的静脉，出血量少，很少引起临床症状。当刺破大血管，如马尾的根血管时，即可能产生大量出血，临床上类似原发性蛛网膜下腔出血。如果腰穿后患者主诉背部剧烈疼痛，迅速出现截瘫时，提示有硬膜下血肿的可能。因此对于有出血倾向的一定要在纠正凝血障碍后方可进行腰穿。

5.感染

由于消毒不彻底或无菌操作不严格，可能导致腰穿时的感染，包括脊柱脊髓炎、椎间盘感染、硬膜外脓肿和细菌性脑膜炎。

6.植入性表皮样肿瘤及神经根的带出

有文献报道，用无针芯的穿刺针时，将小的表皮栓子带入蛛网膜下腔，数年以后形成一个缓慢生长的植入性表皮样肿瘤。无针芯穿刺针穿刺撤出时可吸入一些神经根纤维，或者插入针芯时把神经根纤维夹入针孔内，带出硬膜外，引起疼痛。

7.鞘内注入异物或药物造成的并发症

由于操作不慎，把一些异物或药物注入蛛网膜下腔可引起一系列临床表现，注入鞘内的异物和药物包括滑石粉、酒精、棉花纤维、麻醉药。这些物质进入蛛网膜下腔后可以引起急性化学性脑膜炎，慢性粘连性蛛网膜炎和惊厥发作。

二、侧脑室穿刺术

(一)指征

1.因各种原因，不适于其他方法穿刺，而又急需了解脑脊液情况时。

2.临床需要了解脑脊液情况，或需要与腰穿时的脑脊液情况做对比时。

3.颅内压增高明显，需要放脑脊液减压时。

4.需要做颅内压监测时。

5.脑室内有血液需要清除时。

(二)禁忌证

1.穿刺部位皮肤感染。

2.因脑水肿导致脑室变得极小。

(三)操作方法

患者取仰卧位，剃发备皮，用3%碘酒消毒，75%酒精脱碘。患者头下铺消毒巾，操作医师戴无菌手套，消毒完毕后在操作部位铺无菌洞巾。麻醉用1%～2%的普鲁卡因或0.25%～0.5%的利多卡因1～2mL局部浸润麻醉。选择的穿刺部位有三个，即侧脑室前角、后角和下角。

1.侧脑室前角穿刺

用1%煌绿液在头皮上画出矢状缝及冠状缝线，穿刺点位于矢状缝外侧2cm及冠状缝前2cm处。在穿刺点用骨锥钻一个孔，穿刺针向与矢状缝平行方向刺入，针尖稍向后，即沿两侧外耳道方向前进，一般于5～5.5cm处穿入脑室，拔出针芯，见有脑脊液流出。

优点是侧脑室额角较大，易刺中，且无脉络丛组织，便于操作脑室外持续引流术。其缺点是此处皮质血管较多。

2.侧脑室后角穿刺

患者取侧卧位，用1%煌绿液画出矢状窦线及横窦线，横窦线是枕外粗隆至两侧外耳道的连线。穿刺点位于枕外粗隆沿矢状缝向前4～5cm，向外侧3cm处。在穿刺点用骨锥钻一个孔，穿刺针方向向同侧眼眶外上角，一般大约5～6cm深即刺入脑室。

此部位的优点在于三角部最大，容易刺中，发生移位机会少，或不严重，而且此处脑皮质血管较少。缺点是穿刺时可能伤及脉络丛而引起脑室内出血，做脑室持续外引流时，引流管容易被头颅压迫而闭塞及伤口受压疼痛等。

3.侧脑室下角穿刺

穿刺点位于外耳道向上 3cm，向后 3cm，在穿刺点用骨锥钻一个孔，穿刺针针头与骨面垂直刺入，一般大约刺入 4～5cm 时即是脑室。

（四）并发症

1. 颅内感染。

2. 刺破血管导致颅内出血。

3. 损伤脑组织，导致穿刺后癫痫。

三、脑脊液结果判断及临床意义

（一）压力

成人脑脊液压力正常值为腰椎穿刺（卧位）0.59～1.76kPa（60～180mmH$_2$O），脑室穿刺 0.69～1.18kPa（70～120mmH$_2$O）；不同年龄脑脊液压力也有差别，新生儿为 0.13～0.64kPa（13～65mmH$_2$O），婴儿为 0.29～0.79kPa（30～80mmH$_2$O），儿童为 0.49～0.98kPa（50～100mmH$_2$O）。无压力计可测流速，正常在 60 滴/min 以下。

临床意义：升高提示颅内炎症、出血性脑血管病、颈内动脉血栓、颅内占位病变、尿毒症、高血压脑病、胸腹腔内压力增高、良性颅内压增高等情况；降低提示脑脊液循环受阻、脑脊液鼻漏、分泌减少、良性低颅压、穿刺位置不当、反复穿刺放液、使用脱水药等情况。

（二）外观

正常应为无色透明。红色提示出血性脑血管病、穿刺外伤；黄色可能为陈旧出血、蛋白升高、重度黄疸；白色米汤样提示化脓性脑膜炎。

（三）比重

正常在 1.005～1.009。升高见于脑膜炎、尿崩症、糖尿病等。

（四）蛋白

1. 定性

Pandy 试验阳性提示脑脊液中球蛋白含量增高。有脑组织和脑膜疾患时常呈阳性反应，脑出血时多呈强阳性反应，但穿刺损伤有血液混入时也可呈强阳性反应。

2. 定量

因穿刺部位不同而有差别。脑池中正常值儿童为 0.10～0.25g/L（10～25mg/dL），成人为 0.15～0.25g/L（15～25mg/dL）。脑室中正常值为 0.05～0.15g/L（5～15mg/dL）。脊髓腔中正常值新生儿为 0.4～1.5g/L（40～150mg/dL），婴儿为 0.4～0.8g/L（40～80mg/dL），儿童为 0.16～0.56g/L（16～56mg/dL），成人为 0.15～0.45g/L（15～45mg/dL）。脑脊液中的蛋白质 80% 为白蛋白，20% 为球蛋白。

3. 临床意义

脑脊液蛋白升高见于中枢神经炎症、脑血管疾病、颅内肿瘤、脊髓肿瘤、多发性硬化、Guillain-Barre 综合征、糖尿病、甲状腺和甲状旁腺功能低下、铅中毒等；蛋白降低见于良性颅内压增高、低蛋白血症、慢性脑脊液漏、甲状腺功能亢进等。

蛋白电泳：白蛋白正常值为 0.55～0.69（55%～69%），升高多见于颅内肿瘤、椎管梗阻、脑血管疾病。

α$_1$ 球蛋白正常值为 0.03～0.08（3%～8%），升高时见于炎症，降低多是在脑外伤急性期；α$_2$ 球蛋白正常值为 0.04～0.09（4%～9%），升高时见于脑转移瘤、脑膜癌、胶质瘤；β 球蛋白正常值为 0.10～0.18（10%～18%），升高时见于多发性硬化、亚急性硬化性全脑炎、帕金森病、手足徐动、运动神经元病、胶质瘤；γ 球蛋白正常值为 0.04～0.13（4%～13%），升高时见于多发性硬化、亚急性硬化性全脑炎、病毒性脑炎、脑脓肿、Guillain-Barre 综合征、浆细胞瘤、胶质瘤、结节病、脑外伤、血清 γ 球蛋白增高（肝硬化、结缔组织病、多发性骨髓瘤），降低则见于脑外伤急性期。

免疫球蛋白(Ig)正常值:IgA 为 0～6mg/L(0～0.6mg/dL),IgG 为 10～40mg/L(1～4mg/d),IgM 为 0～13mg/L(0～1.3mg/dL)。免疫球蛋白(Ig)升高见于化脓性脑膜炎、亚急性硬化性全脑炎、神经梅毒、风疹脑炎、多发性硬化、病毒性和细菌性脑膜炎、小舞蹈病、红斑狼疮、急性化脓性脑膜炎、病毒性脑膜炎。

(五)葡萄糖

脑脊液葡萄糖正常值由于不同部位和不同年龄而有差别。成人腰穿脑脊液葡萄糖正常值为 450～800mg/L(45～80mg/dL),脑室脑脊液为 500～750mg/L(50～75mg/dL)。10 岁以下儿童腰穿脑脊液葡萄糖正常值为 350～850mg/L(35～85mg/dL),10 岁以上儿童为 500～800mg/L(50～80mg/dL),新生儿为 700～900mg/L(70～90mg/dL)。

脑脊液和血清葡萄糖比在新生儿和婴儿为 0.8～1.0,在成人为 0.6～0.7。

临床意义:升高时见于病毒感染、脑或蛛网膜下腔出血、丘脑下部病变、糖尿病、精神分裂症。早产儿及新生儿因血脑屏障通透性高故无临床意义。

降低时见于细菌或霉菌的颅内感染、脑寄生虫病、癌性脑膜病、神经梅毒、低血糖。

脑脊液和血清葡萄糖比降低可见于细菌性、霉菌性、梅毒性脑膜炎或癌性脑膜病,红斑狼疮,蛛网膜下腔出血(10 天内)。

(六)氯化物

脑脊液中氯化物的含量高于血中,是血中氯化物含量的 1.2～1.3 倍。成人脑脊液氯化物的正常值是 197～212mmol/L(700～750mg/dL),儿童是 195～203mmol/L(690～720mg/dL)。

临床意义:脑脊液中氯化物升高见于麻痹性痴呆、脊髓腔肿瘤、小儿浆液性脑膜炎、尿毒症、肾炎等。脑脊液中氯化物降低见于结核性、化脓性及霉菌性脑膜炎、脑出血、急性梅毒性脑膜炎、流行性脑脊髓膜炎。

(七)白细胞计数

正常值因年龄不同而有差异,成人为 (0～8)×10^6/L(0～8/mm^3),儿童为 (0～10)×10^6/L(0～10/mm^3),婴儿为 (0～20)×10^6/L(0～20/mm^3)。其中淋巴细胞占 (64.1±9.1)%,单核细胞占 (33.8±8.3)%,中性粒细胞占 (0.4±0.6)%,组织细胞占 (1.2±1.4)%。

临床意义:淋巴细胞计数增高见于结核性、霉菌性及病毒性脑膜炎,麻痹性痴呆、乙型脑炎恢复期、脊髓灰质炎、脊髓痨、脑膜血管梅毒、脑肿瘤。单核细胞增多见于脑肿瘤。中性粒细胞增多见于化脓性脑膜炎、乙型脑炎急性期。组织细胞增多见于浆液性脑膜炎。

四、动力试验

颅内无淋巴系统,静脉为唯一的回流通路。压迫颈静脉时脑脊液回流受阻,颅内压迅速上升。压迫腹腔使脊髓静脉丛淤滞,脊髓蛛网膜下腔压力增高。颅内压增高为禁忌证。

(一)压腹试验(Stookey 试验)

以手用力压腹部 15 秒,脑脊液压力迅速上升,放松后在 15 秒内下降至原有水平。如压力不上升表明腰穿局部蛛网膜下腔有阻滞。此时不需再做压颈试验。

(二)压颈试验(QuecKenstedt 试验)

分别压两侧颈静脉 15 秒,然后再同时压双侧颈静脉 15 秒,脑脊液压力迅速上升至 2.95～3.9kPa(300～400mmH₂O),比初压高 0.98～2.95kPa(100～300mmH₂O)。放松后应在 15 秒内下降至原有水平。或用血压计围于患者颈部,充气至 2.67kPa(20mmHg),每 5 秒报告一次压力,至不再上升为止,或维持 30 秒。迅速放气降压,仍每 5 秒报告一次压力,至降到原水平为止。而后再分别加压到 5.33kPa(40mmHg)及 8.0kPa(60mmHg)重复试验。

临床意义:①无梗阻,加压 15 秒脑脊液压力,上升至最高点,放松后 15 秒内降至原水平。部分梗阻,颈静脉加压后,腰穿处脑脊液压力上升及下降均缓慢,或上升快而下降慢,或解除压力后不能降至原水平。②完全梗阻,加压至 60mmHg(8.0kPa),压力仍无变化。③

若一侧颈静脉加压后脑脊液压力不上升，而压对侧或双侧均可使脑脊液压力上升，压力不上升侧可能有横窦血栓形成。

（三）Ayala 指数

正常值 5～7。小于 5 提示脑脊液储量小，常见于蛛网膜下腔梗阻或脑瘤使脑脊液循环通路有梗阻时，如梗阻性脑积水；大于 7 提示脑脊液储量大，常见于交通性脑积水、脑萎缩、脑膜炎（尤其是浆液性脑膜炎）。

第三节　经颅多普勒超声检查

经颅多普勒超声（transcranial doppler，TCD）是利用超声波的多普勒效应来研究脑底大血管及其分支的血流动力学的一门新技术。国外于 1982 年由挪威 Aaslid 等首推，国内 1988 年陆续引进。由于 TCD 能无创伤性地穿透颅骨，直接获得颅内动脉，包括颅底 Willis 环的血流动态信息，在诊断脑血管病，研究脑循环有独特的使用价值。

一、TCD 应用范围

1.诊断脑底大血管狭窄，闭塞性病变及治疗前后随访对照。

2.诊断脑血管痉挛发生的时间、部位和程度，指导治疗。

3.诊断脑动脉硬化，了解其程度，评价脑供血。

4.诊断颅内动静脉畸形、颈内动脉海绵窦瘘的部位，供养血管、手术前后的评价等。

5.诊断颅内大动脉瘤，判定病变部位。

6.诊断脑血管功能性疾病，如偏头痛、眩晕、血管性头痛等。

7.诊断缺血性脑血管疾病及各种疾病引起的脑供血不足。

8.诊断锁骨下动脉盗血综合征。

9.诊断颅内压增高及脑死亡。

10.脑血管外科手术前后的评价。

11.对任何可能影响脑血流的治疗方法进行监测。

12.栓子监测。

13.脑血管的自动调节功能评价。

14.了解 Willis 环是否完整及其代偿功能。

15.病理生理的研究

观察和研究不同生理和病理条件下血压，二氧化碳分压、氧分压、颅压等对脑血流的影响。

二、对 TCD 技术的评价

TCD 技术在国内的应用已 10 余年，由于它具有简便、快速、无创伤、易重复、可监测等特点而迅速发展，不论是用于临床诊断，还是用于科学研究，拥有较高的实用价值。它可与数字减影斑管造影（DSA）、磁共振血管成像（MRA）、CT 血管造影（CTA）相辅相成，相互弥补。它可以提供这些影像学检查所不能得到的重要的血流动力学资料。当然，TCD 技术也还存在许多有待解决的问题，TCD 主要检测指标之一是血流速度，而缺乏相应的管径，因此，不能计算出局部血流量。另外，影响脑血流的因素很多，如心脏、主动脉、颈内动脉、脑底大动脉、脑内的中、小动脉及全身情况，因此，必须密切结合临床分析其结果，做出综合性评价。

三、脑血管解剖

（一）脑动脉的构成

脑动脉由两大动脉系，即颈内动脉系和椎-基底动脉系构成。两个系统的供血范围大致划分为．以小脑幕为界，幕上部分基本由颈内动脉系统供血，幕下部分基本由椎 基底动脉系统供血；或以顶枕裂为界，脑前3/5即大脑前都及部分间脑由颈内动脉系统供血，脑后2/5，包括颞叶和间脑一部分、枕叶、小脑和脑干由椎-基底动脉供血。左颈总动脉发自主动脉弓，右颈总动脉发自无名动脉，两条椎动脉分别起源于左右锁骨下动脉。脑底动脉环(Willis)由双侧颈内动脉与椎-基底动脉以及其主干分支所构成。脑底动脉的中膜内含有大量的平滑肌，在一定程度上可根据生理需要适当地调节血液供应，TCD技术所能探测到的颅内动脉主要是这些动脉及其分支。

(二)颈动脉系

1.颈动脉颈段

约在第4颈椎水平、下颌角下方、甲状软骨上缘处，颈总动脉分为颈内和颈外动脉。这一分叉位置的高度可有一定变异，根据颈内动脉的行程，可将其看作是颈总动脉的直接延续，颈内动脉初居颈外动脉后外方，继而转到其后内侧，沿咽侧壁上升至颅底，这部分颈内动脉称颈内动脉颈段，此段动脉无分叉，起始都呈菱形膨大称颈动脉窦。

颈外动脉与颈内动脉不同，自颈总动脉分出后，发出甲状腺上动脉、面动脉、舌动脉、咽升动脉、耳后动脉、枕动脉、颞浅动脉等。颈内动脉闭塞后，颈外动脉可成为脑部侧支循环来源之一。

2.颈内动脉颅内段

颈内动脉达颅底进入颞骨岩部颈动脉管后移行为颅内部分，按其行走分为四段，即岩骨段、海绵窦段、床突上段和终末段。其海绵窦段和床突上段又称虹吸段。颈内动脉颅内段与颈段行程不同点在于各段行程弯曲，具有分支，因此，TCD探测时可出现双向或多向血流频谱。

3.颈内动脉主要分支

(1)眼动脉：一般自颈内动脉内侧面发出，与视神经伴行经视神经孔入眶。颈内动脉闭塞时，颈外动脉也可通过眼动脉提供侧支血流。

(2)后交通动脉：起始于颈内动脉床突上段后壁，向后连于椎-基底动脉系的大脑后动脉。后交通动脉的血流方向主要取决于大脑后动脉和颈内动脉的压力。

(3)大脑前动脉：在视交叉外侧由颈内动脉发出，左右大脑前动脉由一横支交通，为侧支血流的重要途径。

(4)大脑中动脉：是颈内动脉的直接延续，自发出后以水平方向在外侧裂内沿脑岛表面往后行，然后再折向外侧至皮质表面，沿途发出分支。

(三)椎-基底动脉系

两侧椎动脉起自锁骨下动脉，发出后不久即穿经第6至第1颈椎横突孔向上行走，绕寰椎上关节突后方，向前内突穿过硬膜，经枕骨大孔进入颅后窝，然后于延髓腹侧面向前内行走。至脑桥下缘，左右椎动脉汇合成一条基底动脉。椎动脉颅内段主要分支有：脑膜支、脊髓前、后动脉、小脑后下动脉。基底动脉位于脑干的脑桥基底沟内，主要分支有脑桥支、内听动脉、小脑前下动脉、小脑上动脉和大脑后动脉。椎-基底动脉系的变异较多见，应予以重视。

(四)Willis环及倒支循环

在正常情况下，来自两侧颈内动脉和椎动脉的血液各有其供血区，互不相混，当供应脑的四支动脉中的一支慢慢发生闭塞时，而动脉环又发育良好时，则血液可通过此环而重新分配，建立新的平衡。

动脉环有许多变异、发育不全等，异常率较高，且最常发生在动脉环的后部。其他脑动脉侧支循环有：颈内动脉与颈外动脉间的吻合，椎-基底动脉与颈外动脉间的吻合以及脑与脑膜动脉间的吻合等。

四、检查方法

(一)颈总动脉和颈内，外动脉近端

患者仰卧，头置正位，在锁骨上缘，胸锁乳突肌下内侧触及颈总动脉搏动，沿其走行方向，用 4MHz 探头，尽可能将超声束与血管走行方向保持 45°的位置进行探测，正常情况下对颈总动脉及颈内，外动脉检测识别不困难，因其频谱形态和声频有明显区别。

(二)颅内血管

1.颞窗

颞窗为探测脑底动脉的主要窗口，探测时患者取仰卧或侧卧，用 2MHz 探头，置于颧弓之上，耳屏和眶外缘之间，成人通常将起始深度调至 50mm，寻找大脑中动脉，小儿酌减。经颞窗可探测到大脑中动脉(MCA)，大脑前动脉(ACA)，大脑后动脉(PCA)的交通前、后段及颈内动脉终末段。颞窗的检出率与年龄、性别等因素有关，老年、女性肥胖者较难检测。

2.枕骨大孔窗

枕骨大孔窗为天然的颅孔，探测时患者取坐位或侧卧位，头前倾，颈屈曲，探头置于颈项中线，声束对准枕骨大孔区，经枕窗可探测椎动脉(VA)颅内段、小脑后下动脉(PICA)，基底动脉(BA)。此窗检出率为 99%～100%。

3.眶窗

受检者取仰卧位，两眼闭合，探头轻置于眼睑上，声束对准眶后视神经孔，眶上裂，与矢状面夹角小于 15°，可探测同侧眼动脉(OA)，颈内动脉虹吸段(CS)，此窗检出率达 100%。

此外，有额上窗和前囟窗，主要适用于新生儿和 1 岁以下小儿。

脑底动脉的识别在很大程度上取决于操作者丰富的脑血管解剖知识和实践经验。一般根据超声探头位置、声束角度、取样深度、血流方向、信号的音频特点和颈动脉压迫试验，区别多普勒来自哪条血管并不困难，但不能忽略某些血管的变异和病变时的侧支通道。

五、TCD 检测指标

(一)频谱形态

血流频谱的波动与心动周期基本一致。在心动周期开始时，首先出现一陡直上升的曲线称上升支，达顶点形成频谱图中的最高峰称收缩峰 1(SP1)，高峰后以较缓斜度下降的曲线称下降支。

约在下降支的上 2/3 处常有一向上凸曲线称收缩峰 2(SP2)，当下降支出现第三个明显的回升切迹时称之为舒张峰(DP)。正常健康成人 SP1＞SP2＞DP，三峰清晰，外层包络线光整，上升支陡直，可见频窗存在。某些病变情况下，SP1 和 SP2 触合，或 SP2＞SP1，频窗消失，出现湍流或涡流。上升支时间延长，外层包络线毛糙，为动脉壁顺应性减退或血管狭窄等病变引起。

(二)血流速度(V)

血流速度随年龄变化各异，5～6 岁时血流速度达一生中最高值，之后随年龄增高而逐渐下降，16 岁左右基本接近成人，血流速度分收缩期流速(Vs)，舒张期流速(Vd)，或平均流速(Vm)，一般成人 MCA Vm 在 50～90cm/s(厘米/秒)，ACA Vm 45～85cm/s，PCA Vm 30～60cm/s，BA、VA Vm 30～55cm/s，ICA Vm 25～55cm/s，血流速度降低多见于血管狭窄的前后段、脑梗死、脑动脉硬化症，各种原因引起的脑供血不足、频发早搏、脑内盗血、各种脑病等。血流速度增高则见于狭窄段血管、代偿性流速增高、血管痉挛、缺氧后血管麻痹、过度灌注、血管收缩状态、动静脉畸形、感染、甲状腺功能亢进、贫血等。

(三)脉动指数和阻力指数(PI、RI)

上述两种指数均是反映血管顺应性的指标，也就是血管阻力的大小和弹性扩张的程度。当外周阻力增大，动脉弹性减弱、血流量减少时，PI 值和 RI 值增高。正常 PI 值为 0.56～0.96。小孩、新生儿和大于 60 岁的老年人，PI 值呈生理性增高。病理性 PI 值增高主要见于脑动脉硬化，颅内压增高、动脉瘤等，而 PI 值降低则多见于动静脉畸形、颈内动脉海绵窦痿、重度血管狭窄或狭窄后血流、过度灌注、大动脉炎等。

（四）血流方向

血液沿一定路径流动，当血流朝向探头时呈正向频移，否则为负向频移。如 MCA 主干应为正向频移，ACA 为负向频移。当血流方向改变时，提示有血管狭窄或闭塞，侧支循环或脑内盗血现象。

（五）音频信号

正常血液以层流形式流动，其音频信号呈平滑哨笛样声音，由于某种原因造成血管腔径较大改变时，会使血流紊乱，产生粗糙杂音。

（六）脑底动脉血流速度排列

按动脉流速的高低，正常排列为 MCA＞ACA＞PCA＞BA＞VA＞ICA＞OA。当排列顺序颠倒时，除了考虑血流速度不对称和先天血管变异外，还应注意探测对侧是否有狭窄的血管存在，排除代偿性流速增高。

（七）左右两侧相应动脉的对称性

一般左右两侧相应动脉流速非对称值应小于 20cm/s。颈内动脉颅外段和椎动脉小于 15cm/s，不对称多见于偏头痛和血管狭窄性病变。

（八）其他比值

1.MCA：ICA 正常比值为 2.5：1，如大于 3：1 应视为异常，如大于 6：1 多为血管痉挛或血管狭窄等病变引起。

2.S：D 即收缩峰值比舒张峰值，正常为 3：2 或 2：1，大于 3：2 或小于 2：1 均为异常。

六、功能试验

（一）颈总动脉压迫试验

1.用于进一步区分脑底动脉，了解生理或病理状态下 Willis 环的侧支循环功能。

2.了解脑血管的自动调节功能。

3.有助于动静脉畸形、动脉瘤等病变血管的识别。

4.为颈动脉系手术效果的评价提供客观依据。

（二）转颈试验

1.用于椎-基底动脉疾患及颈椎病的辅助诊断。

2.评价脑血管的代偿能力。

（三）过度换气和二氧化碳吸入试验

1.评价脑血管舒缩反应能力。

2.区分脑动静脉畸形的供养血管。

七、TCD 的临床应用

（一）脑底动脉狭窄和闭塞

引起脑底动脉狭窄和闭塞的病因很复杂，最常见的原因是脑动脉粥样硬化，脑血栓形成和脑栓塞，其他原因有脑动脉炎，先天性血管畸形、外伤、肿瘤、手术损伤，结缔组织病等。TCD 对脑底动脉狭窄和闭塞的诊断率较高，其特征有以下几点。

1.狭窄段的血流速度异常增高，PI 值降低。

2.狭窄近端和远端的流速较狭窄段减低。

3. 当狭窄程度大于90%时，流速减慢消失。

4. 侧支循环效应，表现为血流方向逆转。

5. 频谱异常，出现频谱充填，湍流、涡流。

6. 可闻及血管杂音。

(二)脑血管痉挛

常见的病因有脑蛛网膜下隙出血、脑出血、高血压脑病、重症颅脑损伤后、颅内感染、头面部感染、偏头痛及颅脑手术后等。

由于血管管腔截面积与血流速度成反比，故用TCD技术测量血流速度，可间接测定血管痉挛的范围及其程度，TCD表现有以下几点。

1. 血流速度增高，多表现为多支血管流速增高，呈非节段性。轻度痉挛：Vm 90～140cm/s，中度痉挛：Vm 140～200cm/s，重度痉挛：Vm＞200cm/s。

2. 频谱异常，可出现湍流现象。

3. MCA∶ICA比值大于3∶1。

4. PI值降低。

5. 当病因控制后，血流速度可恢复正常。

(三)脑动静脉畸形

由于动静脉直接短路、供血动脉管腔内压力降低、血流阻力降低、流速增快，TCD表现为以下几点。

1. 供血动脉流速增快。

2. 供血动脉搏动指数明显降低。

3. 呈低阻力型频谱，似静脉样伴频谱充填。

4. 二氧化碳分压反应试验和压颈试验血管反应性降低或消失。

5. 脑内盗血现象由于畸形血管阻力降低，导致供应正常脑组织区域的血液向畸形血管中灌注，可出现流速增高和血流方向逆转。

(四)颈内动脉海绵窦瘘(CCF)

CCF是指颈内动脉和海绵窦之间形成异常的动脉海绵窦沟通，TCD诊断为以下几点。

1. 病侧颈内动脉及瘘口下端流速明显增快，而瘘口上端流速降低。

2. 搏动指数明显降低。

3. 频谱波形紊乱，波峰融合，包络线不清晰，呈毛刺样。

4. 可闻及血管杂音。

5. 压迫同侧颈总动脉，紊乱的频谱及杂音均消失，压迫对侧颈总动脉则无变化。

6. 经眼眶可测及粗大眼上静脉。

(五)动脉瘤

动脉瘤是颅内动脉壁上异常膨出部分，瘤体大多很小，直径在1cm以下，TCD检测阳性率较低，若巨大动脉瘤时典型TCD改变为以下几点。

1. 瘤体内呈高阻力低流速频谐。

2. PI值明显增高。

3. 收缩峰呈锯齿样改变。

4. 可闻及水泡样血管杂音。

(六)偏头痛

偏头痛为周期性发作性神经-血管功能障碍，以反复发作的偏侧或双侧头痛为特征，间歇期正常，TCD表现为以下几点。

1. 多见于两侧或单侧大脑中动脉或前动脉流速轻到中度增高，或全脑流速轻度增高。

2. 两侧流速可不对称，差值大于20cm/s。

3. PI 值及频谱形态均正常。

(七)脑动脉硬化症

脑动脉硬化症是指供应脑组织血液的小动脉内皮下平滑肌纤维发生玻璃样变性，或小动脉内皮下出现纤维素样变性，动脉内膜增厚致血管管腔变窄，血管阻力增大，血流量减少，从而引起慢性缺血性脑功能障碍。TCD 特征为以下几点。

1. 频谱波形异常

可表现为转折波，波峰融合呈平顶状，波幅降低。亦可呈陡直的高阻力波形。

2. PI 值增高

当血管弹性严重减退和外周阻力极度增加时，PI 值明显增高。

3. 血流速度下降

动脉硬化晚期，血管阻力增大，脑灌注减少，血流速度降低。

4. 对二氧化碳的反应性降低。

(八)颅内压增高

常见的病因有颅内占位性病变、炎性病变、血管性病变，外伤性疾病，全身性疾病等。由于颅内压增高的程度不同，TCD 频谱改变也不同，主要表现为以下几点。

1. 高阻力型频谱，因颅内压增高、血管外周阻力增大，收缩期流速及舒张期流速均降低，以后者明显。S：D>2：1。

2. PI 值明显增高。

3. 平均血流速度降低。

4. 无血流：当颅内压高于动脉压时，收缩期及舒张期血流信号均消失。

(九)脑死亡

快速、准确地判断脑循环停止和脑死亡的全过程，TCD 有肯定价值。

1. 平均流速降低，以舒张期流速降低明显，Vm 为 20cm/s 以下。

2. 呈极高阻力频谱，收缩期为正向，舒张峰为负向，即震荡血流、来去血流。当颅内压进一步增高，收缩期波形呈针尖状，舒张期血流信号消失。

3. PI 值极高或因无舒张期血流而不显示。

4. 无血流信号，频谱图零位线上、下均无血流信号。

第三章　神经外科临床常见症状

第一节　头痛

头痛(headache)一般是指眉以上至枕下部的头颅上半部之疼痛。大多数头痛是由头颅的疼痛感受器受到某种致痛因素(物理性或化学性)刺激,形成异常神经冲动,经痛觉传导通路传递到人脑皮质而产生痛觉。头部的致痛结构:颅外的有头皮、肌肉、帽状腱膜、骨膜、血管及末梢神经,其中以动脉、肌肉、末梢神经最敏感;颅内的有血管(脑底动脉环及其分支脑膜动脉、静脉窦及其引流静脉)、硬脑膜(特别是颅底部)、颅神经(主要是三叉、舌咽、迷走神经)和 $C_{1\sim3}$ 脊神经分支。

一、常见原因

(一)原发性头痛

偏头痛、丛集性头痛、紧张型头痛。

(二)继发性头痛

1.颅腔内疾病

(1)炎症性疾病:脑膜炎、脑炎、脑脓肿、蛛网膜炎。

(2)占位性病变:颅内肿瘤、寄生虫性囊肿及肉芽肿。

(3)脑血管疾病:脑血管意外、高血压脑病、动脉瘤、静脉窦血栓形成。

(4)头颅外伤:脑震荡、脑挫裂伤、硬脑膜外及硬脑膜内出血、脑震荡后综合征。

(5)颅内低压性头痛。

(6)头痛型癫痫、癫痫后头痛。

2.颅腔邻近结构的病变

(1)骨膜炎、骨髓炎。

(2)三叉神经、舌咽神经、枕大神经、枕小神经。

(3)青光眼、屈光及调节障碍,副鼻窦炎、鼻咽癌,中耳炎及内耳炎,齿髓炎。

(4)颈椎病。

(5)颞动脉炎。

3.全身及躯体某些系统疾病

(1)传染病:流行性感冒、伤寒、肺炎、疟疾等。

(2)中毒:一氧化碳、酒精、颠茄、鸦片、铅、汞等。

(3)内脏疾病:尿毒症、糖尿病、痛风、心脏病、肺气肿、高血压、贫血、更年期综合征、甲状腺功能亢进。

4.精神性因素

抑郁症、神经症。

二、诊断

头痛是临床上最常见的一种症状,涉及头痛的疾病很多,其病因及发病机制非常复杂,应详细收集病史资料,并进行必要的检查,加以客观分析,大多数可获明确的诊断。

(一)病史

详细了解头痛发生的诱因和形式、部位、性质及伴随症状,可提供进一步检查的线索,有助于诊断。询问病史时必须注意下列几方面。

1. 头痛的部位

由于病变刺激不同的神经而形成疼痛部位的差异。颅外组织的疼痛一般是局限性的，多在受刺激处或其神经支配的区域。颅内幕上敏感结构所致的疼痛由三叉神经传导，常出现在额、颞、顶区；幕下结构所致的疼痛由舌咽、迷走神经及 $C_{1\sim3}$ 脊神经传导，出现于枕部、上颈部、耳和咽喉部。

2. 头痛的时间

各种原因头痛的发作时间各不相同。突然发生，持续时间极短，多为功能性疾病，神经痛可短至数秒或数十秒，频繁发作；偏头痛常持续数小时或 $1\sim2d$；慢性持续性头痛以器质性病变多见，如头部邻近器官(眼、鼻、耳)的疾病，可持续多日；而持续性进行性头痛，则可见于颅内高压、占位性病变；但神经症的头痛可常年不断，波动性较大，随着情绪或体内外因素而变化；早晨头痛加剧者，主要是颅内压增高所致，但也可见于炎性分泌物蓄积的额窦炎或筛窦炎。丛集性头痛多在每日睡眠中发生。

3. 头痛的性质

一般不同原因的头痛各有特性。如电击样或刀割样的放射性疼痛多为神经痛；搏动性跳痛，常见于血管性头痛，尤以偏头痛为典型；眼耳、鼻疾病所伴发者，大多数是胀痛或钝痛；抑郁症、神经症则是隐隐作痛，时轻时重。

4. 头痛的程度

头痛严重程度不能直接反映病变的严重程度，但可受病变部位、对痛觉敏感结构的侵害情况、个体反应等因素的影响。通常剧烈头痛见于神经痛、偏头痛、脑膜炎、蛛网膜下腔出血等；中等度头痛，主要出现于占位性病变；轻度头痛，可见于神经症及某些邻近器官(耳、眼、鼻)病变。

5. 头痛发生的速度及影响因素

急性突发性头痛，多为脑出血、蛛网膜下腔出血等；亚急性发生的头痛可见于颅内感染；缓慢发生的头痛见于紧张型头痛；而呈进行性加重者，多为颅内占位性病变；反复发作的头痛多为血管性头痛。咳嗽、用力或头部转动，常使颅内压增高而头痛加剧；直立位可使紧张型头痛、低颅压性头痛等加重，而使丛集性头痛减轻；压迫颞、额部动脉或颈总动脉可使血管性头痛减轻。

6. 伴随症状

头痛时伴恶心、呕吐、面色苍白、出汗、心悸等自主神经症状，主要见于偏头痛；头痛伴进行性加剧的恶心、呕吐，常为颅内高压的征兆；体位变化时出现头痛加重或意识障碍，见于脑室内肿瘤、后颅窝或高颈段病变；头痛发作时伴有视力障碍、复视，多为偏头痛；头痛伴眼底视盘水肿或出血，常为颅内高压症或高血压性脑病；头痛伴明显眩晕，多见于后颅窝病变；在头痛早期出现精神症状，如淡漠或欣快，可能为额叶病变。

7. 其他病史

必须注意全身其他系统器官的病史，尚应该了解清楚家族史、用药史、外伤史、手术史、月经及烟酒嗜好等情况。

(二)体征

可以引起头痛的疾病甚多，临床检查比较复杂，通常必须包括下列几方面。

1. 内科检查

许多内脏器官或系统的疾患可发生头痛，除了测量体温、血压、呼吸等一般项目外，应按系统详细检查。如高血压、感染性疾病的发热、中暑、缺氧(如一氧化碳中毒)、慢性肺部疾患的高碳酸血症、严重贫血或红细胞增多症等，均可因脑血流增加而致头痛；而内源性和外源性毒素作用、大量饮酒，则可因脑血管扩张而出现头痛。

2.五官检查

头部邻近器官的疾病也是头痛常见的原因，因此，对头痛患者应仔细检查五官的情况，以便及时查出有关的疾患。如在眼部的视神经炎、儿童的屈光不正、青光眼、眼部表浅炎症（结膜炎、角膜炎、睑板腺炎、泪囊炎等）及眶部组织的炎症；在耳鼻喉方面有鼻炎、鼻旁窦炎咽炎、中耳炎或鼻咽部肿瘤，另外颞颌关节病及严重的牙病也可反射性引起头痛。

3.神经系统检查

颅内许多疾病均可引起头痛，故全面的神经系统检查是非常重要的，必须逐项进行，其中头颈部及颅神经尤应仔细检查。通过对阳性体征的综合分析，大多可推断病变的部位，如颅内占位性病变、急性脑血管病、脑或脑膜的炎症等。

4.精神检查

有不少精神科疾病可伴有头痛。神经症是最常见的，头痛部位多变，疼痛的程度与心境的好坏密切相关；隐匿性抑郁症的情绪症状可被躯体症状所掩盖，常呈一些包括头痛在内的全身不典型的疼痛，有些患者拒绝探讨心理和情绪的问题，仅以头痛为唯一主诉。因此，在排除了器质性病变后还应考虑到某些精神因素，需经过仔细的精神检查才能发现其原因。

（三）辅助检查

为了彻底查明引起头痛的病变原因，必须进行有关的辅助检查。但应根据患者的具体情况和客观条件来选择性地应用。

1.颅脑方面

为排除或明确颅内病变，通常根据病情和医疗单位的条件来选择相应的检查，如颅X线摄片（包括颅底、内听道）、脑电图、经颅多普勒超声检查、脑血管造影、放射性核素脑扫描、CT或磁共振成像检查等。必须指出脑脊液检查，对确定颅内炎症和出血（特别是蛛网膜下腔出血）有重要价值，但若怀疑肿瘤等占位性病变，特别是后颅窝的占位性病变，务必谨慎从事，防止导致脑疝的危险。

2.内科方面

依据临床表现及体格检查所提供的线索，根据需要选择必要的检查，如血常规、尿常规、血糖、红细胞沉降率（血沉）、尿素氮、肝功能、血气分析、心电图及内分泌功能等检查。

3.五官方面

主要是眼、耳、鼻、喉及口腔等专科检查，以检查出可能引起头痛的有关疾病。

三、鉴别诊断

头痛病因众多，多以病因结合发病机制来分类，诊断时首要根据临床特点来决定的。

（一）原发性头痛

1.偏头痛

青年女性多见，多有家族史，特征为突然发作性头部剧烈疼痛，可自行或药物缓解，间歇期无症状，易复发。

（1）有先兆的偏头痛：临床较少见，多有家族史，常在青春期发病，呈周期性发作，发作过程分4期：①先兆期。在头痛发作前10～20min出现视觉先兆，如闪光、暗点、黑蒙，少数可出现烦躁、眩晕、言语含糊、口唇或手指麻木等。②头痛前期。颅外动脉扩张引起的搏动性头痛，多位于一侧的前头部，也可为双侧或两侧交替。③头痛极期。头痛剧烈，范围可扩散，伴面色苍白、恶心、呕吐、畏光，症状持续数小时或1～2d，数日不缓解者，称偏头痛持续状态。④头痛后期。头痛逐渐减轻，多转为疲劳感、嗜睡，有时见兴奋、欣快，1～2d后消失。

（2）无先兆的偏头痛：临床最多见，先兆症状不明显，头痛程度较有先兆的偏头痛轻，持续时间较长，可持续数日。

(3)特殊类型偏头痛：临床上很少见。①基底动脉型偏头痛。常见于青年女性，与经期有密切关系，先兆症状累及脑干、小脑和枕叶，类似基底动脉缺血的表现，如视力障碍、眩晕、耳鸣、共济失调、构音障碍等，数分钟至半小时后出现枕部搏动性头痛，伴恶心、呕吐，甚至出现短暂意识障碍。②眼肌瘫痪型偏头痛。头痛以眼眶和球后部为主，头痛减轻后出现同侧眼肌瘫痪，常表现为动眼神经麻痹，数小时至数周内恢复。③偏瘫型偏头痛。头痛发作的同时或过后出现同侧或对侧肢体不同程度的瘫痪，并可持续一段时间，脑电图可见瘫痪对侧半球出现慢波。

2.丛集性头痛

丛集性头痛以青壮年男性多见，多无家族史。特征为无先兆的突然一侧头痛，起于眶周或球后，向同侧颅顶、颜面部扩散，伴同侧结膜充血、流泪、鼻塞、面红。多在夜间睡眠中突然发生，每次持续数十分钟至数小时；每天一至数次，并规律地在相同的部位和每天相同的时间出现，饮酒、精神紧张或服用血管扩张剂可诱发，丛集期持续3～6周。间隔数月或数年后再发。

3.紧张型头痛

紧张型头痛是慢性头痛中最常见的一种。主要是由于精神紧张或因特殊头位引起的头颈部肌肉的持久性收缩所致。可发生于枕部、双颞部额顶部或全头部，有时还可扩散至颈、肩及背部，呈压迫、沉重、紧束样钝痛，颈前后屈伸可诱发，局部肌肉可有压痛和僵硬感。头痛虽然可影响日常生活，但很少因头痛而卧床不起。通常持续数日至数月，常伴紧张、焦虑、烦躁及失眠，很少有恶心、呕吐。

(二)继发性头痛

1.颅内压变动性头痛

由于颅内压改变，牵引颅内疼痛敏感结构(主要是血管)引起头痛。颅内高压性头痛大多为全头痛，在晨间和疲劳后加剧，咳嗽、喷嚏、低头、屏气用力时，促使头痛加重，幕上占位性病变常以额颞部头痛为多，幕下占位性病变以后枕部头痛为著。颅内低压性头痛常见于腰穿后，偶见于脱水、禁食、腹泻后，部分患者原因不明，为额部或枕部持续性胀痛、钝痛，直立时加剧，平卧后减轻或消失，卧床和补盐可使症状消失。

2.颅脑损伤性头痛

颅脑损伤性头痛多为受伤部位的头皮、脑膜神经受损或压迫所致，如颅骨骨折继发性蛛网膜下腔出血、硬膜下血肿等。

3.感染引起的头痛

中枢神经系统或全身性感染性疾病均可出现头痛，多为枕部痛，后转为全头痛，性质为钝痛或搏动性，活动后加剧，下午和夜间较重，体温、血象和病原学检查常可提供感染的证据。脑膜炎的头痛可因直立或屈颈而加剧，卧位时减轻，随炎症消退而缓解。

4.头部邻近器官组织病变的头痛

头部附近的器官病变也可引起头痛，常有扩散性疼痛，如眼部病变多在眶及额部疼痛，鼻、鼻窦及咽部所致多为额部或额颞部疼痛，严重牙痛也扩散至同侧额颞部。

5.全身性疾病的头痛

发热、中毒、缺氧、高血压、高碳酸血症均可通过增加脑血流，甚至扩张脑血管而引起头痛，同时具有全身各系统功能障碍的征象。常为持续性全头部搏动性疼痛，早晨较重，低头或屏气用力时加剧。

6.脑血管病变导致的头痛

脑血管病变导致的头痛见于脑出血、颅内动脉瘤、脑动脉炎、脑动脉硬化、脑血管畸形，可伴有相应的定位体征。颞动脉炎常呈持续性和搏动性颞部疼痛，平卧位时加剧，常有视力损害，颞动脉明显扩张、隆起、压痛。

7. 精神性头痛

神经症、抑郁症等，经常出现头痛，部位不定，性质多样，呈钝痛、胀痛，易受环境和情绪的影响，持续数周甚至数年，常伴记忆力、注意力及睡眠等精神方面的症状。

四、辨证论治

(一)风寒头痛

主证：头痛时作，痛连项背，恶风畏寒，遇风尤剧、常喜裹头，口不渴、苔薄白、脉浮。

治则：疏风散寒。

方药：川芎茶调散-川芎、荆芥、薄荷、羌活、细辛、白芷、防风、甘草。兼有寒邪侵犯厥阴，用吴茱萸汤去人参、大枣，加姜半夏、藁本、川芎等。

(二)风热头痛

主证：头痛面胀。甚则头痛如裂，发热恶风，面红目赤，口渴欲饮，便秘溲黄，舌质红苔黄，脉数。

治则：疏风清热。

方药：芎芷石膏汤-川芎、白芷、石膏、菊花、藁本、羌活。兼有热盛者加黄芩、薄荷、山栀；热盛伤津加知母、石斛、天花粉；大便秘结，口鼻生疮合用黄连上清丸加大黄、芒硝。

(三)风湿头痛

主证：头痛如裹，肢体困重，纳呆胸闷，小溲不利，大便或溏，苔白腻，脉濡。

治则：祛风胜湿。

方药：羌活胜湿汤-羌活、独活川芎、蔓荆子、防风、甘草。若湿重纳呆，胸闷便溏者加苍术、厚朴、枳壳、陈皮。若恶心呕吐加半夏、生姜。头痛发于夏季，暑湿内侵，身热汗出，口渴胸闷者可用黄连香薷饮去扁豆加藿香、佩兰、蔓荆子、荷叶、竹茹、知母等。

(四)肝阳头痛

主证：头痛而眩，心烦易怒，夜眠不宁或兼胁痛，面红目赤，口苦舌红，苔薄黄，脉弦有力。

治则：平肝潜阳。

方药：天麻钩藤饮-天麻、钩藤、石决明、川牛膝、桑寄生、杜仲、山栀、黄芩、益母草、朱茯神、夜交藤。若肝肾阴虚加生地、何首乌、女贞子、枸杞子、旱莲草、石斛。肝火偏旺加龙胆草、山栀、夏枯草。

(五)肾虚头痛

主证：头痛且空，眩晕，腰痛酸软，神疲乏力，遗精带下，耳鸣，舌红少苔，脉细无力。

治则：养阴补肾。

方药：大补元煎-人参、炒山药、熟地、龟板、猪脊髓；兼有外感寒邪可用麻黄附子细辛汤。

(六)血虚头痛

主证：头痛头晕，心悸不宁，神疲乏力，面色苍白，舌淡苔薄白，脉细弱。

治则：滋阴养血。

方药：加味四物汤-当归、白芍、川芎、蔓荆子、菊花、黄芩、甘草。气虚明显者加黄芪、白术。肝血不足、肝阳上亢加钩藤、石决明、牡蛎、女贞子。

(七)痰浊头痛

主证：头痛昏蒙，胸脘满闷，呕吐痰涎，舌苔白腻，脉滑或弦滑。

治则：化痰降逆。

方药：半夏白术天麻汤-半夏、白术、天麻、陈皮、茯苓、甘草、生姜、大枣。痰湿久郁化热去白术加黄芩、竹茹、枳实。

（八）淤血头痛

主证：头痛经久不愈，痛处固定不移，痛如椎刺，或有头部外伤史，舌质紫，脉细或细涩。

治则：活血化瘀。

方药：通窍活血汤-赤芍药、川芎、桃仁、麝香、老葱、鲜姜、大枣、酒。兼有寒邪加细辛、桂枝，以温经通络散寒。

五、其他疗法

1. 夏枯草 30g，水煎服，或用菊花 6～10g，决明子 10g，开水冲泡，每日代茶常饮，适用于肝阳上亢之头痛。

2. 川芎、蔓荆子各 10g，水煎服，适用风邪上犯的头痛。

3. 制川草乌各 10g，白芷、僵蚕各 6g，生甘草 9g，研细末，分成 6 包，每日 1 包，分 3 次用绿茶送服，适用于顽固性风寒头痛。

4. 全蝎、地龙、甘草各等分，研末，每服 3g，一日 3 次，适用于顽固性头痛。

5. 白凤仙一株捣烂，火酒浸，露七夕，去渣、饮酒，治寒湿性头痛。

6. 山羊角 15～30g(锉成细末，先煎)，白菊花 12g，川芎 6g，水煎服，治偏头痛。

7. 白附子 3g，葱白 15g，白附子研细末，与葱白捣成泥状，取如黄豆大一粒，堆成小圆形纸上，贴在痛侧太阳穴处，约 1h 左右取下，治偏正头痛。

8. 蓖麻同乳香、食盐捣，贴在太阳穴上治气郁头痛。

9. 鹅不食草 30g，白芷 15g，冰片 1.5g，共研细末备用，发作时用棉球蘸药粉少许塞鼻孔，适应于偏头痛。

10. 针灸

近取印堂、攒竹；远取合谷、内庭用治前额痛；近取太阳、悬颅，远取外关、足临泣治侧头痛；近取天柱，远取后溪、申脉治后头痛；近取百会，远取太冲、内关、涌泉，治头顶痛；取风池、百会、太冲治肝阳头痛；取百会、气海、肝俞、脾俞、肾俞、合谷、足三里治气血不足之头痛。

11. 穴位注射法

(1)取穴：风池或压痛点。

(2)方法：采用普鲁卡因和咖啡因混合液(25%普鲁卡因 3.5mL，咖啡因 0.5mL)注入风池，每穴 0.5～1mL，或在压痛点内注入 0.1mL。

(3)疗程：隔 3～5 日 1 次，5 次为 1 个疗程。本法适用顽固性头痛。

12. 耳针法

(1)取穴：枕、额、颞、皮质下、脑、神门。

(2)方法：每次取 2～3 穴，留针 20～30min，间隔 5min 行针一次，或埋针 3～7d。顽固性头痛可在耳背静脉放血。

(3)疗程：毫针隔 1～2d/次，埋针 3～7d/次。5～7 次为 1 个疗程。

六、预防调护

1. 平时生活应有规律，起居有常，参加体育锻炼，增强体质，避免精神刺激，保护情志舒畅。

2. 饮食有节，宜食清淡，以免过食肥甘，损伤脾胃，聚湿生痰。痰浊中阻，清阳不展，肝阳上亢者，禁食公鸡、猪头肉、螃蟹、虾等以免动风，使病情加重。

3. 头痛剧烈者，宜卧床休息，环境要清静，光线不要过强。

第二节　眩晕

眩晕是临床常见症状，多为自身或周围物体沿一定方向与平面旋转，或为摇晃浮沉感，属运动性或位置性幻觉，是一种人体空间定位平衡障碍。患者自觉自身或外界物体呈旋转感或升降、直线运动、倾斜、头重脚轻感，有时主诉头晕常缺乏自身或外界物体的旋转感，仅表现为步态不稳、头重脚轻感。正常情况下，机体在空间的平衡由视觉、本体感觉及前庭迷路感觉的相互协调与配合来实现，视觉认识并判断周围物体的方位及其与自身的关系，深感觉了解自身的姿势、位置、运动的范围及幅度，前庭系统辨别肢体运动的方向及所处的位置，并经相关大脑皮质及皮质下结构的整合不断调整偏差平衡人体的空间定位。

一、发生机制

人体平衡与定向功能依赖于视觉、本体觉及前庭系统，以前庭系统对躯体平衡的维持最为重要。前庭系统包括内耳迷路末梢感受器(半规管中的壶腹嵴、椭圆囊和球囊中的位觉斑)、前庭神经、脑干中的前庭诸核、小脑蚓部、内侧纵束及前庭皮质代表区(颞叶)。前庭神经起源于内耳的前庭神经节的双极细胞，其周围突分布于3个半规管的壶腹嵴、椭圆囊斑和球囊斑，中枢突组成前庭神经，与耳蜗神经一起经内听道至脑桥尾部终止于4个前庭核。一小部分纤维直接进入小脑，止于顶核及绒球小结，前庭核通过前庭小脑束与小脑联系；前庭核又发出纤维形成前庭脊髓束参与内侧纵束，与眼球运动神经核、副神经核、网状结构及脊髓前角等联系。

前庭受到刺激时可产生眩晕、眼球震颤和平衡失调等症状。前庭系统中神经递质，如乙酰胆碱、谷氨酸、去甲肾上腺素和组胺等参与了眩晕的发生与缓解。正常时，前庭感觉器在连续高强频率兴奋时释放神经动作电位，并传递至脑干前庭核。单侧的前庭病变迅速干扰了一侧紧张性电位发放率，引起左右两侧前庭向脑干的动作电位传递不平衡，导致眩晕。

眩晕的临床表现、症状的轻重及持续时间的长短与起病的快慢、单侧或双侧前庭损害、是否具备良好的前庭代偿功能等因素有关。起病急骤，自身的前庭代偿功能来不及建立，患者眩晕重，视物旋转感明显，稍后因自身调节性的前庭功能代偿，眩晕逐渐消失，故前庭周围性眩晕大多呈短暂性发作；双侧前庭功能同时损害，如耳毒性药物所致前庭病变，两侧前庭动作电位的释放在低于正常水平下基本维持平衡，通常不产生眩晕，仅表现为躯干平衡不稳和摆动幻觉，但因前庭不能自身调节代偿，症状持续较久，恢复慢。前庭核与眼球运动神经核之间有密切联系，前庭感受器受到病理性刺激时常出现眼震。

前庭各核通过内侧纵束、前庭脊髓束及前庭-小脑-红核-脊髓等通路，与脊髓前角细胞相连接。因此，前庭损害时可出现躯体向一侧倾倒及肢体错误定位等体征；前庭核还与脑干网状结构中的血管运动中枢、迷走神经核等连接，损害时伴有恶心、呕吐、苍白、出汗，甚至有血压呼吸、脉搏等改变。

前庭核对血供和氧供非常敏感，内听动脉供应前庭及耳蜗的血液。该动脉有两个分支：大的耳蜗支供应耳蜗和前庭迷路的下半部分，小的前庭动脉支供应前庭迷路上半部包括水平半规管和椭圆囊，两支血管在下前庭迷路水平有吻合，但在前庭迷路的上半部则无吻合。由于前庭前动脉的血管径较小，又缺乏侧支循环，前庭迷路上半部分选择性地对缺血更敏感，故颅内血管即使是微小的改变(如狭窄或闭塞)后血压下降，均影响前庭系统的功能而出现眩晕。

二、病因

根据病变部位及眩晕的性质，眩晕可分为前庭系统性眩晕及非前庭系统性眩晕。

38

（一）前庭系统性眩晕

由前庭系统病变引起。

1.周围性眩晕

周围性眩晕见于梅尼埃病、前庭神经元炎、中耳炎、迷路炎、位置性眩晕等。可有：

（1）眩晕：突然出现，左右上下播晃感，持续时间短（数分钟、数小时、数天），头位或体位改变症状加重，闭目症状不能缓解。

（2）眼球震颤：是指眼球不自主有节律地反复运动，可分急跳型和摇摆型两型。急跳型是眼球先缓慢向一个方向运动至眼窝极限，即慢相；随后出现纠正这种偏移的快动作，即快相。因快相较慢相易识别，临床上以快相方向为眼震方向。周围性眩晕时眼震与眩晕同时并存，为水平性或水平加旋转性眼震，绝无垂直性，眼震幅度细小，眼震快相向健侧或慢相向病灶侧。向健侧注视眼震加重。

（3）平衡障碍：站立不稳，上下左右摇晃、旋转感。

（4）自主神经症状：伴严重恶心、呕吐、出汗和脸色苍白等。

（5）伴明显耳鸣、听力下降、耳聋等症状。

2.中枢性眩晕

因前庭神经颅内段、前庭神经核、核上纤维、内侧纵束及皮质和小脑的前庭代表区病变所致，多见于椎基底动脉供血不足、小脑、脑干及第四脑室肿瘤、颅高压，听神经瘤和癫痫等。表现为：

（1）持续时间长（数周、数月甚或数年），程度较周围性眩晕轻，常为旋转或向一侧运动感，闭目后症状减轻，与头位或体位变化无关。

（2）眼球震颤。粗大，持续存在，与眩晕程度不一致，眼震快相向健侧（小脑病变例外）。

（3）平衡障碍。站立不稳，摇晃、运动感。

（4）自主神经症状。不明显，可伴有恶心、呕吐。

（5）无耳鸣，听力减退、耳聋等症状，但有神经系统体征。

（二）非前庭系统性眩晕

非前庭系统性眩晕由前庭系统以外的全身系统疾病引起，可产生头晕眼花或站立不稳，无眩晕、眼震，不伴恶心、呕吐。常由眼部疾病、贫血、血液病、心功能不全、感染、中毒及神经功能失调。

视觉病变（屈光不正、眼肌麻痹等）出现假性眼震，即眼球水平来回摆动、节律不整、持续时间长。很少伴恶心、呕吐。深感觉障碍引起的是姿势感觉性眩晕，有深感觉障碍及闭目难立征阳性。

三、诊断

（一）询问病史

仔细询问病史，了解眩晕发作的特点、眩晕的程度及持续的时间、发作时伴随的症状、有无诱发因素、有无耳毒性药物及中耳感染等相关病史，应鉴别真性或假性眩晕及周围性或中枢性眩晕（见表3-1）等。

表3-1　周围性眩晕与中枢性眩晕的鉴别要点

	周围性眩晕	中枢性眩晕
起病	多较快，可突然发作	较缓慢，逐渐加重
性质	真性眩晕，有明显的运动错觉（中毒及双侧神经则以平衡失调为主）	可呈头晕，平衡失调，阵发性步态不稳
持续时间	多较短（中毒及炎症除外）数秒（位置性眩晕）至数小时（梅尼埃病一般20min至数小时）	多持续较长（轻度椎：基底动脉供血不足也可呈短暂眩晕）

	周围性眩晕	中枢性眩晕
清退	逐渐减轻，消退	多持续不退，逐渐加重
间歇(缓解期)	梅尼埃病有间歇期，间歇期无眩晕或头晕，中毒及炎症无间歇期	无间歇期，但可持续轻晕，阵发性加重或突然步态重斜
听力症状	可伴耳鸣、耳堵及听力下降，梅尼埃病早期呈波动性听力下降	桥小脑角占位病变可有耳鸣及听力逐渐下降，以高频为重也可量听力突降，其他中枢性眩晕也可无听力症状
自主神经性症状	眩晕严重时伴冷汗、苍白、唾液增多、恶心、呕吐、大便次数增多(迷走神经症状及体征)	可无自主神经性症状
自发性眼震	在眩晕高潮时出现，水平型或旋转型，有快慢相之分，方向固定，持续时间不长	如伴眼震。可持续较长时间，可出现各种类型眼震，如垂直型、翘板型等，可无快慢相之分，方向不固定，可出现凝视性眼震
眼震电图	无过冲或欠冲现象。固视抑制正常，视动性眼球震颤(OKN)正常，诱发展震方向及类型有规律可循，可出现前庭重振现象	可出现过冲或欠冲现象，固视抑制失败，OKN可不正常，可出现错型或错向眼震，可出现凝视性眼震
其他中枢神经系统	无其他中枢神经系统症状和体征，无意识丧失	可同时伴有展神经、三叉神经、面神经症状与体征，可伴意识丧失
周围其他情况	梅尼埃病患者血压可偏低，脉压小	可有高血压、心血管疾病、贫血等

(二)体格检查

对神经系统作详细检查尤其应注意有无眼震，眼震的方向、性质和持续时间，是自发性或诱发性。伴有眼震多考虑前庭、迷路和小脑部位的病变：检查眼底有无视神经盘水肿，有无听力减退和共济失调等。注意血压、心脏等情况。

(三)辅助检查

疑有听神经瘤应作内听道摄片，颈性眩晕摄颈椎片，颅内占位性病变、脑血管病变选择性行头颅CT或MRI扫描，任何不能用周围前庭病变解释的位置性眩晕和眼震均应考虑中枢性病变，应行颅后窝MRI检查，还应作前庭功能、脑干听觉诱发电位检查及贫血低血糖内分泌紊乱等相关检验。

四、治疗

眩晕是一大综合征，包括许多疾病，但患者一般发病较急，需要立即果断处理，以减轻症状。

(一)临时一般处理

1. 应立刻卧床，给予止晕、止吐。常用药物东莨菪碱0.3mg或山莨菪碱10mg肌内注射。地西泮可减轻患者眩晕、紧张焦虑。口服地芬尼多(眩晕停)或茶苯海明等抗组胺药，控制眩晕。

2. 输液、纠正水电解质失衡。

3. 脱水

适用于颅内压增高、梅尼埃病、内分泌障碍而致水潴留等引起的眩晕，如20%甘露醇静滴，呋塞米20mg静注或口服。

4. 血管扩张药

用于脑血管供血不足引起的眩晕，如盐酸培他定500mL静滴、5%碳酸氢钠250mL静滴。对锁骨下盗血综合征，禁用血管扩张药和降压药，以免"盗血"加重。

5.肾上腺皮质激素

适用于梅尼埃病，颅内压增高、脱髓鞘疾病等。

（二）病因治疗

积极寻找原发病，如为中耳炎引起，可抗感染或耳科手术治疗；由颅内占位引起，应尽快手术，解除压迫；颈椎病引起者，经对症处理效果不好，可考虑颈椎牵引或手术。

（三）辨证论治

1.肝阳上亢

治法：平肝潜阳，滋养肝肾。

方剂：天麻钩藤汤。

加减：肝火过旺加龙胆草、丹皮；手足麻木，甚则震颤，有肝动化风之势，加龙骨、牡蛎镇肝息风；发生突然昏倒、不省人事，半身不遂、语言不利等，改用羚羊钩藤汤加全蝎、地龙、蜈蚣、僵蚕等虫类搜风药。

2.气血亏虚

治法：补养气血，健运脾胃。

方剂：归脾汤。

加减：食少便溏，加砂仁、炒麦芽；伴心悸不宁，失眠者，加酸枣仁、生龙牡；气血亏虚日久则使中气不足，清阳不升，表现为眩晕兼见气短乏力，纳差神疲，便溏下坠，脉象无力，治宜补中益气，方用补中益气汤。

3.肾精不足

治法：补肾填精，偏阴虚者兼滋阴，偏阳虚者兼温阳。

方剂：偏阴虚者用左归丸加减，偏阳虚者用右归丸加减。

加减：五心烦热，舌红，脉细数，加知母、黄柏、地骨皮；眩晕心悸，心烦不寐，腰酸足软，耳鸣健忘，遗精口干，五心烦热，舌红少苔，脉细而数，治宜滋阴降火，清心安神，方用六味地黄丸合黄连阿胶汤；眩晕身肿，腰以下肿甚，按之凹陷不起，心悸气短，腰部酸重，尿量减少，四肢厥冷，怯寒神疲，舌质淡胖，苔白，脉沉细，治宜温肾助阳，化气行水，方用济生肾气丸合真武汤。

4.痰浊中阻

治法：燥湿祛痰，健脾和胃。

方剂：半夏白术天麻汤。

加减：呕吐频作，加旋覆花、代赭石、竹茹；眩晕心悸，时发时止，失眠多梦，口干口苦，大便秘结，小便短赤，舌红苔黄腻，脉弦滑，治宜清安神，方用黄连温胆汤。

第三节　昏迷

一、诊断思路

昏迷是脑功能衰竭的突出表现，是各种病因引起的觉醒状态与意识内容及身体运动均完全丧失的一种极严重的意识障碍，对剧烈的疼痛刺激也不能觉醒。

意识是自己处于觉醒状态，并能认识自己与周围环境。人的意识活动包括"觉醒状态"与"意识内容"两个不同但又相互有关的组成部分。前者是指人脑的一种生理过程，即与睡眠呈周期性交替的清醒状态，属皮质下激活系统的功能；后者是指人的直觉思维、情绪、记忆、意志活动等心理过程（精神活动），还有通过言语、听觉、视觉、技巧性运动及复杂反应与外界环境保持联系的机敏力，属大脑皮质的功能。意识正常状态即意识清醒，表现为对自身与周围环境有正确理解，对内外环境的刺激有正确反应，对问话的注意力、理解程度及定向力和计算力都是正常的。意识障碍就是意识由清醒状态向着昏迷转化，是指觉醒水平、知觉、注意、定向、思维、判断、理解、记忆等许多心理活动一时性或持续性的障碍。尽管痴呆、冷漠、遗忘、失语等，都是意识内容减退的表现，但只要在其他行为功能还能做出充分和适当的反应，就应该认为意识还是存在的。

按照生理与心理学基础可将意识障碍分为觉醒障碍和意识内容障碍两大类。根据检查时刺激的强度和患者的反应，可将觉醒障碍区分为以下5级：

1. 嗜睡

主要表现为病理性睡眠过深，患者意识存在，对刺激有反应，瞳孔、角膜春咽反射存在，唤醒后可作正确回答，但随即入睡，合作欠佳。

2. 昏睡或朦胧

这是一种比嗜睡深而又较昏迷稍浅的意识障碍。昏睡时觉醒水平、意识内容及随意运动均减至最低程度。患者不能自动醒转，在持续强烈刺激下能睁眼、呻吟、躲避，意识未完全丧失，对刺激反应时间持续很短，浅反射存在，可回答简单问题，但常不正确。

3. 浅昏迷

仅对剧痛刺激(如压迫眶上神经)稍有防御性反应，呼之偶应，但不能回答问题，深浅反射存在(如吞咽、咳嗽、角膜和瞳孔光反射)。呼吸、血压、脉搏一般无明显改变。

4. 中度昏迷

对强烈刺激可有反应，浅反射消失，深反射减退或亢进，瞳孔光反射迟钝，眼球无转动，呼吸、血压、脉搏已有明显改变，常有尿失禁。

5. 深昏迷

对一切刺激均无反应，瞳孔光反射迟钝或消失，四肢张力消失或极度增高，并有尿潴留，呼吸不规则，血压下降。

意识内容障碍常见于以下3种：

(1)意识混浊。包括觉醒与认识两方面的障碍，为早期觉醒功能低下，并有认识障碍、心烦意乱、思考力下降、记忆力减退等。表现为注意力涣散，感觉迟钝，对刺激的反应不及时，不确切，定向不全。

(2)精神错乱。患者对周围环境的接触程度障碍，认识自己的能力减退，思维、记忆、理解与判断力均减退，言语不连贯并错乱，定向力亦减退。常有胡言乱语、兴奋躁动。

(3)谵妄状态。表现为意识内容清晰度降低，伴有睡眠-觉醒周期紊乱和精神运动性行为。除了上述精神错乱以外，尚有明显的幻觉、错觉和妄想。

幻觉以视幻觉最为常见，其次为听幻觉。幻觉的内容极为鲜明、生动和逼真，常具有恐怖性质。因而，患者表情恐惧，发生躲避、逃跑或攻击行为。患者言语可以增多，不连贯，或不易理解，有时则大喊大叫。谵妄或精神错乱状态多在晚间加重，也可具有波动性，发作时意识障碍明显，间歇期可完全清楚，但通常随病情变化而变化，持续时间可数小时、数日甚至数周不等。

(一)病史和检查

任何原因所致的弥漫性大脑皮质和(或)脑干网状结构的损害或功能抑制均可造成意识障碍和昏迷。因此，对昏迷的诊断需要详询病史、细致而全面的体检及必要的辅助检查。病史应着重了解：

1. 发生昏迷的时间、诱因、起病缓急、方式及其演变过程。如突然发生、进行性加剧、持续性昏迷者，常见于急性出血性脑血管病，急性感染中毒、严重颅脑损伤等；缓慢起病、逐渐加重多为颅内占位性病变、代谢性脑病等。

2. 昏迷的伴随症状及相互间的关系。如首先症状为剧烈头痛者要考虑蛛网膜下腔出血、脑出血、脑膜炎；高热、抽搐起病者结合季节考虑乙型脑炎、流行性脑脊髓膜炎；以精神症状开始应考虑脑炎、额叶肿瘤等；老年患者以眩晕起病要考虑小脑出血或椎-基底动脉系的缺血。

3.昏迷发生前有无服用药物、毒物或外伤史，既往有无类似发作，如有则应了解此次与既往发作的异同。

4.既往有无癫痫、精神疾患、长期头痛、视力障碍、肢体运动受限、高血压和严重的肝、肾、肺、心脏疾患及内分泌代谢疾病等。

体格检查时，应特别注意发现特异性的体征，如呼吸气味(肝臭、尿臭、烂苹果、酒精、大蒜等)、头面部伤痕、皮肤瘀斑、出血点蜘蛛痣、黄疸、五官流血、颈部抵抗、心脏杂音、心律失常、肺部哮鸣音、水泡音、肝脾肿大、腹水征等，及生命体征的变化。全面的神经系统检查应偏重于神经定位体征和脑干功能的观察：

(1)神经定位体征。肢体瘫痪如为单肢瘫或偏瘫则为大脑半球病变；如为一侧脑神经麻痹(如面瘫)伴对侧偏瘫即交叉性瘫则为脑干病变。双眼球向上或向下凝视，为中脑病变；眼球一上一下，多为小脑病变；双眼球向偏瘫侧凝视，为脑干病变，向偏瘫对侧凝视，为大脑病变；双眼球浮动提示脑干功能尚存，而呈钟摆样活动，提示脑干已有病变(如脑桥出血)，双眼球固定则示脑干功能广泛受累；水平性或旋转性眼球震颤见于小脑或脑干病变，而垂直性眼球震颤见于脑干病变。

(2)脑干功能观察。主要观察某些重要的脑干反射及呼吸障碍类型，以判断昏迷的程度，也有助于病因诊断。双侧瞳孔散大，光反射消失，提示已累及中脑，也见于严重缺氧及颠茄、阿托品、氧化物中毒；一侧瞳孔散大，光反射消失，提示同侧中脑病变或颞叶钩回疝；双侧瞳孔缩小见于安眠药、有机磷、吗啡等中毒及尿毒症，也见于脑桥、脑室出血。垂直性头眼反射(头后仰时两眼球向下移动，头前屈时两眼球向上移动)消失提示已累及中脑；睫毛反射、角膜反射、水平性头眼反射(眼球偏向头转动方向的对侧)消失，提示已累及脑桥。吞咽反射、咳嗽反射消失，提示已累及延髓。呼吸障碍如潮式呼吸提示累及大脑深部及脑干上部，也见于严重心力衰竭；过度呼吸提示已累及脑桥，也见于代谢性酸中毒、低氧血症和呼吸性碱中毒；叹息样抑制性呼吸提示已累及延髓，也见于大剂量安眠药中毒。

(3)其他重要体征包括眼底检查、脑膜刺激征等。实验室检查与特殊检查应根据需要选择进行，但除三大常规外，对于昏迷患者，血液电解质、尿素氮、二氧化碳结合力(CO_2CP)、血糖等应列为常规检查；对病情不允许者必须先就地抢救，视病情许可后再进行检查。脑电图、头CT和MRI，及脑脊液检查对昏迷的病因鉴别有重要意义。

(二)判断是否为昏迷

临床上可见到特殊类型的意识障碍，呈现意识内容活动丧失而觉醒能力尚存。患者表现为双目睁开，眼睑开闭自如，眼球无目的地活动，似乎给人一种意识清醒的感觉；但其知觉、思维、情感、记忆、意识及语言等活动均完全丧失，对自身及外界环境不能理解，对外界刺激毫无反应，不能说话，不能执行各种动作命令，肢体无自主运动，称睁眼昏迷或醒状昏迷。常见于以下3种情况。

1.去大脑皮质状态

去大脑皮质状态是由于大脑双侧皮质发生弥漫性的严重损害所致。特点是皮质与脑干的功能出现分离现象：大脑皮质功能丧失，对外界刺激无任何意识反应，不言不语；而脑干各部分的功能正常，患者眼睑开闭自如，常睁眼凝视(即醒状昏迷)，痛觉灵敏(对疼痛刺激有痛苦表情及逃避反应)，角膜与瞳孔对光反射均正常。四肢肌张力增高，双上肢常屈曲，双下肢伸直(去皮质强直)，大小便失禁，还可出现吸吮反射及强握反射，甚至伴有手足徐动、震颤、舞蹈样运动等不随意运动，双侧病理征阳性。

2.无动性缄默

无动性缄默或称运动不能性缄默，以不语、肢体无自发运动，但却有眼球运动为特征的一种特殊类型意识障碍。可由于丘脑下部-前额叶的多巴胺通路受损，使双侧前额叶得不到多巴胺神经元的兴奋冲动而引起。但临床上以间脑中央部或中脑的不完全损害，使正常的大脑皮质得不到足够的脑干上行网状激活系统兴奋冲动所致者更为常见。有人把前者原因所致者称无动性缄默Ⅰ型，后者称无动性缄默Ⅱ型。主要表现为缄默不语或偶有单语小声稚答语，安静卧床，四肢运动不能，无表情活动，但有时对疼痛性刺激有躲避反应，也有睁眼若视、吞咽等反射活动，有觉醒睡眠周期存在或过度睡眠现象。

3.持续性植物状态

严重颅脑损伤后患者长期缺乏高级精神活动的状态，能维持基本生命功能，但无任何意识心理活动。神经精神疾病所致有几种貌似昏迷状态：

(1)精神抑制状态。常见于强烈精神刺激后或癔病性昏睡发作，患者表现出僵卧不语，对刺激常无反应，双眼紧闭，扒开眼睑时有明显抵抗感，并见眼球向上翻动，放开后双眼迅速紧闭，瞳孔大小正常，光反射灵敏，眼脑反射和眼前庭反射正常，无病理反射，脑电图呈现觉醒反应，经适当治疗可迅速复常。癔病性昏睡，多数尚有呼吸急促，也有屏气变慢，检查四肢肌张力增高，对被动活动多有抵抗，有时四肢伸直、屈曲或挣扎、乱动。常呈阵发性，多属一过性病程，在暗示治疗后可迅速恢复。

(2)闭锁综合征。是由于脑桥腹侧的双侧皮质脊髓束和支配第Ⅴ对脑神经以下的皮质延髓束受损所致。患者除尚有部分眼球运动外，呈现四肢瘫，不能说话和吞咽，表情缺乏，就像全身被闭锁，但可理解语言和动作，能以睁眼、闭眼或眼垂直运动示意，说明意识清醒，脑电图多正常。多见于脑桥腹侧的局限性小梗死或出血，亦可见于颅脑损伤、脱髓鞘疾病、肿瘤及炎症，少数为急性感染后多发性神经变性、多发性硬化等。

(3)木僵。常见于精神分裂症，也可见于癔病和反应性精神病。患者不动、不语、不食，对强烈刺激也无反应，貌似昏迷或无动性缄默，实际上能感知周围事物，并无意识障碍，多伴有蜡样弯曲和违拗症等，部分患者有发绀、流涎，体温过低和尿潴留等自主神经功能失调，脑干反射正常。

(4)发作性睡病。是一种睡眠障碍性疾病。其特点是患者在正常人不易入睡场合下，如行走、骑自行车、工作、进食、驾车等时均能出现难以控制的睡眠，其性质与生理性睡眠无异，持续数分钟至数小时，但可随时唤醒。

(5)昏厥。仅为短暂性意识丧失，一般数秒至1min即可完全恢复；而昏迷的持续时间更长，一般为数分钟至若干小时以上，且通常无先兆，恢复也慢。

(6)失语。完全性失语的患者，尤其是伴有四肢瘫痪时，对外界的刺激均失去反应能力，如同时伴有嗜睡，更易误诊为昏迷。但失语患者对给予声光及疼痛刺激时，能睁眼，能以表情来示意其仍可理解和领悟，表明其意识内容存在，或可有喃喃发声，欲语不能。

(三)昏迷程度的评定

目前国内外临床多根据格拉斯哥昏迷评分(Glasgow coma scale，GCS)进行昏迷计分(见表3-2)。

表3-2　GCS昏迷评分标准

项目	分值	项目	分值	项目	分值
自动睁眼	4	正确回答	5	按吩咐动作	6
呼唤睁眼	3	错误回答	4	刺痛能定位	5
刺痛睁眼	2	语无伦次	3	刺痛时躲进	4
不睁眼	1	只能发音	2	刺痛时屈曲	3
刺痛时过伸	2	–	–	不能言语	1
–	–	–	–	肢体不动	1

1.轻型

GCS 13～15 分，意识障碍 20min 以内。

2.中型

GCS 9～12 分，意识障碍 20min 至 6h。

3.重型

QCS 3～8 分，意识障碍至少 6h 以上或再次昏迷者。有人将 QCS 3～5 分定为特重型。

昏迷的判定以患者不能按吩咐动作，不能说话，不能睁眼为标准。一旦能说话或睁眼视物就是昏迷的结束。除外因醉酒、服大量镇静剂或癫痫发作后所致昏迷。

(四)脑死亡

脑死亡又称不可逆性昏迷，是颅内结构的最严重损伤，一旦发生，即意味着生命的终止。许多国家制定出脑死亡的诊断标准，归纳起来如下：①自主呼吸停止。②深度昏迷，患者的意识完全丧失，对一切刺激全无知觉，也不引起运动反应。③脑干反射消失(眼脑反射、眼前庭反射、光反射，角膜反射和吞咽反射、瞬目和呕吐动作等均消失)。④脑生物电活动消失，EEG 呈电静止，AEP 和各波消失。如有脑生物活动可否定脑死亡诊断，但中毒性等疾患时，EEG 可呈直线而不一定是脑死亡。上述条件经 6～12h 观察和重复检查仍无变化，即可确立诊断。

二、病因分类

昏迷的病因诊断极其重要，通常必须依据病史、体征和神经系统检查，及有关辅助检查，经过综合分析，做出病因诊断。

(一)确定是颅内疾病或全身性疾病

1.颅内疾病

颅内疾病位于颅内的原发性病变，在临床上通常先有大脑或脑干受损的定位症状和体征，较早出现意识障碍和精神症状，伴明显的颅内高压症和脑膜刺激征，提示颅内病变的有关辅助检查如头 CT、脑脊液等通常有阳性发现。①主要呈现局限性神经体征，如脑神经损害、肢体瘫痪、局限性抽搐、偏侧锥体束征等，常见于脑出血梗死、脑炎、外伤、占位性病变等。②主要表现为脑膜刺激征而无局限性神经体征，最多见于脑膜炎、蛛网膜下腔出血等。

2.全身性疾病

全身性疾病又称继发性代谢性脑病。其临床特点：先有颅外器官原发病的症状和体征，及相应的实验室检查阳性发现，后才出现脑部受损的征象。由于脑部受损为非特异性或仅是弥散性功能障碍，临床上一般无持久和明显的局限性神经体征和脑膜刺激征，主要是多灶性神经机能缺乏的症状和体征，且大多较对称。通常先有精神异常，意识内容减少。一般是注意力减退，记忆和定向障碍，计算和判断力降低，尚有错觉、幻觉，随病程进展，意识障碍加深。脑脊液改变不显著，头 CT 等检查无特殊改变，不能发现定位病灶。

常见病因有急性中毒、内分泌与代谢性疾病、感染性疾病、物理性与缺氧性损害等。

(二)根据脑膜刺激征和脑局灶体征进行鉴别

1.脑膜刺激征(+)，脑局灶性体征(-)

(1)突发剧烈头痛：蛛网膜下腔出血(脑动脉瘤、脑动静脉畸形破裂等)。

(2)急性发病：以发热在先，如化脓性脑膜炎、乙型脑炎、其他急性脑炎等。

(3)亚急性或慢性发病：真菌性、结核性、癌性脑膜炎。

2.脑膜刺激征(-)，脑局灶性体征(+)

(1)突然起病者：如脑出血、脑梗死等。

(2)以发热为前驱症状：如脑脓肿、血栓性静脉炎、各种脑炎、急性播散性脑脊髓炎、急性出血性白质脑病等。

(3) 与外伤有关：如脑挫伤、硬膜外血肿、硬膜下血肿等。

(4) 缓慢起病：颅内压增高、脑肿瘤、慢性硬膜下血肿、脑寄生虫等。

3. 脑膜刺激征（-），脑局灶性体征（-）

(1) 有明确中毒原因：如酒精、麻醉药、安眠药，CO 中毒等。

(2) 尿检异常：尿毒症、糖尿病、急性尿卟啉症等。

(3) 休克状态：低血糖、心肌梗死、肺梗死、大出血等。

(4) 有黄疸：肝性脑病等。

(5) 有发绀：肺性脑病等。

(6) 有高热：重症感染，中暑、甲状腺危象等。

(7) 体温过低：休克、酒精中毒、黏液性水肿昏迷等。

(8) 头部外伤：脑挫伤等。

(9) 癫痫。

根据辅助检查进一步明确鉴别。

三、急诊处理

(一) 昏迷的最初处理

1. 保持呼吸道通畅

窒息是昏迷患者致死的常见原因之一。通常引起缺氧窒息的原因有头部位置不当、咽气管分泌物填塞、舌后坠及各种原因引起的呼吸麻痹等。有效方法：①仰头抬颏法。食指和中指托起下颏，使下颏前移，舌根离开咽喉后壁，气道即可通畅。简单易行，效果好。②仰头抬颈法。一手置于额部使头后仰，另一手抬举后颈，打开气道。③对疑有颈部损伤者，仅托下颏，以免损伤颈髓。④如有异物，需迅速清除，或在其背后猛击一下。如仍无效，则采用 Heimlich 动作。⑤放置口-咽通气道。⑥气管插管或气管切开。⑦清除口腔内异物。⑧鼻导管吸氧或呼吸机辅助呼吸。

2. 维持循环功能

脑血灌注不足影响脑对糖和氧等能源物质的摄取与利用，加重脑损害。因此，尽早开放静脉，建立输液通路，以利抢救用药和提供维持生命的能量。

3. 使用纳洛酮

纳洛酮是吗啡受体拮抗剂，能有效地拮抗 β-内啡肽对机体产生的不利影响。应用纳洛酮可使昏迷和呼吸抑制减轻。常用剂量每次 0.4～0.8mg，静注或肌内注射，无反应可隔 5min 重复用药，直达效果。才可用大剂量纳洛酮加入 5%葡萄糖液缓慢静点。静脉给药 2～3min（肌内注射 15min）起效，持续 45～90min。

(二) 昏迷的基本治疗

1. 将患者安置在有抢救设备的重症监护室

原则上应将患者安置在有抢救设备的重症监护室内，以便于严密观察，抢救治疗，加强护理。

2. 病因治疗

针对病因采取及时果断措施是抢救成功的关键。

3. 对症处理

对症处理包括：①控制脑水肿、降低颅内压。②维持水电解质和酸碱平衡。③镇静止痉（抽搐、躁动者）。

4. 抗生素治疗

预防感染，及时做痰、尿、血培养及药敏试验。

5. 脑保护剂应用

脑保护剂能减少或抑制自由基的过氧化作用,降低脑代谢从而阻止细胞发生不可逆性改变,形成对脑组织起保护作用。

6.脑代谢活化剂应用

临床上主要用于促进脑细胞代谢、改善脑功能的药物,即脑代谢活化剂。

7.改善微循环,增加脑灌注

对无出血倾向,由于脑缺氧或缺血性脑血管病引起的昏迷,可用降低血液黏稠度和扩张脑血管的药物,以改善微循环和增加脑灌注,帮助脑功能恢复。

8.高压氧治疗

高压氧治疗提高脑组织与脑脊液的氧分压,纠正脑缺氧,减轻脑水肿,降低颅内压,促进意识的恢复。

9.冬眠低温治疗

冬眠低温治疗使自主神经系统及内分泌系统处于保护性抑制状态,防止机体对致病因子的严重反应,以提高机体的耐受力;同时在低温下,新陈代谢降低,减少耗氧量,提高组织对缺氧的耐受性;且可改善微循环,增加组织血液灌注,从而维护内环境的稳定,以利于机体的恢复。

10.防治并发症

积极防治各种并发症。

第四节　感觉障碍

感觉是作用于各感受器对各种形式的刺激在人脑中的直接反应。其可分为两类:

1.普通感觉包括浅感觉、深感觉和复合感觉(皮质感觉)。浅感觉指皮肤,黏膜感受的外部感觉,包括痛觉,温度觉和触觉;深感觉指来自肌肉、肌腱、骨膜和关节的本体感觉,如运动觉、位置觉和振动觉;复合感觉包括实体觉、图形觉、两点辨别觉、皮肤定位觉和重量觉。

2.特殊感觉如嗅觉、视觉、味觉和听觉。

一、临床分类

感觉障碍根据其病变的性质可分以下两类。

(一)刺激性症状

感觉径路刺激性病变可引起感觉过敏(量变),也可引起感觉障碍如感觉倒错、感觉过度、感觉异常及疼痛(质变)。

1.感觉过敏

感觉过敏是指轻微的刺激引起强烈的感觉,如较强的疼痛感受。

2.感觉倒错

感觉倒错是指非疼痛刺激却诱发疼痛感觉。

3.感觉过度

感觉过度一般发生在感觉障碍的基础上,感觉刺激阈增高,达到阈值时可产生一种强烈的定位不明确的不适感,且持续一段时间才消失,见于丘脑和周围神经损害。

4.感觉异常

感觉异常是指在无外界刺激的情况下出现的麻木感、肿胀感,沉重感痒感、蚁走感、针刺感、电击感、束带感和冷热感等。

5.疼痛

依病变部位及疼痛特点可分为局部性疼痛、放射性疼痛、扩散性疼痛和牵涉性疼痛。

（1）局部性疼痛：如神经炎所致的局部神经痛。

（2）放射性疼痛：神经干，神经根及中枢神经刺激性病变时，疼痛可由局部扩展到受累感觉神经的支配区，如脊神经根受肿瘤或突出的椎间盘压迫，脊髓空洞症引起的痛性麻木。

（3）扩散性疼痛：疼痛由一个神经分支扩散到另一分支支配区产生的疼痛，如手指远端挫伤，疼痛可扩散到整个上肢。

（4）牵涉性疼痛：实属一种扩散性疼痛，是由于内脏和皮肤的传入纤维都汇聚到脊髓后角神经元，故内脏病变的疼痛，是由于内脏和皮肤的传入纤维都汇聚到脊髓后角神经元，故内脏病变的疼痛冲动可扩散到相应的体表节段而出现感觉过敏区，如心绞痛时引起左胸及左上肢内侧痛，胆囊病变引起右肩痛。

（二）抑制性症状

感觉径路受破坏时出现的感觉减退或缺失。同一部位各种感觉均缺失称完全性感觉缺失；同一个部位仅某种感觉缺失而其他感觉保存，则称分离性感觉障碍。

二、临床表现

感觉障碍的临床表现多种多样，病变部位不同，其临床表现各异。

（一）末梢型

肢体远端对称性完全性感觉缺失，呈手套袜子形分布，可伴有相应区的运动及自主神经功能障碍。见于多发性神经病。

（二）周围神经型

感觉障碍局限于某一周围神经支配区，如桡神经、尺神经、腓总神经、股外侧皮神经等受损；神经干或神经丛受损时则引起一个肢体多数周围神经的各种感觉障碍，多发性神经病变时因病变多侵犯周围神经的远端部分故感觉障碍多呈袜或手套状分布，且常伴有运动和自主神经功能障碍。

（三）节段型

1.单侧节段性完全性感觉障碍(后根型)

后根型见于一侧脊神经根病变(如脊髓外肿瘤)，出现相应支配区的节段性完全性感觉障碍，可伴有后根放射性疼痛，如累及前根还可出现节段性运动障碍。

2.单侧节段性分离性感觉障碍(后角型)

后角型见于一侧后角病变(如脊髓空洞症)，表现为相应节段内痛、温度觉丧失，而触觉、深感觉保留。

3.双侧对称性节段性分离性感觉障碍(前连合型)

前连合型见于脊髓中央部病变(如髓内肿瘤早期及脊髓空洞症)使前连合受损，表现双侧对称性分离性感觉障碍。

（四）传导束型

1.脊髓半切综合征

脊髓半切综合征表现病变平面以下对侧痛、温觉丧失，同侧深感觉丧失及上运动神经元瘫痪；见于髓外肿瘤早期，脊髓外伤。

2.脊髓横贯性损害

脊髓横贯性损害是指病变平面以下传导束性全部感觉障碍，伴有截瘫或四肢瘫，尿便障碍；见于急性脊髓炎、脊髓压迫症后期。

（五）交叉型

交叉型表现为同侧面部，对侧偏身痛温觉减退或丧失，并伴其结构损害的症状和体征。如小脑后下动脉闭塞所致的延髓背外侧(Wallnberg)综合征，病变累及三叉神经脊束、脊束核及对侧已交叉的脊髓丘脑侧束。

(六)偏身型

脑桥、中脑、丘脑及内囊等处病变均可导致对侧偏身(包括面部)的感觉减退或缺失,可伴有肢体瘫痪或面舌瘫等。丘脑病变时深感觉重于浅感觉,远端重于近端,常伴有自发性疼痛和感觉过度,止痛药无效,抗癫痫药可能缓解。

(七)单肢型

因大脑皮质感觉区分布较广,一般病变仅损及部分区域,故常表现为对侧上肢或下肢感觉缺失,有复合感觉障碍为其特点。皮质感觉区刺激性病灶可引起局部性感觉性癫痫发作。

三、处理

总的说来,感觉障碍的处理有以下两类方式。

(一)代偿法

代偿法指就是采用各种措施,补偿患者已减退或丧失的感觉功能,使之免受不良刺激的伤害。主要应从几方面着手:

1. 刺激要反复给予。
2. 刺激的种类要多样化。
3. 根据感觉障碍的恢复情况,循序渐进地进行刺激,不可操之过急。
4. 配合使用视觉、听觉和言语刺激,以加强效果。
5. 对有些患者,在刺激后可能会产生不适,应注意有无眩晕、恶心、呕吐、出汗等;是否有情绪变化或异常行为出现等。如有不适应反应,则应立即停止刺激。
6. 实施感觉刺激前,应先向患者解释清楚以获得其合作。
7. 尽可能把感觉刺激融会在日常活动中进行,如在洗脸时,配合做触觉刺激。

(二)感觉刺激法

感觉刺激法是指使用各种感觉刺激以图促进感觉通路功能的恢复或改善。如触觉刺激、实体觉训练等。要遵循的要点是:

1. 刺激要反复给予。
2. 刺激的种类要多样化。
3. 根据感觉障碍的恢复情况,循序渐进地进行刺激,不可操之过急。
4. 配合使用视觉、听觉和言语刺激。以加强效果。
5. 对有些患者,在刺激后可能会产生不适,应注意其反应,如有无眩晕、恶心、呕吐、出汗;是否有情绪变化或异常行为出现等。如有不适反应,则应立即停止刺激。
6. 实施感觉刺激前,应先向患者解释清楚以获得其合作。
7. 尽可能把感觉刺激融会在日常活动中进行,如在洗脸时,配合做触觉刺激。

四、一般感觉的训练

(一)皮肤感觉的训练

皮肤感觉包括痛、温、触觉,对这些感觉功能进行训练的目的,主要为了使患者学会保护自己不受有害物的伤害。

1. 有痛、温觉障碍的患者

对有痛、温觉障碍的患者一定要告诫他们,有些物体会在他们没有痛苦知觉的情况下造成伤害。如洗澡时用热水,可能会因温度过高而造成烫伤。因此一定要学会通过水蒸气的有无或多少来辨别水温的高低,而且在入浴前一定要用健手或让家人试探水温的高低。

2. 进行触觉的刺激与训练

进行触觉的刺激与训练可使用的材料有:①柔软的物品,如法兰织布、羽毛、气球等。②可塑性强的物质,如水、黏土、沙等。③手感粗糙的物品,如各种沙子等。④感觉压力的器材，如把垫子、棉被或治疗球压在身上等。

训练中，可用上述材料在患者身上摩擦或让其触摸把玩，以体验对各种物体的不同感觉。需要注意的是，训练中，刺激的强度要从最小开始，逐渐增大，要避免过强的刺激，否则会使患者生厌。同时，刺激的部位应从较不敏感的肢体末端开始，慢慢移向肢体近端和躯体。

(二)躯体感觉意识的训练

有些患者有自身的感觉的障碍，从而导致一系列的动作困难，包括：①对自己身体部位的认识和识别困难，因而不能意识身体的哪部分在动，不能有意识地控制身体动作。②对自己身体特有的空间认识不够完整，因此很难区别宽窄、大小等。③偏侧忽略，即忽略一侧的身体或环境，仿佛那一侧不存在，并由此导致左、右辨认障碍等。④躯体动作缺乏直辖市性和节奏性，导致动作笨拙。⑤手眼协调不良。⑥不能模仿他人动作。

培养躯体感觉意识的方法：①触觉刺激法。如前所述。②本体感受器刺激法。通过被动运动、挤压和牵伸等手段刺激手腕或肘关节、踝关节、膝关节等处的本体感受器；以加强患者对这些部分的空间位置和运动的意识程度。③身体运动法。如摇晃、旋转、跳跃等活动，可帮助培养平衡感觉，学习空间关系，增强运动觉、前庭觉和本体觉。④使用视、听觉代偿法。配合言语刺激，让患者找中身体各个部分，并反复让其练习辨认和命名躯体的各个部位。

第四章　脑血管疾病

第一节　脑动静脉畸形

脑动静脉畸形(AVM)是一种胚胎期血管发育异常所致的先天性血管畸形。

一、病因及发病率

在胚胎早期原始脑血管网开始分化为动脉和静脉,如果此时脑血管的正常发育过程受到阻碍,这种动静脉之间的直接沟通就持续存在,其间无毛细血管网相隔,即形成动静脉畸形。颅内动静脉畸形以 16～35 岁最为多见。其与动脉瘤的发病率之比为 1:1。两者可以同时存在。

二、部位和分类

畸形可分成六个区域,即硬脑膜、单纯皮质、皮质至脑室、半球深部、小脑及脑干。

Yasargil(1988)根据最大径将 AVM 分为以下类型:

1.隐匿型

血管造影上不能看到,CT 和 MRI 不能显示,手术也不能发现,病理上不能证明,但患者没有其他原因可解释的脑出血,尤其是年轻的正常血压患者。

2.隐蔽型

血管造影上不能看到,手术时也不能发现,但可在 CT 或 MRI 上看到的病变,将手术中清除的血肿送检,往往可得到组织学证实。

3.微型

最大径<1.0cm 在血管造影上可见,术中可看到病变虽小,但具有完整 AVM 形态。

4.小型

最大径 1～2.0cm。

5.中型

最大径 2～4cm。

6.大型

最大径 4～6cm。

7.巨大型

最大径>6cm。

北京天坛医院将 AVM 分为:①小型,最大径<2cm。②中型,2～4cm。③大型,4～6cm。④特大型,最大径>6cm。

三、临床表现

除少数隐匿性和小型的 AVM 外,绝大多数 AVM 患者迟早会出现临床症状。出血和抽搐是最重要的首发症状,也可表现为头痛和神经功能缺失等症状,出现的高峰年龄为 20～30 岁,到 30 岁时大多数患者都有症状,到 60 岁时,90%以上的患者会出现症状,有少数患者一生不表现任何症状。

(一)出血

颅内出血是脑 AVM 最常见的症状,占 52%～77%,以出血为首发症状的稍多于半数。出血多发生在年龄较小的病例，半数以上在 16～35 岁时出现。出血与季节无关，发病突然，往往出现在患者体力活动或有情绪波动时。有一组病例统计表明，出血可以反复发生，50%以上的患者曾出血 2 次，30%出血 3 次，20%出血 4 次以上，最多的可出血 10 次，反复出血可造成脑组织的严重损害。与动脉瘤所致的出血相比，AVM 出血的发病高峰年龄较早，出血程度较轻，早期再出血的发生率较低，脑血管痉挛的发生率较低。

出血可以发生在供血动脉、畸形血管团或引流静脉。也可以由于 AVM 的供血动脉上的动脉瘤破裂引起。临床表现为剧烈的头痛、呕吐，有时甚至意识丧失。出血有三种形式，即脑内血肿、蛛网膜下隙出血和脑室内出血。大量脑内出血时神经系统症状危重，患者常常昏迷，急性脑积水的发生率较高。

影响脑 AVM 出血的危险因素包括曾有出血史、年龄、AVM 的大小和部位等。小型 AVM 较之大型的更容易出血，深部 AVM 比浅表的容易出血。存在深部静脉引流，畸形血管团位于脑室旁、颞叶、岛叶和胼胝体，血管团内部存在动脉瘤和静脉闭塞等可以增加畸形本身的出血。

(二) 癫痫

癫痫是浅表 AVM 仅次于出血的主要表现，其发生率为 28%～64%，其中有半数为首发症状。脑 AVM 诱发癫痫的原因为：AVM 的盗血引起邻近脑组织的缺血缺氧；出血或含铁血黄素沉着，致 AVM 周围的神经胶质增生形成致病灶；AVM 的刺激作用，特别是颞叶，可伴有远隔处的癫痫病灶。

癫痫的发生率与 AVM 的部位和大小有关，顶叶的发生率最高，其次是额叶和颞叶，再次为枕叶和脑深部的 AVM，而位于基底节和颅后窝的 AVM 很少引起癫痫。

AVM 越大，引起的癫痫发生率越高。癫痫发作的形式以部分发作为主，有时具有 Jackson 癫痫的特征。长期抽搐者肢体可逐渐出现轻偏瘫，并较健侧肢体短小细瘦。癫痫的类型与 AVM 的部位有关，前额叶 AVM 最常发生全身性发作，中央及顶枕的病变主要表现为部分发作或继发性全身发作，颞叶病灶通常为复杂部分性发作。

(三) 头痛

头痛是 AVM 的另一常见症状，但对诊断无特殊意义。16%～42%的 AVM 患者以头痛为首发症状，其中 60%以上的患者有长期的头痛史。脑 AVM 引起的头痛性质多样，包括偏头痛、局限性头痛和全头痛。头痛严重时可影响工作。一般来说，头痛的部位与病变的部位无明显相关。但当头痛局限于一侧时，具有定位价值。枕叶由大脑后动脉供血的 AVM 易引起偏头痛。AVM 引起头痛的原因为：脑血管扩张；颅内静脉压或颅压升高；硬脑膜动静脉瘘；少量颅内出血。AVM 存在的"盗血"现象也可导致脑缺血缺氧，从而引起头痛。

(四) 神经功能缺失

脑 AVM 可产生一过性或进行性的神经功能缺失，10%的患者为首发症状。7%～12%的患者有进行性的偏瘫，其他症状可有偏盲、肢体麻木、失语和共济失调等。邻近脑干和脑桥小脑角的扩张的动脉和静脉可压迫三叉神经引起疼痛。颈内动脉极度扩张可以引起视力减退。AVM 的盗血现象可引起短暂性的缺血发作或进行性神经功能缺失，持久性的神经功能缺失通常与脑 AVM 出血有关。

(五) 颅内杂音

患者自己感觉到颅内及头皮上有颤动和杂音，但旁人不能听到，有人称为"脑鸣"。这种声音喧闹不堪，以致难以忍受。压迫颈动脉可使之减弱或消失。只有当 AVM 体积巨大且位置表浅时，才能在颅骨上听到收缩期增强的杂音。AVM 累及颅外软组织或硬膜时，杂音较明显，压迫颈总动脉可使杂音消失。

(六) 其他症状

患者还可以有智力减退，眼球突出，视盘水肿，脑积水等表现，未破裂的 AVM 极少有占位效应，AVM 周围出现脑组织胶质化时，可出现局部的占位效应。

四、辅助检查

(一)颅骨平片和CT扫描

AVM患者的头颅平片上有异常发现的占1/4～1/2，大约1/10的患者可见颅骨血管沟扩大，约有1/4的患者可见AVM的钙化，颅底拍片有时可见破裂孔或棘孔扩大。

颅内AVM在未破裂出血前，CT平扫为一局灶性高、等或低密度混杂区，病灶形态不规则，多呈边缘不清的团块状影，有时呈蜿蜒状或点状的密度增高影。增强CT扫描表现为不规则的团块状强化区，有时可见迂曲的血管影，其周围可见到供血动脉和引流静脉。有些AVM在CT平扫中无异常发现，只有注射造影剂后方能显示出病灶。AVM出血时，CT扫描有很高的价值。血肿可表现为高密度、高低混杂密度或低密度，与出血的时间有关。注射造影剂后部分血肿边缘可见畸形迂曲的血管强化影，高低混杂密度的血肿常常显示环状强化，部分血肿亦可不出现异常强化。血肿边缘凹入或尖角形为动静脉畸形血肿的特征。

(二)磁共振成像(MRI、MRA)

IR磁共振成像诊断AVM的正确率几乎达到100%，可显示畸形的供血动脉、畸形的血管团、引流静脉、出血、占位效应等。即使隐匿性AVM，MRI也能较好地显示。MRI特有的"流空效应"使AVM中快速流动的血液表现为无信号阴影，因而可以清晰显示血管团、供血动脉和引流静脉。但MRI不能区分病灶中的暗区是血管还是钙化，往往需要结合CT扫描来鉴别其性质。颅内出血时，T_1、T_2加权像上均表现为高信号，随着时间的延长，T_1加权像的信号逐渐变低，T_2加权像仍为高信号。

(三)经颅多普勒超声(TCD)

TCD检查AVM的敏感性＞80%，可能遗漏小的AVM。TCD对确定AVM治疗后残留血供和血流动力学也有帮助。TCD探测的意义在于：确定畸形血管的供血动脉及其血流动力学变化，有利于AVM的诊断或作为脑血管造影前的筛选手段；术前利用TCD探测颅内盗血的轻重，可作为先栓塞供血动脉再切除病变的依据；手术中进行监测，提高手术的准确性和安全性。可帮助确定血流方向和血管结构，可以防止出现正常灌注压突破，避免发生严重的出血；术后判断有无畸形血管团的残留，动态追踪观察患者的血流动力学变化，以评价手术治疗的效果。

(四)脑血管造影

诊断AVM最重要的方法为脑血管造影，对AVM的诊断治疗有决定性的作用。但仍有一小部分AVM不能被血管造影所发现。脑AVM血管造影的特征性表现为动脉期可见到不规则、迂曲的血管团，有一根或数根粗大的供血动脉，和早期显影的扩张的引流静脉。一般AVM不引起脑血管的移位。超选择血管造影可见到畸形血管的结构：供血动脉或发出分支供应畸形血管团；供血动脉上的动脉瘤；非供血动脉上的动脉瘤；动静脉瘘；病灶内的动脉瘤；静脉瘤样扩张；扩大的引流静脉。

脑AVM的临床分级：脑AVM的差异较大，外科适应证很难统一。术前的评价也较为复杂，要考虑畸形的大小、部位、深浅、供血动脉和引流静脉、血流速度和流量、盗血情况等等。临床的分级评价也较多，现将较为通用的Spetaler-Martin分级法(1986)介绍如下：

根据病变的大小、与功能区的关系和引流静脉等三种因素，分为5级。AVM的功能区包括：感觉运动；语言功能；视觉；丘脑及下丘脑；内囊；脑干；小脑脚；小脑深部各核。凡AVM紧邻这些区域的计为1分，否则列为"静区"记0分。AVM的引流静脉模式是根据脑血管造影中引流静脉的分布和深浅来决定的。引流静脉中有部分导入深静脉者记1分，否则记0分。AVM的大小，是根据脑血管造影中血管团最大径为依据。小于3cm计为1分，3～6cm计为2分，大于6cm计为3分。分级时将3项积分相加的总和为该病例的级别，Ⅰ级即为1＋0＋0，Ⅱ级、Ⅲ级、Ⅳ级、Ⅴ级类推，术后的死亡率和致残率以Ⅰ～Ⅱ级最低，Ⅲ级居中，Ⅳ级和Ⅴ级较高。笔者将AVM明显累及脑干和下丘脑者作为不能手术切除的病例，定为Ⅵ级。

AVM 的计分标准见表 4-1。

表 4-1　AVM 的计分标准

因素	积分	因素	计分	因素	计分
AVM 的大小	—	AVM 的部位	—	引流静脉	—
<3cm	1	非功能区	0	仅浅静脉	0
3~6cm	2	功能区	1	深静脉	1
>6cm	3	—	—	—	—

五、鉴别诊断

(一)海绵状血管瘤

海绵状血管瘤是年轻人颅内出血的常见原因之一,脑血管造影常为阴性,但在 CT 上病变常显示蜂窝状的不同密度区,其间杂有钙化灶。增强后病变区密度可略增高,周围组织轻度水肿,看不到增粗的供血动脉和扩大而早期显影的引流静脉。MRI 的典型表现为 T_2 加权像为网状或斑点状的混杂信号或高信号,周围有一均匀的环形低信号区(含铁血黄素沉积),可与 AVM 鉴别。

(二)癫痫

血栓闭塞性的脑 AVM 常有抽搐发作,这种病变不能在脑血管造影中显示,常常被误诊为其他原因引起的癫痫。但是这种患者常有颅内出血的病史,抽搐多出现在出血之后。患者除有癫痫外,还有其他神经系统体征。CT 和 MRI 扫描对鉴别诊断很有帮助。

(三)血供丰富的胶质瘤

恶性度较高的胶质瘤亦可并发出血,因此需与 AVM 作鉴别。脑血管造影中亦可见动静脉之间的交通及早期出现的静脉,但异常血管染色淡,管径粗细不等,没有增粗的供应动脉,引流静脉也不扩张迂曲,肿瘤常常有明显的占位效应,属于恶性疾病,病情发展快,病程短,常有颅高压的表现。在没有明确的出血的情况下,神经功能缺失的症状明显,并日趋恶化。

(四)血管网状细胞瘤

好发于颅后窝,小脑半球内血管网状细胞瘤血供丰富,易于出血,需要与颅后窝的 AVM 鉴别。此病变多呈囊性。瘤结节较小,位于瘤壁上,在血管造影上有时可见扩张的供血动脉和扩大的引流静脉,但像 AVM 那样明显的血管团较少见。巨大实质性的血管网状细胞瘤有时鉴别较困难。血管网状细胞瘤有时伴有红细胞增多及血红蛋白的异常增高,AVM 没有这种情况。

(五)脑膜瘤

血供丰富的脑膜瘤在血管造影中可见不正常的血管团,其中杂以早期的静脉及动静脉瘘的成分。但脑膜瘤占位效应明显,一般没有增粗的供血动脉和扩张、迂曲的引流静脉。供血动脉呈环状包绕于肿瘤的周围。临床上患者可有抽搐、头痛、颅内压增高症状。CT 扫描可见明显增强的肿瘤,边界清楚,紧贴于颅骨内面,与硬脑膜黏着。表面颅骨有被侵蚀的现象,故容易与脑 AVM 相鉴别。

(六)静脉性血管畸形

临床上少见,可引起脑内或脑室内出血。在脑血管造影中常常没有明显的畸形血管团,但在静脉期可见特征性的水母头或伞形改变,即许多细小扩张的髓静脉汇聚到扩张的脑贯通静脉或室管膜下静脉。CT 扫描可见能明显增强的低密度病变,结合脑血管造影可以做出鉴别。

六、治疗

(一)保守治疗

1.仅有癫痫症状而对抗癫痫药物反应良好,且病变位于手术危险区者。

2.严重意识障碍或昏迷者。

3.因心、肝、肾等严重并发症而不适宜行其他治疗者。

治疗方法包括休息、避免过劳和情绪激动；控制癫痫发作；有出血者给止血剂、脱水剂及对症治疗等。

(二)立体定向放射治疗

包括γ刀和X刀。其原理为利用立体定向原理，选择性地确定颅内靶点或病灶，使用大剂量窄束γ射线或X射线从不同角度和轴位对靶点精确地聚焦，产生局灶性破坏而达到治疗目的。该方法起初多用于无法手术切除的脑深部AVM，近年来已逐渐扩大治疗范围。病变越小，畸形血管闭塞率越高，反之则闭塞率较低。Steiner报道600例，治疗后1年内畸形血管完全闭塞率40%，2年80%～86%；Leksell报道537例，2年畸形血管完全闭塞率86.5%，部分闭塞11.5%，无效2%。该治疗方法的并发症有迟发性放射性坏死、再出血、神经功能障碍等。因其费用昂贵，目前尚无法普及。

(三)手术治疗

手术治疗的目的在于杜绝病变破裂出血的危险性，减少或消除脑的盗血现象，改善脑部血供及神经功能。

1.AVM切除术

适用于大脑凸面、矢状窦旁、大脑镰旁的表浅病灶及脑室内、小脑及小脑脑桥角的局限性病灶。大脑深部病灶涉及基底核、内囊、丘脑、侧裂及岛叶内侧部分、脑干等重要结构者，手术易损伤重要血管而出现严重并发症，一般视为禁忌。但近年来随着显微手术技术的提高，亦有人主张争取直接手术。巨大AVM可考虑行分期手术切除病灶或采用血管内栓塞与手术切除的联合方法。术前备血宜充分。

手术操作：在气管内全麻下进行，必要时术中应用控制性低血压等。患者体位视AVM所在部位决定。一般可用仰卧、侧卧、俯卧位等。手术入路视病变部位而定，但骨瓣宜较大，以便充分暴露AVM的供血动脉及引流静脉主干。翻开硬脑膜时注意硬脑膜与畸形血管的粘连，应小心电凝后分开。切除病变的操作应在显微镜或手术放大镜下进行。

首先根据脑血管造影片在术野中寻找主要供血动脉，常需分裂脑沟或切开皮层才能见到。必要时可于术中用多普勒超声探测以确定供血动脉。沿动脉分离，确认其进入AVM时方可关闭，以免影响脑的正常血供。上夹部位尽可能靠近AVM，上夹2枚，在中间切断动脉。较小动脉可用双极电凝后剪断。沿AVM周围将供血动脉一一找出，如法处理。分离时由浅部开始，逐步深入。当所有供血动脉均被夹闭后，引流静脉的颜色转为紫黑色，病灶体积缩小。

其次进行AVM的分离。为减少出血量，宜行控制性低血压。紧贴病灶的外围进行钝性分离。遇小血管必须电凝后剪断，较大血管可上一银夹，以保证止血效果。有出血时必须妥善止血后才能继续分离，以免切除AVM后，动脉灌注压增高而出现弥漫性渗血，此时止血则困难得多。

待病变与四周组织大部分开后，将其翻向引流静脉的一侧，开始处理引流静脉。一般采用丝线结扎或银夹夹闭，然后沿病灶将其切断，取出切下的AVM。

如术前已发生脑内血肿，手术时可先在接近畸形血管部位切开皮层，进入血肿腔。清除血肿减压后，可有利于进一步的病灶分离。

位于大脑镰旁的大脑半球内侧面AVM，矢状窦旁的桥静脉往往又是AVM的回流静脉，不能在手术开始阶段将大脑内侧面向外牵开或切断桥静脉以显露病变，做手术难度大。此种情况可采用对侧入路的方法。在AVM所在部位对侧做过中线皮、骨瓣，硬脑膜翻向矢状窦。结扎并剪断非功能区的上行静脉，于矢状窦下方平行切开大脑镰。分离大脑镰与AVM之间的粘连及血管连接并注意止血。将大脑镰及对侧半球一并向健侧轻轻牵拉，即可暴露出畸形血管团。先关闭AVM主要供血动脉，继而分离病变并结扎引流静脉。切除病变后，仔细止血并反复冲洗至冲洗液完全澄清。严密缝合硬脑膜后分层关颅。

脑压高者可去除骨瓣减压。病灶残腔亦可放置软性硅胶引流管，便于观察局部渗血情况并引出血性脑脊液，减轻术后发热反应。硬膜外应放置引流。

有时当全部切除 AVM 后，会突然发生脑组织急剧肿胀，残腔多灶性出血，此为 AVM 手术中或手术后可能发生的严重并发症之一，称为正常灌注压突破(NPPB)或过度灌注。这是由于突然阻断 AVM 供血动脉的血流，使供血动脉内灌注压骤然升高，大量血液转流而倾注于病变周围原处于低流量的缺血区域。该区域长期处于低灌注状态,血管的自动调节功能已经失效。突然的高灌注状态致使血管扩张，血浆外渗而出现血管源性水肿，小血管破裂出血，后果极为严重。NPPB 的处理关键在于预防。术前对巨大 AVM、高流量 AVM、盗血严重的 AVM 最好先行处理供血动脉(结扎、人工栓塞等)，1～2 周后再行 AVM 切除术。术中分离 AVM 时，应将所遇小血管一一电凝止血。NPPB 一旦发生，则应果断扩大切除范围，将回缩至正常组织内的小血管断端找到并电凝止血。

同时给人工降压，过度换气，静脉滴注大量甘露醇、地塞米松等，必要时可采用巴比妥昏迷，出血多时及时输注新鲜血液。

治疗结果：Wilson 报道显微手术治疗 83 例，全切除 65 例(78%)，手术死亡率 5%。Yamada 报道 56 例大脑半球功能区 AVM，手术全切除 46 例(82%)，余为次全或部分切除(经血管造影复查示 95%血管自凝)。随访 6 个月～14 年，54 例(96%)功能改善，无手术死亡。有人报道 800 例，早期直视下手术 418 例，术后痊愈率 56%，好转率 15.8%，死亡率 6.2%。后期显微镜外科手术 382 例，术后痊愈率 65%，好转率 18.8%，死亡率 1.6%。

2.供血动脉结扎术

不适宜切除部位的 AVM 且血管造影显示供血动脉为 1～2 条者，可行供血动脉结扎术。找到供血动脉后可用银夹夹闭或电凝阻断。结扎部位应尽量靠近病变，以免阻断邻近正常脑组织的分支血供而出现神经功能障碍。供血动脉较多者则效果较差。

3.供血动脉立体定向夹闭术

适用于重要功能区及脑深部 AVM。根据脑血管造影片选定主要供血动脉作为靶点。手术采用局麻或气管内全麻。颅骨钻孔时需考虑到达靶点的径路不能损伤 AVM 的引流静脉及其他脑血管。借助立体定向技术，按计算出的轨迹将立体定向钳夹导管插入直至靶血管，用血管夹闭 AVM 的供血动脉。Kandal 采用此方法治疗 14 例 AVM，其中供血动脉为 1 条者 5 例，多条者 9 例。全部患者均为一次钳夹成功，仅 1 例发生术后夹子脱出，经再次手术顺利夹上。术后 13 例症状明显改善。复查脑血管造影 3 例 AVM 消失，多数缩小。

(四)血管内治疗

1.经皮选择性栓塞术

采用经股、肱、颈动脉穿刺插管，将导管送入颅内 AVM 的供血动脉，注入栓塞物(各种质的颗粒线段、弹簧圈、乳胶球囊等)或栓塞剂(IBCA 等)，以达到闭塞病变血管的治疗目的。适用于：①巨大 AVM，功能区或深在 AVM，单纯手术切除很困难。②高流量 AVM，术中易发生"灌注压突破"现象，术前栓塞可减少术中危险。

手术操作：局麻下经皮穿刺股动脉、肱动脉或颈总动脉，将导管送入后在荧光屏监视下，借助体外推动或血流驱使将导管逐渐送至颅内预定动脉。当导管尖端到达 AVM 的供应动脉时，注入栓塞物(剂)，使 AVM 闭塞。栓塞后注入造影剂，了解栓塞效果，必要时继续栓塞或分期栓塞(高流量 AVM)。

2.开颅直接栓塞

适用于：①重要功能区的手术难以全切除的 AVM，估计栓塞不会造成严重功能障碍者。②经皮穿刺栓塞未成功者。

手术操作：局麻下患者取侧卧位，头部置于非金属头架上，使荧光屏能充分显示头部。

常规开颅(详见 AVM 切除术)，显露病变供血动脉后临时阻断，观察 10min 若无神经功能障碍出现，则永久性关闭供血动脉。于该动脉近 AVM 端插管并行血管造影，根据 AVM 的血流情况在荧光屏监视下注入 IBCA 栓塞血管。如法栓塞其他供血动脉。术毕行全脑血管造影。

3.栓塞并发症

(1)栓子进入正常血管：较小的颗粒或线段栓塞材料，可被血流冲入正常血管而出现误栓或沉积到肺中，部分患者可出现新的症状或体征。近年来采用超选择性栓塞术及使用 IBCA 液态栓塞物，该并发症已大为减少。

(2)栓塞后脑出血及脑水肿：出血多见于栓子首先闭塞引流静脉，或一次性栓塞了高流量 AVM，致使出现"灌注压突破"现象。症状轻者给予脱水、止血等对症处理。出血多者则需开颅清除血肿，去骨瓣减压及行巴比妥昏迷疗法等。

治疗结果：石祥恩报道血管内栓塞治疗 54 例，形态学栓塞 95%以上者占 15%；栓塞＞50%者达 81%；临床症状恢复率为 65%。Vinuela 报道 101 例栓塞治疗的 AVM，栓塞 75%～90%者占 49.5%；栓塞 50%～70%者为 30.6%。故栓塞治疗的完全闭塞率很少(约 9%)。栓塞小于 50%～75%以下不足以防止畸形血管出血的危险。一般说来，单支动脉供血的中小型 AVM 栓塞治愈率高，随着病灶增大和供血动脉数目增多，栓塞率减低。故对大型或多条动脉供血的 AVM，血管内栓塞治疗宜与手术或放射治疗结合应用。

第二节　高血压性脑出血

高血压脑出血是高血压病中最严重的并发症之一，多见于 50～60 岁的患者。传统上对高血压脑出血的治疗旨在挽救患者的生命，因此一般仅在内科治疗无效时方采用外科治疗。所以术前患者的病情多严重，手术死亡率高，疗效也差。随着近来人们对脑出血病理生理的深入认识，不少学者提出手术治疗早期清除血肿有降低颅内压的作用，不仅能挽救患者的生命，而且能保留和恢复患者的神经功能。1978 年第二届全国神经精神科学术会议神经外科组拟定了高血压脑出血的三级分级法，其标准如下：

Ⅰ级清醒或浅昏迷，有不完全性偏瘫。

Ⅱ级中度昏迷，有完全性偏瘫，瞳孔等大或不等大。

Ⅲ级深昏迷，完全性偏瘫或去大脑强直，双侧瞳孔散大并有明显生命体征改变。

一、临床表现及诊断

好发年龄在 50～70，有高血压和动脉粥样硬化史。

(一)一般症状

急骤发病，初为急性颅内压增高表现，可伴有失语、偏瘫，继之进入昏迷状态，严重的可在短时间内发生脑疝(瞳孔散大、病理呼吸、去脑强直)而死亡。

(二)神经定位征

常在发病后半小时内出现体征。

1.壳核出血

最常见，出血累及内囊和(或)外囊，有典型的"三偏征"：①偏瘫：出血对侧中枢性面瘫、不完全或完全性偏瘫。②偏身感觉障碍。③偏盲并有双眼同向凝视；累及优势半球的可伴有失语。

2.丘脑出血

表现为"三偏征"，同时伴有眼球运动障碍和霍纳征，出血可破入脑室。

3.皮层及皮层下出血

多以抽搐发病，昏迷较少见。

4.小脑出血

眩晕、呕吐症状较著,可伴有眼球震颤和共济失调,易发生脑积水。

5.脑干出血

90%位于脑桥,发病后迅即进入深昏迷,表现为呼吸循环不稳定,瞳孔呈"针尖"样,伴有四肢瘫、中枢性高热。死亡率极高。

6.脑室出血

多数情况下出血破入脑室使病情进一步恶化,表现为不同程度的意识障碍、脑膜刺激征、中枢性高热和急性脑积水,甚至急性肺水肿和严重心律失常。

(三)颅 CT 扫描

是确诊脑出血的首选检查,新鲜出血为脑内高密度、边缘清晰、有占位效应的病灶,吸收期血肿边缘模糊,周边有水肿带。

阅片时应明确血肿部位、出血量、占位效应(中线移位、脑室脑池受压等)、是否破入脑室、周边水肿带以及有无急性脑积水或蛛网膜下隙出血等。

按以下公式测量血肿量:血肿量(厘米)=血肿最大层面的长径(厘米)×血肿最大层面的宽径(厘米)×整个血肿层厚(厘米)×0.5。

二、鉴别诊断

(一)出血性脑梗死

有脑梗死病史,出血区内为混杂密度影,CT 值不如脑出血的高。

(二)动脉瘤破裂

表现为蛛网膜下隙出血,血肿部位与动脉瘤部位一致,很少见于壳核和丘脑等高血压脑出血好发部位。对怀疑动脉瘤的病例,应行脑血管造影检查。

(三)脑动静脉畸形(AVM)

多见于青少年或青壮年,很少见于高血压性脑出血的好发部位。MRI 检查可见到局部有异常血管流空影,脑血管造影对诊断有决定性意义。

(四)海绵状血管瘤

出临床症状较轻,可表现为癫痫、局灶性神经功能障碍等。CT 扫描可见密度更高的钙化灶。MRI 检查具有诊断价值,T_1 像呈等或混杂信号,T_2 像呈高信号,周围因含铁血黄素沉积呈低信号环影,病变可不同程度强化。

(五)颅内肿瘤

出血可使病情在原有症状基础上突然加重,也可为首发症状。增强的头颅 CT 和 MRI 扫描具有诊断意义。

(六)脑内出血

还应考虑的鉴别诊断有脑动脉淀粉样变、脑外伤、凝血机制障碍等。

三、治疗

(一)一般处理

1.密切观察病情变化,有条件的住重症监护室。

2.体位

绝对卧床,抬高头位,有意识障碍的应定时翻身。被动活动肢体防止发生深静脉血栓、褥疮和失用性肌肉萎缩。

3.呼吸道管理

及时清除呼吸道和口腔分泌物、呕吐物,防止舌后坠。定时翻身拍背、雾化吸入和吸痰,预防坠积性肺炎。如估计昏迷时间较长可作预防性气管插管和(或)气管切开,并留置鼻饲管。

4.支持治疗

加强营养，纠正水电解质和酸碱紊乱。可鼻饲瑞素、能全力、匀浆奶等，也可同时或单独给予静脉营养如脂肪乳、氨基酸、水乐维他等。

5.对症治疗

酌情应用止痛、镇静药物，高热患者应予以物理和药物降温治疗。

6.应用润肠通便药物，咳嗽者予以止咳药物。

(二)手术治疗

1.手术治疗的适应证和禁忌证

一般认为，不应单纯以血肿量的多少来决定手术，影响病情更重要的因素是血肿的部位。

(1)对病情为Ⅰ级和Ⅱ级的患者，两侧瞳孔等大者先行内科治疗，但经内科系统性治疗中病情有进行性加重，或治疗24h病情无明显好转者，宜争取手术治疗。

(2)对病情为Ⅱ级的患者，已有瞳孔不等大者，应及时争取手术治疗。

(3)大脑皮层下出血，基底节外侧型出血和大脑半球血肿，应及时争取手术治疗。

(4)对病情为Ⅲ级的患者，特别是在发病后6~7h内即出现此险情者，一般不宜手术治疗。

(5)老年患者，或有明显心、肺、肝、肾功能障碍者，决定手术时需慎重。

2.手术时主要的选择

主要有下列三种选择：

(1)超早期手术：在出血7h内手术，不仅能及时解除血肿对脑组织的压迫，而且能减少血肿周围组织的水肿和坏死，促使神经功能最大限度恢复。

(2)早期手术：在出血后1~5d手术。认为出血后一天内自主神经中枢功能紊乱，生命体征多不稳定，而出血数天后，血肿和脑水肿造成的颅内压增高逐渐明显，此时手术效果较好。

(3)晚期手术：在出血1周以后，自神经功能紊乱、脑水肿多已消退，血肿与脑组织分界清楚，此时手术较容易，再出血的机会也减少。

3.手术方法及操作

有钻孔穿刺吸除和开颅清除血肿两种方法：

(1)钻孔血肿穿刺术：在最接近血肿处做颅骨钻孔(应避开中央区和语言区)，用脑针刺入血肿内，将液态血肿抽吸出。然后在血肿腔内留置一直径3mm的硅胶管，作血肿持续引流。也可向血肿内注入尿激酶促使其液化。

(2)开颅血肿清除术：在接近血肿的非功能区，作骨瓣开颅或环钻术，用脑针穿刺血肿定位后，作2cm长脑皮层切口，经此小切口用窄脑压板钝性分入血肿腔，用低压和吸孔较大的吸引器小心吸除血块和血液。血肿包膜和与其粘连的小血块可不必清除。然后用生理盐水反复冲洗血肿腔，确认止血满意后，在血肿腔内放置硅胶管，作颅外术后引流2~3d。脑水肿重者，去骨瓣减压。

4.手术后处理

由于高血压脑出血是高血压病在脑部的突出表现，因此术前、后应妥善控制全身的血压。血压过高可诱发再出血，过低可引起心、脑缺血，这些都应避免。术后病情若又复恶化，应重复CT扫描检查，除外血肿复发。另外，还应加强护理，保持水与电解质平衡，供给充分的营养，保持呼吸道通畅，降低颅内压，防止各种并发症，其中最重要的是肺部并发症、胃肠道大出血和高氮质血症。

5.手术结果

手术死亡率为2%~28%，功能恢复率为63%~89%。特别Suzuki和Kaneko报道壳核出血的超早期手术，死亡率仅为2%和7%，功能恢复率达89%和83%。术后死亡因素：原发病变太严重、术后再出血、心肌梗死、感染、肾衰竭等。

第三节 自发性蛛网膜下腔出血

颅内血管破裂，血液流入蛛网膜下腔，称为蛛网膜下腔出血(subaranoid hemorrhage, SAH)。SAH 有创伤性和非创伤性之分，前者指颅脑外伤引起，后者又称为自发性 SAH(spontaneous SAH)。

一、发病率

自发性 SAH 发病率存在地区年龄、性别等差别，各组统计数据差异很大，从 1.1/10 万到 96.0/10 万。研究方案设计、动脉瘤性 SAH 的独立划分等也可影响发病率的统计。WHO 动脉瘤破裂引起自发性 SAH 的年发生率为 2/10 万～22.5/10 万(ngall，200)。其中中国、印度和美洲中南部的发病率最低，日本和芬兰发病率较高。De Rooii(2007)系统复习得出除高和低发生率外的其他地区中位发生率为 9.1/10 万。近来 Feigin(2009)系统复习 56 项基于入口的研究，得出发病率为 2.16/10 万。必须指出，上述数据均低估，因为未包括院前死亡的患者。

自发性 SAH 女性多见，女：男为 1.24(95%可信区间 1.09～1.42)，但是在 50 岁前，男多于女。儿童发病率为 0.18～2/10 万。发病率随年龄增长而增加，并在 60 岁左右达到高峰。最多见于 60～69 岁，但年龄进一步增大，发病率反而下降。

二、病因和危险因素

(一)自发性

SAH 的常见病因自发性 SAH 的病因很多，最常见为颅内动脉瘤和动静脉畸形(AVM)破裂，占 57%，其次是高血压脑出血。其他病因见表 4-2。但有些患者尸解时仍不能找到原因，可能为动脉瘤或很小的 AVM 破裂后，血块形成而不留痕迹。此外，大多数尸解未检查静脉系统或脊髓蛛网膜下腔，这两者均有可能成为出血原因。

表 4-2 自发性 SAH 的常见病因

血管病变	动脉瘤、AVM、动脉硬化、高血压、脑血栓、血管淀粉样变、系统性红斑狼疮、巨细胞性动脉炎、局灶性血管坏死、结节性多动脉炎、毛细血管扩张症，Sturge-Weber 综合征等
静脉血栓形成	怀孕、服用避孕药、创伤、感染、凝血系统疾病、消瘦、脱水等
血液病	白血病、霍奇金病、血友病、淋巴瘤、骨髓瘤、多种原因引起的贫血和凝血障碍弥散性血管内凝血、使用抗凝药物等
过敏性疾病	过敏性紫癜、出血性肾炎、许兰-亨诺综合征等
感染	细菌性脑膜炎、结核性脑膜炎、梅毒性脑膜炎、真菌性脑膜炎、多种感染、寄生虫病等
中毒	可卡因、肾上腺素、单胺氧化酶抑制剂、乙醇、安非他明，乙醚、CO、吗啡、尼古丁、铅、奎宁、磷、胰岛素、毒蛇等
肿瘤	胶质瘤、脑膜瘤、血管网状细胞瘤、垂体瘤、脉络膜乳头状瘤、脊索瘤、血管瘤、肉瘤、骨软骨瘤、室管膜瘤、神经纤维瘤、肺源性肿瘤、绒癌、黑色素瘤等法
其他	维生素 K 缺乏、电解质失衡、中暑等心大

(二)自发性 SAH 的危险因素

相关危险因子如表 4-3 所示。

60

表 4-3　动脉棚性 SAH 发病危险因素

危险因素	危险程度*
吸烟	↑↑↑
酗酒	↑↑↑
高血压	↑↑↑
可卡因(和其他拟交感类药物)	↑
口服避孕药	↑↓
轻体重	↑↓
糖尿病	↔
高脂血症	↔
激素替代疗法	↓
动脉瘤部位、大小、形状	↑↑↑
患者年龄健康状况	↑↓
饮食富含素食	↑↓

*↑＝危险性增加，↓＝危险性降低，↑↓＝尚有争议，→＝不增加危险性。

1. 吸烟

是自发性 SAH 的重要相关因素，45%～75%的 SAH 病例与吸烟有关，并呈量效依赖关系。经常吸烟者发生 SAH 的危险系数是不吸烟者的 2～3 倍，男性吸烟者发病可能性更大。吸烟后的 3h 内是最易发生 SAH 的时段。

2. 酗酒

也是 SAH 的好发因素，呈量效依赖关系，再出血和血管痉挛的发生率明显增高，并影响 SAH 的预后。队列和病例一对照研究显示，乙醇摄入＞150g/周，危险增高 1.5～2.1 倍。

3. 拟交感类药物使用者易患 SAH

如毒品可卡因可使 SAH 的罹患高峰年龄提前至 30 岁左右。

4. 高血压症

是 SAH 的常见伴发症，且与 SAH 的发病具有相关性。高血压与吸烟对诱发 SAH 具有协同性。文献报道，高血压见于 20%～45%的 SAH 患者，患高血压者其 SAH 危险性是正常人群的 2.5 倍，若同时吸烟，发生 SAH 的危险性比不吸烟且无高血压的正常人高 15 倍，而且易发生新的动脉瘤。控制血压不仅可减少出血，还可减少发生新的动脉瘤。

5. 其他

可引起动脉粥样硬化的危险因素如糖尿病、高脂血症；也可使 SAH 的发病率增高，但有争议。口服避孕药曾被认为增加 SAH 的发病率。最新研究认为，服用避孕药并不增加 SAH 的发病率，激素水平可能影响 SAH 的发病率。尚未绝经且不服用避孕药的女性患 SAH 的危险性比相仿年龄已闭经的女性低。未绝经女性如发生 SAH，月经期是高危时期。绝经期使用激素替代疗法能降低发生 SAH 的危险性。

6. 气候与季节

有认为寒冷季节或气温、气压剧烈变化易诱发动脉瘤破裂出血，但有反对意见。

三、病理

(一)脑膜和脑反应

血液流入蛛网膜下腔，使脑脊液(CSF)红染，脑表面呈紫红色。血液在脑池、脑沟内淤积，距出血灶愈近者积血愈多，如侧裂池、视交叉池、纵裂池、桥小脑池和枕大池等。血液可流入脊髓蛛网膜下腔，甚至逆流入脑室系统。头位也可影响血液的积聚，仰卧位由于重力影响，血液易积聚在后颅窝。血块如在脑实质、侧裂和大脑纵裂内，可压迫脑组织。少数情况，血液破出蛛网膜下腔，形成硬膜下血肿。随时间推移，红细胞溶解，释放出含铁血黄素，使脑皮质黄染。部分红细胞随 CSF 进入蛛网膜颗粒，使后者堵塞，产生交通性脑积水。多核白细胞、淋巴细胞在出血后数小时即可出现在蛛网膜下腔，3d 后巨噬细胞也参与反应，10d 后蛛网膜下腔出现纤维化。严重 SAH 者，下视丘可出血或缺血，Neil-Wyer 在 54 例患者中，发现 42 例伴有下视丘和心肌损害，提示 SAH 后自主神经功能紊乱。

(二)动脉管壁变化

出血后动脉管壁的病理变化包括典型血管收缩变化[管壁增厚、内弹力折叠、内皮细胞空泡变、平滑肌细胞缩短和折叠]以及内皮细胞消失、血小板黏附、平滑肌细胞坏死、空泡变、纤维化、动脉外膜纤维化、炎症反应等引起动脉管腔狭窄。目前虽然关于脑血管痉挛的病理变化存分歧，即脑血管痉挛是单纯血管平滑肌收缩还是血管壁有上述病理形态学改变才导致管腔狭窄。但较为一致的意见认为，出血后 3～7d(血管痉挛初期)可能由异常平滑肌收缩所致。随着时间延长，动脉壁的结构变化在管腔狭窄中起主要作用。

(三)微血栓形成

由于出血后脑血管微循环障碍、炎症反应等因素，引起脑毛细血管血栓形成或栓塞。

(四)其他

除心肌梗死或心内膜出血外，可有肺水肿、胃肠道出血、眼底出血等。SAH 后颅内病理变化见表 4-4。

表 4-4 SAH 颅内病理变化

即刻反应	出血	①蛛网膜下腔；②硬膜下；③脑内；④脑室内；⑤动脉瘤内；⑥继发脑干出血
	脑疝	①大脑镰下疝；②小脑幕裂孔疝；③枕大孔疝
	急性脑积水	-
	急性脑肿胀	-
迟发反应	动脉瘤再出血	
	脑肿胀	-
	脑梗死	①血管痉挛；②脑内血肿局部压迫；③微血栓形成；④全身低血压、颅压增高、低血容量、低钠引起脑灌注压降低；⑤脑疝引起血管受压
	慢性脑积水	-

四、病理生理

(一)颅内压

由动脉瘤破裂引起的 SAH 在出血时颅内压会急骤升高。出血量多时，可达到舒张压水平引起颅内血液循环短暂中断，此时临床上往往出现意识障碍。高颅压对 SAH 的影响既有利又有弊：一方面高颅压可阻止进一步出血，有利于止血和防止再出血。另一方面又可引起严重全脑暂时性缺血和脑代谢障碍。研究表明，病情恶化时，颅内压升高；血管痉挛患者颅内压高于无血管痉挛者；颅内压≥15mmHg 的患者预后差于颅内压<15mmHg 的患者。临床症状较轻者，颅内压在短暂升高后可迅速恢复正常(<15mmHg)；临床症状较重者，颅内压持续升高(>20mmHg)并可出现 B 波，表明脑顺应性降低。SAH 后颅内压升高的确切机制不明，可能与蛛网膜下腔内血块、脑脊液循环通路阻塞、弥散性血管麻痹和脑内小血管扩张有关。

(二)脑血流、脑代谢和脑自动调节功能

由于脑血管痉挛、颅内压和脑水肿等因素的影响，SAH 后脑血流(CBF)供应减少，为正常值的 30%～40%，脑氧代谢率($CMRO_2$)降低，约为正常值的 75%，而局部脑血容量(rCBV)因脑血管特别是小血管扩张而增加。伴有脑血管痉挛和神经功能缺失者，上述变化尤其显著。研究显示，单纯颅内压增高须达到7.89kPa(60mmHg)才引起CBF和rCMRO$_2$降低，但SAH在颅内压增高前已有上述变化，颅内压增高后则加剧这些变化。世界神外联盟分级Ⅰ～Ⅱ级无脑血管痉挛的CBF为每分钟42mL/100g(正常为每分钟54mL/g)，如有脑血管痉挛则为每分钟36mL/100g，Ⅲ～Ⅳ级无脑血管痉挛的CBF为每分钟35mL/100g，有脑血管痉挛则为每分钟33mL/100g，脑血流量下降在出血后10～14d到最低点，之后缓慢恢复到正常。危重患者此过程更长。颅内压升高，全身血压下降，可引起脑灌注压(CPP)下降，引起脑缺血，特别对CBF已处于缺血临界水平的脑组织，更易受到缺血损害。

SAH后脑自动调节功能受损，脑血流随系统血压而波动，可引起脑水肿、出血或脑缺血。

(三)生化改变

脑内生化改变包括乳酸性酸中毒、氧自由基生成、激活细胞凋亡路径、胶质细胞功能改变、离子平衡失调、细胞内能量产生和转运障碍等，这些都与SAH后脑缺血和能量代谢障碍有关。由于卧床、禁食、呕吐和应用脱水剂，以及下视丘功能紊乱，患者血中抗利尿激素增加等，可引起全身电解质异常，其中最常见的有：

1.低血钠

见于35%患者，常发生在发病第2～10d。低血钠可加重意识障碍癫痫、脑水肿。引起低血钠的原因主要有脑性盐丧失综合征和ADH分泌异常(SIADH)。区分它们是很重要的，因为前者因尿钠排出过多导致低血钠和低血容量，治疗应输入生理盐水和胶体溶液；后者是ADH分泌增多引起稀释性低血钠和水负荷增加,治疗应限水和应用抑制ADH的药物如苯妥英钠针剂。

2.高血糖

SAH可引起高血糖，特别好发于原有糖尿病者，应用类固醇激素可加重高血糖症。严重高血糖症可并发癫痫及意识障碍，加重缺血缺氧和神经元损伤。近来发现出血急性期儿茶酚胺大量分泌可诱心肌病或心骤停、肺水肿，特别见于重症病。

(四)脑血管痉挛(cerebral vasospasm)

最常见于动脉瘤破裂引起的SAH，也可见于其他病变如AVM、肿瘤出血等引起的SAH。血管痉挛的确切病理机制尚未明确。但红细胞在蛛网膜下腔内降解过程与临床血管痉挛的发生时限一致，提示红细胞的降解产物是致痉挛物质。目前认为血红蛋白的降解物氧化血红蛋白(oxyhemoglobin, oxyHb)在血管痉挛中起主要作用。

除了能直接引起脑血管收缩，还能刺激血管收缩物质如内皮素-1(ET-1)和类花生酸类物质的产生，并抑制内源性血管扩张剂如一氧化氮的生成。进一步地降解产物如超氧阴离子残基、过氧化氢等氧自由基可引起脂质过氧化反应，刺激平滑肌收缩诱发炎症反应(前列腺素、白三烯等)，激活免疫反应(免疫球蛋白、补体系统)和细胞因子作用(白细胞介素-1)来加重血管痉挛。

(五)非脑血管痉挛的因素

长期以来，在诊治延迟性脑缺血障碍时会遇到下列令人困惑的现象：脑血管痉挛与脑缺血部位和程度不一致；预防或缓解痉挛后不能减少脑缺血；影像学发现与病理多发、缺血性不一致，1/4～1/3脑缺血者无脑血管痉挛(Diringer, 2013)。综合动物实验和临床观察，提出下列非脑血管痉挛的因素：①微血循环障碍：由于SAH引起脑自动调节功能丧失，微小血管持续痉挛而发生微血栓形成(Yundt,1998;Hirashima,2005)。②皮质扩散性抑制(CSD)：SAH经关闭脑动脉瘤和在皮质表面置放电极监测，发现出现脑缺血症状时，脑血管造影未见血管痉挛，但电极记录有跨皮质的去极化现象，MRI显示脑缺血灶(Wei-dauer, 2008)。③炎症：SAH患者周围血中白细胞增高，无明显感染性发热，血和脑脊液中炎症细胞因子(IL-b,TNF-α)、髓过氧化酶增高(Gruber, 2000; Schoch, 2007)。

(六)其他

1.血压

SAH 时血压升高可能是机体的一种代偿性反应,以增加脑灌注压、疼痛、烦躁和缺氧等因素也可促使全身血压升高。由于血压升高可诱发再出血,因此应设法控制血压,使之维持在正常范围。

2.心脏

91%SAH 患者有心律异常,少数可引发室性心动过速、室颤等危及患者生命,特别见于老年人、低钾和心电图上 QT 间期延长者。心律和心功能异常常可加重脑缺血和缺氧,应引起重视。

3.胃肠道

约 4% SAH 患者有胃肠道出血。在前交通动脉瘤致死病例中,83%有胃肠道出血和 Cushing 溃疡。

五、临床表现

SAH 是脑卒中引起猝死的最常见原因,许多患者死于就医途中,入院前死亡率在 3%~26%。死亡原因有心脏骤停、脑室内出血、肺水肿,以及椎基底动脉系统动脉瘤破裂等。即使送至医院,部分患者在明确诊断并得到专科治疗以前死亡。积累的文献报道,动脉瘤破裂后只有 35%的患者在出现 SAH 症状和体征后 48h 内得到神经外科相应治疗。

(一)诱发因素

约有 1/3 的动脉瘤破裂发生于剧烈运动中,如举重、情绪激动、咳嗽、屏便、房事等。如前所述,吸烟、饮酒也是 SAH 的危险因素。

(二)先兆

单侧眼眶或球后痛伴动眼神经麻痹是常见的先兆,头痛频率、持续时间或强度改变往往也是动脉瘤破裂先兆,见于 20%患者,有时伴恶心、呕吐和头晕症状,但脑膜刺激征和畏光症少见。通常由少量蛛网膜下腔渗血引起,也可因血液破入动脉瘤夹层,瘤壁急性扩张或缺血。发生于真正 SAH 前 2h 至 8 周内。

(三)典型表现

多骤发或急起,主要有下列症状和体征。

1.头痛

见于 80%~95%患者突发,呈劈裂般剧痛,遍及全头或前额、枕部,再延及颈、肩腰背和下肢等。Willis 环前部动脉瘤破裂引起的头痛可局限在同侧额部和眼眶。屈颈、活动头部和 Valsalva 试验以及声响和光线等均可加重疼痛,安静卧床可减轻疼痛。头痛发作前常有诱因:剧烈运动、屏气动作或性生活,约占发病人数的 20%。

2.恶心呕吐、面色苍白、出冷汗。约 3/4 的患者在发病后出现头痛、恶心和呕吐。

3.意识障碍

见于半数以上患者,可有短暂意识模糊至昏迷。17%的患者在就诊时已处于昏迷状态。少数患者可无意识改变,但畏光、淡漠、怕响声和振动等。

4.精神症状

表现为谵妄、木僵、定向障碍、虚构和痴呆等。

5.癫痫

见于 20%患者。

6.体征

(1)脑膜刺激征:约 1/4 的患者可有颈痛和颈项强直。在发病数小时至 6d 出现,但以 1~2d 最多见。Kernig 征较颈项强直多见。

（2）单侧或双侧锥体束征。

（3）眼底出血（Terson 征）：表现为玻璃体膜下片状出血，多见于前交通动脉瘤破裂，因颅内压增高和血块压迫视神经鞘，引起视网膜中央静脉出血。此征有特殊意义，因为在 CSF 恢复正常后仍存在，是诊断 SAH 的重要依据之一。视乳头水肿少见，一旦出现则提示颅内占位病变。由于眼内出血，患者视力常下降。

（4）局灶体征：通常缺少，可有一侧动眼神经麻痹。单瘫或偏瘫、失语感觉障碍、视野缺损等，它们或提示原发病和部位，或由于血肿、脑血管痉挛所致。

（四）非典型表现

1. 少数患者起病时无头痛，表现恶心、呕吐、发热和全身不适或疼痛，另一些人表现胸背痛、腿痛、视力和听觉突然丧失等。

2. 老年人 SAH 特点

①头痛少（<50%）且不明显。②意识障碍多（>70%）且重。③颈硬较 Kernig 征多见。

3. 儿童 SAH 特点

①头痛少，但一旦出现应引起重视。②常伴系统性病变，如主动脉弓狭窄、多囊肾等。

（五）分级

dBotterell 最早对 SAH 患者进行分级，旨在了解不同级别进行手术的风险有无差异。临床分级作用不仅限于此，它对各种治疗的效果评价、相互比较都有重要作用，应用也更加广泛。有多种分级方法，大多根据头痛、脑膜刺激症状、意识状态和神经功能损害等来分级，其中应用广泛的是 Hunt 和 Hess 分级。对 SAH 患者的预后判断较为准确。一般 I～II 级 SAH 患者预后较好，而 IV～V 级患者预后不佳。以哥拉斯格昏迷评分（Glasgow comascore，GCS）为基础的世界神经外科联盟分级越来越受到人们重视，有利于各地区资料相互比较。3 种主要分级方法见表 4-5。Gotoh（1996）等前瞻性研究 765 例脑动脉瘤患者应用世界神经外科联盟分级表与预后的关系，发现患者术后预后与术前 GCS 有关（P<0.001），即术前 GCS 高分者预后较好，特别是 GCS15 分与 14 分之间有显著差别（P<0.001）。但是 GCS13 分与 12 分、7 分与 6 分之间差别不明显，影响 III 级与 IV 级、IV 级与 V 级患者预后评估的准确性。欧洲脑卒中组织的脑动脉瘤和 SAH 指南（2013）介绍 PAASH（动脉瘤性 SAH 入院和预后）分类，认为该分类比 WFNS 更好，预后不良随级别增高更明显，级别间差异明显（表 4-6）。Chiang（2000）报道，如果各种分级和评分对预后评估有价值，必须以治疗前的分级和评分为准。SAH 分级与延迟脑缺血障碍和死亡率见表 4-7（Wojner，2004）。

表 4-5　SAH 临床分级表 1

级别	Botterell 分级（1956）	Hunt 和 Hess 分级*（1968，1974）	世界神经外科联盟分级（1988）	
			GCS	运动功能障碍
1	清醒，有或无 SAH 症状	无症状或头痛	15	无
2	嗜睡，无明显神经功能缺失	脑神经麻痹（如III、V）中重度头痛，颈硬	13～14	无
3	嗜睡，神经功他丧失，可能存在颅内血肿	轻度局灶神经功能缺失，嗜睡或错乱	13～14	存在
4	因血肿出现严重神经功能缺失，老年患者可能症状较轻，但合并其他脑血管疾病	昏迷，中重度偏瘫，去大脑强直早期	7～12	存在或无
5	濒死，去大脑强直	深昏迷，去大脑强直，濒死	3～6	存在或无

*如有严重全身系统疾病，如高血压、糖尿病、严重动脉硬化、慢性肺部疾病或血管造影显示血管痉挛，评级增加一级

表 4-6　SAH 临床分级表 2

分级	级别	GCS	预后不良*(%)	预后不良*(OR)
WFNS	Ⅰ	15	14.8	为参考值
	Ⅱ	13~14	29.4	2.3
	Ⅲ	13~14 伴局灶征	52.6	6.1
	Ⅳ	7~12	58.3	7.7
	Ⅴ	3~6	92.7	69
PAASH	Ⅰ	15	14.8	为参考值
	Ⅱ	11~14	41.3	3.9
	Ⅲ	8~10	74.4	16
	Ⅳ	4~7	84.7	30
	Ⅴ	3	93.9	84

*预后不良定义为 GOS 1~3 或改良 Rankin 4~6

表 4-7　SAH 临床分级表 3

分级	延迟脑缺血(%)	死亡率(%)
Ⅰ	22	0~5
Ⅱ	33	2~10
Ⅲ	52	10~15
Ⅳ	53	60~70
Ⅴ	74	70~100

表 4-8　SAH Fisher 分级表

级别	CT 表现	血管痉挛危险性
1	CT 上未见出血	低
2	CT 上发现弥散出血,尚未形成血块	低
3	较厚积血,垂直面上厚度>1mm(大脑纵裂、岛池、环池)或者水平面上(侧裂池、脚问池)长×宽>5mm×3mm	高
4	脑内血肿或脑室内积血,但基底池内无或少量弥散出血	低

六、辅助诊断

(一)CT

1.头颅 CT 平扫

是目前诊断 SAH 的首选检查。其作用在于:①明确 SAH 是否存在及程度,提供出血部位的线索。②增强 CT 检查有时能判断 SAH 病因,如显示增强的 AVM 或动脉瘤的占位效应。③能了解伴发的脑内、脑室内出血或阻塞性脑积水。④随访治疗效果和了解并发症。CT 检查的敏感度取决于出血后的时间和临床分级。发病 1h,90%以上病例能发现 SAH 的积血,5d后 85%的患者仍能从 CT 片上检出 SAH,1 周后为 50%,2 周后 30%。CT 片上 SAH 的量和部位与血管痉挛的发生有很好的相关性。临床分级越差,CT 上出血程度越严重,预后越差。表 4-8 为根据 CT 上积血程度的 SAH Fisher 分级表。由于 Fisher 分级较粗糙,且发生血管痉挛危险性 4 级反比 3 级低,为了更准确识别和分类 SAH 与脑血管痉挛的关系,Zervas 等(1997)

和 Frontera 等(2006)分别提出改良 Fisher 分级(表 4-9)。

表 4-9 改良 Fisher 分级表(Zorvas 等,1997)

Fisher 分级	CT 表现	发生血管痉挛危险性(%)
0	未见出血或仅脑室内或脑室皮内出血	3
1	仅见基底池出血	14
2	仅见周边脑池或侧裂出血	38
3	广泛蛛网膜下腔出血伴脑实质出血	57
4	基底池、周边脑池、侧裂池较厚积血	57

2.CT 灌注(pCT)

由于现代螺旋 CT 快速成像,pCT 可发现早期无症状的脑缺血,因此值得提倡。

3.CT 脑血管造影(CTA)

由于 286~320 排 CT 的应用,CTA 灵敏度达 77%~97%,特异度达 87%~100%,可发现≥1mm 血管和动脉瘤。不但快速扫描成像分辨力提高,而且腔内成像技术可了解血管流速、动脉瘤壁搏动。

(二)CSF 检查

腰穿 CSF 检查也是诊断 SAH 的常用方法。特别是头颅 CT 检查阴性者。但应掌握腰穿时机。SAH 后数小时腰穿所得 CSF 仍可能清亮。所以应在 SAH 后 2h 后行腰穿检查。操作损伤引起的出血有别于 SAH:①连续放液,各试管内红细胞计数逐渐减少。②如红细胞>250000/mL,将出现凝血。③无 CSF 黄变。④红细胞/白细胞比值正常,并且符合每增加 1000 个红细胞,蛋白含量增加 1.5mg/100mL。⑤不出现吞噬有红细胞或含铁血黄素的巨噬细胞,CSF 黄变是由于 CSF 中蛋白含量高或有红细胞降解产物,通常在 SAH 后 12h 开始出现。分光光度计检测可避免遗漏。一般在出血后 12h~2 周 CSF 黄变检出率 100%,3 周后 70%,4 周后 40%。腰穿属有创检查,可诱发再出血或加重症状,操作前应衡量利弊,并征得家属同意。

(三)MRI

在 SAH 急性期,CT 的快速成像和分辨率优于 MRI;在 SAH 亚急性或慢性期,MRI 不逊于 CT,特别对后颅窝、脑室系统少量出血,以及动脉瘤内血栓形成、多发动脉瘤中破裂瘤体的判断等方面,MRI 优于 CT。MRA(time of flight)敏感度达 50%~80%,特异度达 100%,但有假阳性,可作为动脉瘤无创性筛查或随访。对 MRI 检查是否引起金属动脉夹的移位,有争议。故动脉瘤夹闭后,不了解动脉夹特性者,慎用高场强 MRI 复查。

(四)脑血管造影

仍是本病的标准诊断方法,一般应行四血管造影,以免遗漏多发动脉瘤或伴发的 AVM。血管数字减影技术(DSA)已能查出大多数出血原因。如颈内动脉血管造影仍不能显示病变者,颈外动脉造影可能发现硬脑膜动静脉瘘。如颈痛、背痛明显,并以下肢神经功能障碍为主,应行脊髓血管造影除外脊髓 AVM、动脉瘤或新生物。

血管造影是否引起神经功能损害加重,如脑缺血、动脉瘤再次破裂,目前尚无定论。造影时机:由于脑血管痉挛易发生在 SAH 后 2~3d,7~10d 达高峰,再出血好发时间也在此范围,因此目前多主张脑血管造影宜早,即出血 3d 内只要病情稳定,应行脑血管造影,以尽早进行病因治疗。如已错过 SAH 后 3d,则需等待至 SAH 后 3 周进行。在等待期间,如病情变化,仍可行血管造影检查。首次脑血管造影阴性者,2 周后(血管痉挛消退)或 6~8 周(血栓吸收)后应重复脑血管造影。

(五)经颅多普勒超声(TCD)

可以无创测的脑底大血管的血流速度,对临床 SAH 后血管痉挛有诊断价值,目前已作为 SAH 后血管痉挛的常规监测手段。优点:实时、无创、床旁、重复进行。缺点:只能提供颅底大血管的流速，不能测定末梢血管的血流变化；需依靠操作者的主观判断；部分患者特别是老年患者颞窗较厚，探测不出血流信号。大脑中动脉的血流速度最常用来诊断血管痉挛。流速与血管痉挛程度呈正相关。大脑中动脉流速正常范围在 $33\sim90cm/s$，平均为 $60cm/s$ 左右。流速 $>-120cm/s$，与血管造影上轻中度血管痉挛相似；高于 $200cm/s$，为严重血管痉挛，临床上常出现缺血和梗死症状。因此，大脑中动脉流速 $>120cm/s$，可作为判断脑血管痉挛的参考标准。与血管造影显示的血管痉挛比较，特异度为100%，但敏感度为59%。此外，流速增快速度也与临床缺血程度有关。Lindegaard 建议采用大脑中动脉与颅外颈内动脉流速的比值来判断血管痉挛，可以矫正全身血流改变对脑血流的影响，也可鉴别血管痉挛与脑充血和血液稀释的区别，从而更准确地评价脑血管痉挛。当比值 >3，血管造影可发现血管痉挛；比值 >6，可出现严重血管痉挛，临床可有缺血表现。除了测定脑血管流速外，TCD 还可用于评价脑血管的自动调节功能，但相应监测指标与临床表现的一致性尚有待进一步研究。

七、诊断和鉴别诊断

首先应明确有无 SAH。突然发作头痛、意识障碍和脑膜刺激症及相应神经功能损害症状者，应高度怀疑 SAH。突发剧烈头痛的鉴别诊断如下所示。及时进行头 CT 检查，必要时腰穿，以明确出血。

对 SAH 前的先兆性头痛等症状应引起注意，并与偏头痛、高血压脑病和其他系统性疾病当 SAH 引起的突发剧烈头痛，需与以下疾病引起的头痛进行鉴别。

（一）颅内

1.血管性

①AVM、硬脑膜 AV 瘘、烟雾病等。②低颅内压。③垂体脑卒中。④静脉窦血栓形成。⑤脑内出血。

2.感染

①脑膜炎。②脑炎。

3.由新生物、颅内出血或脑脓肿引起的颅内压增高。

（二）良性头痛

1.偏头痛。

2.紧张。

3.感染性头痛。

4.良性疲劳性头痛。

5.与兴奋有关的头痛。

（三）来自颅神经的头痛

1.由于肿瘤、动脉瘤、Tolosa-Hunt 征、Raeder 三叉神经痛、Gradenigo 征引起颅神经受压或炎症。

2.神经痛

（1）三叉神经。

（2）舌咽神经。

（四）颅内牵涉痛

1.眼球

（1）球后神经炎。

（2）青光眼。

2.副鼻窦炎。

3.牙周脓肿、颞颌关节炎。

（五）系统疾病

1. 恶性高血压、亚急性心内膜炎。

2. 病毒性疾病。

3. 颈段脊髓 AVF 可引起 SAH。对 DSA 颅内检查阴性者，应做脊髓血管造影。

从临床表现鉴别 SAH 与颅内出血或缺血性脑卒中有时较为困难。一般有脑膜刺激症状、缺少局灶性神经系统症状和年龄相对较轻（＜60 岁），SAH 的可能性较大。突发头痛和呕吐并不是 SAH 的特有症状，常不能以此作为与颅内出血或缺血性脑卒中鉴别诊断的依据。SAH 患者的癫痫发生率与颅内出血患者相似，但缺血性脑卒中患者较少发生癫痫。

临床怀疑自发性 SAH 后的诊断程序。

确诊自发性 SAH 后，应进行 SAH 病因诊断。主要以脑血管造影或 3D-CTA 进行筛选。但第一次脑血管造影可有 7%～30%的患者不能发现阳性结果，称为"血管造影阴性 SAH"。其中又有 21%～68%不等的患者在 CT 平扫时只表现为脑干前房积血，称为"中脑周围 SAH"（perimesencephalic SAH），这是一种较为特殊、预后良好的自发性 SAH，占自发性 SAH10%左右。与血管造影阳性患者相比，年龄偏轻，男性较多，临床分级较好。CT 上出血仅位于脑干前方，不累及脑沟和脑室。再出血和出血后血管痉挛发生少，预后良好。目前原因不明，可能由静脉出血引起。但椎基动脉系统动脉瘤破裂出血也可有相似的头颅 CT 表现，故不能轻易诊断为中脑周围 SAH。

对脑血管造影阴性 SAH 者，应在 2 周左右重复脑血管造影，文献报道病因的检出率为 2%～22%不等。

当确诊 SAH 的原因为多发动脉瘤破裂出血，应进一步识别破裂瘤体，以下几点可供参考。①除外硬膜外动脉瘤。②CT 片显示局部 SAH。③在血管造影上破裂动脉瘤附近有血管痉挛或占位效应。④大而不规则动脉瘤较小而规则易破裂。⑤定位体征有助诊断。⑥重复血管造影，见动脉瘤增大和局部血管形态学改变。⑦选择最可能破裂的动脉瘤，如前交通动脉瘤。⑧最大最近端的动脉瘤破裂可能性最大。

八、并发症

（一）神经系统并发症

1. 迟发性缺血性障碍（delayed ischmic deficit，DID）

又称症状性脑血管痉挛。由于脑血管造影或 TCD 提示脑血管痉挛者，不一定出现临床症状。只在伴有脑血管侧支循环不良情况下，rCBF＜每分钟 18～20mL/100g 时，才引起 DID。因此，脑血管造影和 TCD 诊断 SAH 后脑血管痉挛的发生率可达 67%，但 DID 发生率为 35%，DID 致死率为 10%～15%。血管造影显示的血管痉挛常发生在 SAH 后 2～3d，7～10d 为高峰，2～4 周逐渐缓解。脑血管痉挛的发生与头颅 CT 上脑池内积血量有一定关系。

DID 的临床表现：①前驱症状：SAH 症状经治疗或休息好转后又出现或进行性加重，血白细胞持续增高，持续发热。②意识由清醒至嗜睡或昏迷。③局灶体征，取决于脑缺血部位。如颈内动脉和大脑中动脉分布区，可出现偏瘫伴或不伴感觉减退或偏盲。大脑前动脉受累可出现识别和判断能力降低、下肢瘫、不同程度意识障碍、无动性缄默等。椎基动脉者则引起锥体束征、颅神经征、小脑征、自主神经功能障碍、偏盲或皮质盲等。上述症状多发展缓慢，经数小时或数天才达高峰，持续 1～2 周后逐渐缓解，少数发展迅预后差。

DID 的诊断：一旦出现上述临床表现，即应做头颅 CT，排除再出血、血肿、脑积水等，并做 TCD 和脑血管造影进行诊断。CT 显示脑梗死有助于诊断此外，也应排除水、电解质紊乱，肝、肾功能障碍，以及肺炎和糖尿病等全身系统疾病，并可行相应检查。

2. 再出血

是 SAH 患者致死致残的主要原因，死亡率高达 70%～90%。首次出血后 24～48h 为再出血高峰，特别是6～8h，2周内出血率为20%～30%，以后则逐渐减少。半年后出血率为3%。

3. 脑积水

出血急性期脑积水发生率约为20%，常同时伴有脑室出血。出血后期脑积水则多与CSF吸收障碍有关。慢性脑积水的发生率各家报道差异较大，从6%至67%不等，主要与脑积水判断标准、评价时间不同有关。在3251例动脉瘤引起的SAH患者中，15%的患者CT检查可发现有脑积水，13.2%的患者临床出现脑积水症状(Kassell，1990)。Vale分析108例因动脉瘤破裂引起SAH并进行早期手术的患者情况，发现约有20%的患者在SAH后30d内需接受脑室腹腔分流手术。有再出血和脑室出血史的患者脑积水发生机会更多。

（二）全身系统并发症

严重的全身系统并发症是23% SAH死亡的原因，好发于危重患者和高级别患者。因此，防治SAH后全身系统并发症的重要性与防治DID和再出血一样重要，应引起重视。

1. 水、电解质紊乱

常见低血钠，见于35%患者，好发于出血第2～10d。可加重意识障碍癫痫、脑水肿。引起低血钠原因：脑性盐丧失综合征和促利尿激素分泌异常综合征(SI-ADH)。应注意鉴别上述两个综合征，因为两者处理原则完全不同。脑性盐丧失综合征，是因尿钠排出过多导致低血容量和低血钠，治疗包括输入生理盐水和胶体溶液，不能限制水分，否则可加重血管痉挛和脑缺氧。SIADH则因ADH不适当分泌增多，引起稀释性低钠血症和水负荷增加，治疗除补钠外，还包括限水和应用抑制ADH药如苯妥英钠针剂。

低血容量也为SAH后常见并发症，见于50%以上的患者中，在SAH后最初6d内血容量可减少10%以上。血容量降低，可增加红细胞的黏滞度，影响脑微循环，增加血管痉挛的易感性。扩容升高血压可防止因血管痉挛而引起的DID。

2. 高血糖

SAH可引起血糖增高，特别是见于隐性糖尿病的老年患者。应用类固醇激素可加重高血糖症。严重高血糖症则可引起意识障碍、癫痫，可恶化脑血管痉挛和脑缺血。

3. 高血压

多数SAH患者有代偿性血压升高(Cushing反应)，以应答出血后的脑灌注压降低，但过高的血压(收缩压持续维持在180～200mmHg以上)可诱发再出血，特别是不适当的降低颅内压，同时未控制血压。兴奋、烦躁不安、疼痛和缺氧等可促发血压升高。

（三）全身其他脏器并发症

1. 心脏

心律失常见于91%患者，高龄、低血钾、心电图有QT间期延长者易发生心律失常。常见有室性、室上性心动过速、游走心律、束支传导阻滞等，多为良性过程，但少数患者因室性心动过速、室颤、室扑等而危及生命。以往认为心律失常的临床意义不大，但目前认为上述心律失常提示SAH诱发的心肌损害。约有50%的患者可有心电图异常，如T波倒置，ST段压低、QT间期延长、U波出现。

2. 深静脉血栓形成

见于约2%SAH患者，其中约半数患者可发生肺栓塞。

3. 胃肠道出血

约4%SAH患者有胃肠道出血。因前交通动脉瘤出血致死的患者中，83%有胃肠道出血和胃十二指肠溃疡(Cushing溃疡)。

4. 肺

最常见的肺部并发症为肺炎和肺水肿。神经性肺水肿表现为呼吸不规则、呼吸道内粉红色泡沫样分泌物，蛋白含量高(>4.5g/dL)，见于约2%的SAH患者，最常见于SAH后第1周内，确切原因不清，与SAH后肺部毛细血管收缩、血管内皮受损、通透性增加有关。

九、治疗

(一)院前和急诊室处理

由于近 2/3 的 SAH 患者在获得专科治疗前死亡,因此提高院前和急诊室诊治水平是我们面临的挑战。控制过高的血压(>180mmHg)和止血剂(如止血环酸)应用是行之有效的方法。

(二)病因治疗

病因治疗是 SAH 的根本治疗。动脉瘤的直接夹闭或血管内介入不仅能防止再出血,也为以后的血管痉挛治疗创造条件。

十、预后

影响 SAH 预后的因素很多,病因、血管痉挛和治疗方法为主要因素。病因不同,差异较大。AVM 引起的 SAH 预后最佳,而血液系统疾病引起的 SAH 效果最差。动脉瘤破裂的死亡率在 55%左右。动脉瘤破裂未经手术夹闭,可再次发生出血。最常发生于第一次 SAH 后 4~10d。每天发生率为 1%~4%。前交通动脉瘤再出血的概率最大。第二次出血的死亡率为 30%~60%;第三次出血者几乎是 100%。但在第一次 SAH 后 3~6 个月再出血的危险性显著降低,以后出血的死亡率可能不会超过第一次出血的死亡率。患者的年龄、性别和职业,以及第一次发病的严重程度,与复发似无关联,但高血压可能增加其危险性。

血和 CSF 生物标记预测动脉瘤性 SAH 患者的预后:Sanchez-Pena(2008)单中心前瞻研究认为 S-100β 增高者预后不良,但 Amiri(2013)认为无关。胶质纤维酸蛋白(GFAP)、反应蛋白(CRP)血中浓度增高与病情的预后不良有关(VOS,2006;Fountas,2009)。

DID 也是 SAH 患者致死致残的主要原因,约有 13.5%动脉瘤破裂引起的 SAH 患者因 DID 死亡或残废。在致残患者中,约 39%因 DID 而起。

随着对 SAH 病理生理研究的深入和治疗方法的改进,其预后已有很大改善。Cesarini 对一地区 20 多年内动脉瘤破裂引起的 SAH 预后进行分析,发现近 10 年来 Hunt 和 Hess 分级Ⅰ级和Ⅱ级,患者发病后 6 个月死亡率明显低于前 10 年(16%与 34%),临床症状和生存质量也优于以前。但 Hunt 和 Hess 分级Ⅲ级~Ⅴ级患者的死亡率无明显改善。

对 SAH 患者首次血管造影未发现病因者,预后与头颅 CT 上积血分布情况有关,中脑周围 SAH 患者预后较好,再出血的概率也小于其他患者。这些患者的死亡率仅 6%,而找到动脉瘤的患者死亡率约为 40%。除此之外,其他血管造影阴性 SAH 患者也比动脉瘤破裂引起的 SAH 预后佳。文献报道约 80%血管造影阴性 SAH 患者能恢复正常工作,而只有 50%的动脉瘤破裂引起的 SAH 患者能恢复健康。

第五章 颅脑创伤

颅脑创伤在平时和战时均常见，仅次于四肢伤，平时主要因交通事故、坠落、跌倒等所致。战时则多因火器伤造成。多年来，尽管在颅脑损伤的临床诊治及相关基础研究方面取得了许多进展，但其死亡率和致残率依然高居身体各部位损伤之首。颅脑创伤导致头部软组织损伤、颅骨变形、颅骨骨折，进而造成脑膜、脑血管、脑组织及脑神经等损伤，有时合并颈椎、颈髓、耳等有关器官的损伤。

因颅脑创伤造成颅内出血或严重脑挫裂伤等，可迅速导致脑水肿、脑血肿、颅内压增高和继发脑疝，这些都将造成严重的后果或致死。所以，对颅脑创伤的防治，抢救工作，应引起高度重视。早期对颅脑创伤的临床表现和病情发展机制的理解，是以外伤的局部机械作用的因素为基础的，随着对颅脑创伤患者的治疗和观察，发现患者多有脑缺氧的现象，继之出现脑水肿、脑肿胀等一系列症状，又提出了物理化学变化的理论。颅脑创伤的病理生理的变化是多方面的，复杂的，它的机制当前尚不能用某一种理论做出全面的解释，而只能彼此相互补充，这也正是严重颅脑创伤的治疗至今仍不能取得更加满意效果的主要原因。

第一节 流行病学

颅脑创伤流行病学是应用流行病学的原理和方法对一个国家、地区或社区的颅脑创伤患者的病因及流行病学特征进行调查并分析其特点，以便有针对性地提出有效的对策和措施并加以防控，从而减轻其危害。颅脑创伤流行病学是一门近代新兴的学科，因其涉及的领域较为广泛，其准确的流行病学资料仅见零散报道，缺少权威和系统性的数据。目前对颅脑创伤流行病学研究的主要内容包括发生率、地域分布特征、伤因分析等。

颅脑创伤的发生率与不同国家的社会经济发展程度有密切的关系，发达国家对交通设施和规章制度维护均周密，而欠发达国家的交通运输机动化程度较低，创伤发生较少严重程度均较低，发展中国家虽然其经济得到快速发展但道路改善相对滞后且交通安全管理明显不足，与此相关的道路交通事故显著增高。颅脑创伤发生率与社会经济发展趋势呈显著相关，对于深入研究颅脑创伤的预防控制体系有极大的参考价值。近年来，随着研究者对轻型脑外伤的关注，研究者对社会活动相头颅脑创伤流行病学表示出极大的兴趣，如美国橄榄球运动和加拿大冰球运动造成的轻型重复颅脑创伤逐渐得到流行病学研究的关注。

目前，对急性颅脑创伤的流行病学特征报告最多的国家是美国，发生率波动在 $62.3\sim546/10$ 万人年，从整体上看，美国等发达国家的颅脑创伤发生率呈下降趋势。急性颅脑创伤的死亡率和病死率资料提示。20 世纪 80 年代至 2003 年，死亡率最高的是 20 世纪 90 年代非洲，达 $80/10$ 万人年，最低的是 20 世纪 80 年代我国城市 $6.3/10$ 万人年，农村 $9.72/10$ 万人年，美国介于 $(14\sim30)/10$ 万人年。由于资料不全，尚需继续观察积累。报道病死率最高的国家是印度，50% 的重型颅脑创伤患者死亡，最低是瑞典为 0.9%。目前，我国颅脑创伤病死率为 $4\%\sim7\%$，不包括死于现场、运送途中及出院后死亡的患者，只能作为参考，不能作为流行病学依据。

50 年来急性颅脑创伤的发病率、死亡率、病死率统计资料又与研究方法的不同有很大的差异，即使在医学统计资料较为完善的西方发达国家，也缺乏系统的连续的资料，在统计方法上也有很大的出入。

急性颅脑创伤的病因依据社会经济和文化的发展阶段及时间不同有很大差异。战争时期的颅脑创伤原因主要是火器伤，各国均一致，但和平时期各国则有所不同，主要是根据各国的经济发展水平不同而有所差异。各国各民族均有其不同的社会文化和习惯传统，中国曾经是自行车生产的大国，在经济欠发达时期，发生车祸的车辆除机动车之外就是自行车，而在美国虽然道路交通事故导致的颅脑创伤发生率不断下降，但枪伤、运动伤则有所增加，随着人们对战场创伤的关注的增减？爆震伤相关的颅脑创伤也成为新的门类。我国颅脑创伤的主要原因是道路交通事故，在大量建筑项目的开展过程中，高处坠落伤等也成为致伤原因之一。

我国道路交通事故成为急性颅脑创伤的主要原因，文献报道占急性颅脑创伤的50%～70%，每年致死10万人，对健康和经济造成严重的危害和巨大损失，我国道路交通事故伤的主要特点是机动车在短时间内迅速增加，事故烈度较大。但近来随着"酒驾入刑"等交通管理措施的严格实施，道路交通事故伤总体量下降趋势，在某些发达地区下降程度更为明显。道路交通事故的发生主要与环境因素驾驶员经验，非机动车和行人的影响有关。坠落伤也是颅脑伤的主要伤因。高空作业中不系安全带，阳台坠落等常导致急性颅脑损伤，我国20世纪60年代中报道的急性颅脑创伤的主要病因是坠落伤，至今仍是颅脑创伤病因的第二位或第三位。颅脑创伤的其他原因主要是跌伤，跌伤是日常生活中的常见的创伤方式。随交通事故创伤逐渐下降，对跌伤导致的颅脑创伤应引起重视；另外，还有暴力创伤，指石块、木棍等打击头部致伤，造成颅脑创伤的程度与暴力的大小及头部被击中的部位而定；运动伤，常见于拳击及散打运动员被击中头部，足球、橄榄球、冰球等运动中的严重头部创伤或多次轻型损伤造成的累积效应。亦有火器伤、系弹片、子弹直接致伤颅脑部位产生的损害，多为开放伤。

第二节　脑损伤机制

一、生物力学机制

颅脑损伤是指由机械负荷力包括暴力和应力所造成的功能和结构的损伤。脑损伤主要是由于组织内部的相对运动而引起。当一个暴力作用于颅脑结构时，颅脑结构将会产生变形和加速度，其力学和生物学的反应主要决定于获得的能量及接触的面积，机械力对组织的影响与作用时间的长短及组织变形的梯度有关，包括组织的移位、速度和加速度及加速度的变率，当着力持续时间短暂时，增加速度的变化可导致损伤的加重，而着力持续时间较长时，损伤的程度取决于加速度的大小。脑组织的应力是造成脑损伤最终的直接原因，其应力可由不同的机制产生，即颅骨变形、角加速度、压力梯度一直线加速度及颅颈交界的运动。头颅结构的复杂性及不同负荷的作用特点产生了不同的颅脑损伤机制。

典型的头部外伤，冲击力的持续时间为5～20ms，这种打击产生的接触力负荷很强，但持续时间很短，随后这种运动便产生惯性。因此导致脑损伤的主要作用可以是接触力负荷，也可以是惯性力负荷。一个较轻而尖锐的物体打击头部所产生的改变仅仅在冲击点的局部，而一记对面部的重拳可不产生脑颅的变形，却可造成致命的脑损伤。根据负荷力的特点，尤其是持续时间，将脑损伤的负荷力分为三种类型，即撞击力负荷、冲击力负荷及静态(挤压)负荷，不同的力学现象在脑的不同部位可产生不同的功能和结构的改变。

单纯的冲击性负荷意味着所产生的接触效应可以忽略，因为惯性，头部的运动可包含三种形式，即直线运动、旋转运动、颅颈部的过伸和过屈。直线运动是指头的重心沿一条直线运动，而旋转是围绕头的重心转动，正常情况下，这些运动是同时发生的，而运动的中心位于重心的外面，而且经常在颅外。这样的运动被认为是成角的或是轴心的运动。颅骨的直线运动导致脑组织对颅骨的绝对运动或相对运动，而且会产生颅内压的改变。在接触应力的对侧部位，短暂的负压会产生空泡现象，而这些空泡的崩溃可产生脑损伤。虽然这些效应主要与头的线性运动有关,但压力的改变可能部分与压力波通过脑组织有关,即接触性负荷效应。在头部旋转运动中,脑的运动落后于颅骨,产生的应力作用于脑和颅骨-硬脑膜之间的桥静脉上,也作用于脑组织本身,可使桥静脉断裂而发生硬膜下血肿,损伤脑实质及其血管组织,导致广泛的轴索损伤及出血。颅颈交界的过曲和(或)过伸已被认为是脑挫伤形成的一个独立的损伤机制,1961 年 Friede 和 Geerke 证实了齿状突周围颈髓的过伸同时伴有局部病理形态学的改变和脑震荡。但也可能是颈椎传递给脑干的剪应力所造成的后果。

二、细胞生物学机制

研究发现许多脑损害因子参与这一机制。至今为止研究比较集中的有 3 个方面:①神经递质及其受体的兴奋性毒性及其细胞内信使传递的异常。②氧自由基的损害作用。③钙超载。现将作用较为明确的几种损害因子及机制简述如下。

(一)乙酰胆碱

颅脑损伤后脑脊液内乙酰胆碱的浓度明显升高这一现象在实验研究和临床病人中均以得到证实,其升高的程度与脑损伤的严重程度及预后密切相关。此后发现,颅脑损伤后脑组织内毒蕈样胆碱能受体的数量和亲和力均发生异常改变,颅脑损伤前给予受体拮抗药可明显减轻实验动物伤后的神经行为功能障碍,毒蕈样胆碱能受体亚型 M1 受体的拮抗药也可获得相类似的疗效,说明乙酰胆碱及其 M_1 受体的异常改变参与了颅脑损伤的某些病理机制。

乙酰胆碱及其 M1 受体参与颅脑损伤的可能机制为突触前释放的乙酰胆碱(ACh)在其与突触后质膜的毒蕈样胆碱能受体结合后,通过 G 蛋白激活磷脂酶 C(PLC),使二磷酸磷脂酰肌醇(PIP2)裂解为甘油二酯(DG)和三磷酸肌醇(IP_3)。

IP_3 一方面作用于内质网膜而促进内质网内钙离子的释放,另一方面可被磷酸化为 IP_4,后者可激活质膜上的钙离子通道,通过内质网的钙离子释放和钙离子通道的开放使钙离子在胞质内的浓度升高。DG 在钙离子的协同下激活细胞质内以非活性形式存在的 PKC,激活的 PKC 立即移位与膜紧密结合,这一过程称为 PKC 的移位,而且这种移位被认为与磷酸化离子通道蛋白、泵和受体的功能密切相关。

(二)兴奋性氨基酸

兴奋性氨基酸(EAA)是指谷氨酸、天冬氨酸等一类可对突触后神经元起兴奋作用的氨基酸类递质。动物实验证明,脑外伤后数分钟至 2h 脑细胞外液的谷氨酸和天冬氨酸含量增加 10 多倍,谷氨酸可诱导星形细胞发生肿胀,采用兴奋性氨基酸拮抗药可减轻创伤性脑水肿、减少外伤后血-脑屏障的蛋白渗出,提示兴奋性氨基酸参与了创伤性脑水肿的某些病理过程。最近的研究表明颅脑损伤后兴奋性氨基酸的细胞毒性作用是通过激活细胞膜受体,由细胞膜受体的异常兴奋所介导的。其中 NMDA 受体过度激活可能是介导这一细胞毒性作用的主要成分,其作用也最强。其介导的脑细胞损伤的机制与乙酰胆碱 M_1 受体异常兴奋的作用机制相似。

(三)钙离子

实验研究表明,颅脑损伤后脑组织内钙含量在无脑挫裂伤的动物中钙含量显著升高,持续达 48h,而有脑挫裂伤的动物脑组织内钙含量升高更为明显,持续时间可达 4d 以上,并证明颅脑损伤后细胞内钙离子浓度的升高系细胞外大量钙离子内流所引起。

1.颅脑损伤后导致细胞内胞质钙离子浓度升高的主要机制

①钙离子通道的开放。②细胞膜的离子泵功能障碍。③线粒体和内质网钙库的钙积聚作用减弱和钙库内的钙向胞质内释放。④细胞内结合游离钙的能力下降。钙离子在细胞内的急剧升高现已被认为是颅脑损伤后细胞死亡的"最后共同通道"。

2.神经元内钙离子浓度的升高可导致一系列的病理效应

①钙与线粒体膜结合可阻断 ATP 的产生,使所有依靠 ATP 的细胞代谢活动中止。②激活

磷脂酶，产生氧自由基而破坏细胞膜的结构。③细胞内游离钙的增加可激活细胞内多种降解酶，从而进一步破坏细胞膜的完整性，使细胞外的物质进入细胞内。④可加重乙酰胆碱和谷氨酸对神经元的兴奋性毒性作用。正是基于对颅脑损伤后神经元内钙超载的研究，人们试图采用各种钙通道阻滞药来阻止由钙超载引发的一系列病理生理过程，至目前为止研究最多的是 L 型电压控制的钙离子通道阻滞药-尼莫地平。对尼莫地平能否降低严重颅脑损伤患者的死亡率尚存在不同的意见。

（四）氧自由基

在颅脑损伤后一系列病理生理过程中氧自由基介导的脂质过氧化反应起着十分重要的加重继，发性脑损害的作用。氧自由基通过与细胞膜性结构中的多价不饱和脂肪酸双键发生反应，改变神经细胞膜、脑微血管内皮细胞膜及其细胞器膜的结构与功能，并通过损害血-脑屏障，使这一反映在颅脑损伤后脑水肿地形成和发展中起着重要作用。氧自由基能与膜蛋白中的氨基酸残基直接发生反应，使细胞膜蛋白的一级结构受到损害。氧自由基还可与胞质膜上酶蛋白分子的巯基发生反应，从而改变多种激酶、载体、受体和抗原等的结构和功能。脑组织含有丰富的溶酶体，氧自由基也能破坏溶酶体膜，使大量溶酶体释放至胞质内，导致神经元的变性和坏死。

第三节　颅脑伤伤情分类

颅脑创伤包括原发性脑损伤和继发性脑损伤。原发性脑损伤是指直接暴力作用于颅脑，引起脑损伤，包括脑震荡伤、脑挫裂伤和原发性脑干损伤。继发性脑损伤是指受伤一定时间后出现的脑受损病变，主要有脑水肿和颅内血肿，继发性脑损伤因产生颅内压增高或脑压迫而造成危害，控制继发性脑损伤是颅脑创伤临床治疗的主要目标。结合临床实际及其病理变化特征的颅脑创伤分类，对其治疗和预后判定有着重要意义。各国学者，多年来一直在试图结合临床表现和病理的统一，提出更加完善的分类方法，以指导抢救治疗工作。现将临床常用伤情分类方法介绍如下。

一、急性闭合性颅脑损伤的分型

1960 年我国神经外科专家首次制定了"急性闭合性颅脑损伤的分型"标准，按昏迷时间、阳性体征和生命体征将病情分为轻、中、重 3 型，订出了我国对急性颅脑创伤的分类，已在我国各地广泛地使用。

（一）轻型

1. 伤后昏迷时间 0～30min。

2. 有轻微头痛、头晕等自觉症状。

3. 神经系统和 CSF 检查无明显改变。主要包括单纯性脑震荡，可伴有或无颅骨骨折。

（二）中型

1. 伤后昏迷时间 12h 以内。

2. 有轻微的神经系统阳性体征。

3. 体温、呼吸、血压、脉搏有轻微改变。主要包括轻度脑挫裂伤，伴有或无颅骨骨折及蛛网膜下腔出血，无脑受压者。

（三）重型

1. 伤后昏迷 12h 以上，意识障碍逐渐加重或再次出现昏迷。

2. 有明显神经系统阳性体征。

3. 体温、呼吸、血压、脉搏有明显改变。主要包括广泛颅骨骨折、广泛脑挫裂伤及脑干损伤或颅内血肿。

（四）特重型

1.脑原发损伤重，伤后昏迷深，有去大脑强直或伴有其他部位的脏器伤、休克等。

2.已有晚期脑疝，包括双侧瞳孔散大，生命体征严重紊乱或呼吸已近停止。

以上分类用于颅脑开放性创伤时，尚需在诊断上注明有开放性创伤。颅底骨折合并脑脊液漏者又称之为内开放性损伤。

二、格拉斯哥昏迷评分

1974年格拉斯哥大学的两位神经外科教授GrahamTeasdale与BryanJ.Jennett发表格拉斯哥昏迷评分(Glasgowcomascale，GCS)，是医学上评估颅脑损伤患者昏迷程度的指标，目前国内外广泛用于评估颅脑伤伤情。具体评分体系如下。

（一）睁眼

4分-自发睁眼。

3分-语言吩咐睁眼。

2分-疼痛刺激睁眼。

1分-无睁眼。

（二）语言

5分-正常交谈。

4分-言语错乱。

3分-只能说出(不适当)单词。

2分-只能发音。

1分-无发音。

（三）运动

6分-按吩咐动作。

5分-对疼痛刺激定位反应。

4分-对疼痛刺激屈曲反应。

3分-异常屈曲(去皮质状态)。

2分-异常伸展(去脑状态)。

1分-无反应。

昏迷程度以E、V、M三者分数加总来评估，正常人的昏迷评分是满分15分，昏迷程度越重者的昏迷指数越低分。用于判定颅脑伤伤情时，轻型伤13～15分，中型伤9～12分，重型伤3～8分。常将评分为3～5分的患者判断为特重型颅脑创伤。因插管气切无法发声的重度昏迷者其语言评分以T表示。选评判时的最好反应计分。注意运动评分左侧右侧可能不同，用较高的分数进行评分。GCS评分是现行应用最为广泛、为国际认可的伤情分类体系。

三、影像学分类方法

1.1991年，Marshall等根据美国创伤昏迷资料库资料总结颅脑伤病人的CT影像学特征提出重型脑外伤CT分类方法，并经改良。简述如下。

(1)弥漫性损伤Ⅰ型：CT检查未见明显颅内病变。

(2)弥漫性损伤Ⅱ型：脑池可见，中线移位小于5mm，无大于25cm³的高密度占位。

(3)弥漫性损伤Ⅲ型：脑池受压或消失，中线移位小于5mm，无大于25cm³的高密度占位。

(4)弥漫性损伤Ⅳ型：中线移位大于5mm，无大于25cm³的高密度占位。

(5)需手术清除的占位：任何占位，可经手术清除。

(6)不需手术清除的占位：高密度或混杂密度占位大于25cm³；不能手术清除。

2.Andrew Maas等介绍了鹿特丹脑外伤CT分类法。

(1)基底池：0分正常；1分受压；2分消失。

(2)中线移位．0分无移位或移位小于5mm，1分移位大于5mm。

(3)硬膜外血肿：0分有；1分无。

(4)脑室出血或外伤性蛛网膜下腔出血：0分无；1分有。

计算方法：在各项积分结果上加1，根据最终得分预测患者伤后6个月的死亡率，1分为0%，2分为7%，3分为16%，4分为26%，5分为03%，6为61%。

上述各种颅脑创伤分类方法为颅脑创伤的伤情判断、治疗选择、预后评估提供了可行手段，现行的颅脑创伤分类方法的出发点是对临床症状的主观测评结合客观影像学依据，都存在局限性，尤其在应用与颅脑伤预后测评过程中，实际价值往往受到局限。大型颅脑伤数据库资源和生物标志物特征进行颅脑伤分类工作重视的程度，是颅脑创伤研究的重点之一。

第四节　颅脑伤临床表现与治疗原则

一、意识变化

意识是人对自身和外界事物的认识，与网状结构的生理功能有密切关系。颅脑创伤造成网状结构功能障碍时，将出现意识障碍。意识障碍的程度，常作为判断颅脑创伤轻重的标志。

1.意识障碍的分类各家不完全一致，多认为由轻到重做如下描述。

(1)嗜睡：是最轻的意识障碍，患者陷入持续的睡眠状态，可被唤醒，并能正确回答和做出各种反应，但当刺激去除后很快又再入睡。

(2)意识模糊：意识水平轻度下降，较嗜睡为深的一种意识障碍。患者能保持简单的精神活动，但对时间、地点人物的定向能力发生障碍。

(3)昏睡：接近于人事不省的意识状态。患者处于熟睡状态，不易唤醒，虽在强烈刺激下(如压迫眶上神经，拨动患者身体等)可被唤醒，但很快又再入睡。醒时答话含糊或答非所问。

2.严重的意识障碍，表现为意识持续的中断或完全丧失。可分为3个阶段。

(1)轻度昏迷：对疼痛刺激尚可出现痛苦的表情或肢体退缩等防御反应。角膜反射、瞳孔对光反应、眼球运动、吞咽反射等可存在。

(2)中度昏迷：对剧烈刺激可出现防御反射。瞳孔对光反应迟钝。

(3)深度昏迷：全身肌肉松弛，对各种刺激全无反应。深、浅反射均消失。

二、瞳孔变化

颅脑创伤发生意识障碍时，观察瞳孔的形态、大小、反应有无伴随的神经症状，是了解和判断病情程度和变化的主要方法。正常人瞳孔呈圆形，双侧等大，直径为2.5～4.5mm，虽有个体差异，如女性、近视和成人稍大些。但无论双侧或单侧，瞳孔直径>6.0mm 或<2.0mm者均为病态。如一侧瞳孔直径>4.0mm，并有该侧对光反应障碍，而无眼部直接外伤者，则表示该侧动眼神经麻痹，可为颅内血肿诊断的有力参考。但应注意，伴有颈椎损伤时，应排除颈髓损伤刺激交感神经引起的痉挛性瞳孔散大的可能，后者一般并不多见。颅脑创伤伴有脑桥或脑底出血时，可出现副交感神经瞳孔收缩中枢的刺激，表现为瞳孔缩小，可至2.0mm以下，应加以注意。

三、其他生命体征变化

重症颅脑创伤出现轻微意识障碍时，其呼吸变化常表现为过度换气后出现短暂的无呼吸状态，严重脑挫裂伤发生颅内血肿和出现脑水肿时，则颅内压明显增高，这时呼吸表现深而且慢，每分钟可只有10次左右。颅内压增高进一步发展，出现小脑幕疝时，则表现为过度呼吸与无呼吸规律地交替出现，即所谓潮式呼吸，如损伤已波及脑干呼吸中枢时，则失去其规律性，成为呼吸失调，呼吸将很快停止，陷入死亡。

颅脑创伤对血压及脉搏常有一短时间内变动，血压呈一过性升高，脉搏有时增加或减少。脑水肿颅内压增高时，又将反射地出现血压上升、脉压增加、脉搏数减少，如颅脑创伤后，即出现明显的血压下降，而且对症治疗无效，则首先注意有无内脏损伤，尤其实质性脏器的损伤或四肢、骨盆等骨折大出血性休克。

如脑干、下丘脑等受到损伤时，则由于体温调节功能失调，常立即出现持续性高热，可达 40℃ 以上，同时伴有意识障碍，如伤后 3～5d 体温仍高，则要注意有无肺部并发症或其他感染等。小儿颅脑创伤后 1～2h，由于迷走神经刺激而出现呕吐者居多，常为一过性反应。如呕吐频繁，持续时间较长，并伴有头痛时，应考虑有蛛网膜下腔出血、颅内血肿或颅内压增高的可能。外伤后出现局限性癫痫者，常标志脑局部损伤，一般少见。伤后数日始出现癫痫者，多考虑为颅内血肿、脓肿或颅内感染等。

脑挫裂伤后，常出现肢体乏力、单瘫、偏瘫或运动性失语等大脑半球局部功能障碍。如出现共济失调、去大脑强直等症状，多说明损伤位于中脑或小脑。下丘脑损伤多表现为尿崩症、中枢性高热、血压的异常变动等。视力障碍、视野缺损、听力障碍等常表示为脑神经的局部损伤。用这些局灶症状和一般症状相结合，来分析颅脑创伤的程度和范围，判断病情变化和预后是十分重要的。

四、颅脑伤临床检查

(一)体格检查

为了明确地判断伤情，迅速有效地确定处理方针，必须首先查明所受外力的种类，外力作用的部位和方向，受伤者在受到外力打击时所处的状态，是加速、减速抑或是挤压伤等。这对分析伤情的轻重和所能涉及的范围等有很大关系。检查急性开放性颅脑创伤伴有大出血的患者时，应首先检查伤口，控制住出血。对闭合性颅脑创伤，应首先检查患者的意识状态，根据意识情况来初步判断外伤的程度。患者如有意识障碍，则必须及时详细地检查瞳孔、血压、脉搏、呼吸、体温等生命体征的变化，进行伤情的分析，以便及时准确地进行抢救。

(二)辅助检查

除病情危急或脑受压症状明显，需要立即手术抢救外，一般均应做头颅 X 线摄前后位、后前位、左及右侧位平片，如枕部受伤时应照 Towne 位相，以观察有无骨折及骨折线所通过的部位，以协助诊断。对疑有脊柱、四肢等骨折者，尚应做脊椎和四肢 X 线摄片，供诊断和治疗参考。电子计算机体层(CT)检查可以发现颅内小血肿和轻度的脑挫裂伤，并可了解其具体部位、形态、大小、范围和所影响周围组织的情况。脑血管造影不作为颅脑创伤检查的常规，只有当患者处于昏迷状态，神经系统检查疑有"偏侧症状"，头颅 X 线平片显示有骨折线经过硬脑膜血管或静脉窦时，又无脑 CT 扫描等特殊检查条件者，应积极地进行脑血管造影检查，以排除颅内血肿。脑同位素扫描和脑电图检查对亚急性和慢性颅内血肿诊断颇有帮助，但对急性颅脑创伤，尤其对意识障碍病人难于实行。专家们对腰椎穿刺的意见尚不一致，有学者认为有诊断价值，有学者则持否定态度。因急性颅脑创伤并发脑水肿时有出现脑疝的危险，故不必过分强调腰椎穿刺。如急性期平稳后，仍有头痛、头晕或发热时，可行腰椎穿刺，以了解蛛网膜下腔出血的恢复情况和脑脊液压力的变化情况，为进一步治疗提供有价值的参考。

五、颅脑伤一般治疗

(一)一般治疗

也可称为全身治疗，其目的是要及时治疗由于外伤引起的全身脏器的功能障碍，防止由于全身因素引起脑障碍加重，即早期将原发性损伤限制在最小范围内和积极防止发生继发性损伤。这对颅脑创伤的预后有密切关系。这种处理必须争分夺秒地进行。首先是维护呼吸及循环系统的正常功能，保持呼吸道的通畅和氧的正常交换，与此同时，又必须维持静脉补液、输血的通路，以便补给水、电解质、营养及药物治疗的需要。对头部、胸腹部、四肢等大量出血引起的出血性休克，应迅速查明原因及时处理。积极给予输液、输血、给氧和适当地注射升压药。休克状态纠正后，对输液量和浓度应加注意，勿因输液不当造成严重的脑水肿。

(二)抗脑水肿疗法

当前最普遍应用的药物为20%甘露醇，在脑损伤的急性期常在以下情况使用：①血肿诊断已明确，在开颅手术前为减轻脑受压，可在手术开始同时使用。②当颅内血肿诊断尚未明确，有颅内压增高症状时，可在密切观察下使用。如有颅内血肿，可因脱水疗法，症状一时有所缓解，但很快血肿体积增大，症状迅速恶化，便应及时手术开颅，清除血肿。如为脑水肿，则症状可以逐渐缓解。故诊断不清而简单地为降低外伤后颅内压增高，而快速滴注甘露醇(20% 500mL 在 30min 内滴完)，急剧降低颅内压，不密切观察患者的病情变化是十分危险的。

(三)输液

颅脑创伤伴有意识障碍者必须输液，输液品种可以选择平衡盐等不含糖液体。输液量和速度应根据患者的具体情况而加减。输液 48～72h 或以后意识仍不恢复，不能进食，并证明无胃肠道出血时，可以应用胃管人工鼻饲。

(四)脑营养疗法

辅酶 A、ATP、能量合剂等，虽用于神经外科临床已多年，但在实践中尚未见到能促使意识恢复等明显有效的病例。

(五)抗感染疗法

对于昏迷患者，为防止肺炎及尿路感染，应及时给予抗感染治疗，尤其对开放性损伤或合并脑脊液漏等，为预防颅内或伤口感染应立即使用广谱抗生素治疗。

六、颅脑伤手术指征及方法

目前，国内外有头颅脑创伤患者，特别是急性颅脑创伤患者外科手术治疗的指征、时机和方法存在争议。鉴于外科手术无法进行双盲临床对照研究和伦理学问题，至今尚无有头颅脑创伤病人外科手术疗效的一级循证医学证据。2006 年，美国神经外科专家在收集国际医学刊物发表的 800 多篇(二级或三级证据)有头颅脑创伤外科手术方面论著的基础上，编写了美国《颅脑创伤外科治疗指南》(Guidelines for the Management of Traumatic BrainInjury)，在《Neurosurgery》期刊上全文刊登。对美国和全世界神经外科医师外科手术治疗颅脑创伤患者发挥了良好指导作用。我国也编撰发表了颅脑创伤患者外科手术专家共识，以指导我国从事颅脑创伤诊治医师的临床医疗实践，提高我国颅脑创伤患者救治水平。

(一)急性硬膜外血肿

1.手术指征

(1)急性硬膜外血肿＞30mL，颞部＞20mL，须立刻开颅手术清除血肿。

(2)急性硬膜外血肿＜30mL，颞部＜20mL，最大厚度＜15mm，中线移位＜5mm，GCS 评分＞8 分，没有脑局灶损害症状和体征的病人可非手术治疗。但必须住院严密观察病情变化，行头部 CT 动态观察血肿变化。一旦出现临床意识改变、颅高压症状，甚至瞳孔变化或 CT 血肿增大，都应该立刻行开颅血肿清除手术。

2.手术方法

按照血肿部位采取相应区域骨瓣开颅，清除血肿和彻底止血，骨窗缘悬吊硬脑膜，骨瓣原位复位固定。但对于巨大硬膜外血肿、中线移位明显、瞳孔散大的患者，可采用去骨瓣减压和硬脑膜减张缝合技术，避免手术后大面积脑梗死造成的继发性颅高压和脑疝，再次行去骨瓣减压手术。

（二）急性硬膜下血肿

1.手术指征

（1）急性硬膜下血肿＞30mL、颞部＞20mL、血肿厚度＞10mm，或中线移位＞5mm 的患者，须立刻采用手术清除血肿。

（2）急性硬膜下血肿＜30mL、颞部＜20mL、血肿最大厚度＜10mm，中线移位＜5mm，GCS 评分＜9 分急性硬膜下血肿患者，可以先行非手术治疗。如果出现伤后进行性意识障碍，GCS 评分下降＞2 分，应该立刻采用外科手术治疗。

（3）对于具有 ICP 监测技术的医院，GCS 评分＜8 分的重型颅脑创伤合并颅内出血的患者都应行颅内压监测。

2.手术方法

对于临床最常见的额颞顶急性硬膜下血肿，特别是合并脑挫裂伤颅高压的患者，提倡采用标准大骨瓣开颅血肿清除，根据术中颅内压情况决定保留或去骨瓣减压，硬膜原位缝合或减张缝合。双侧额颞顶急性硬膜下血肿应该行双侧标准外伤大骨瓣手术，也可采用前冠状开颅去大骨瓣减压术。

（三）急性脑内血肿和脑挫裂伤

1.手术指征

（1）对于急性脑实质损伤（脑内血肿、脑挫裂伤）的患者，如果出现进行性意识障碍和神经功能损害，药物无法控制高颅压，CT 出现明显占位效应，应该立刻行外科手术治疗。

（2）额颞顶叶挫裂伤体积＞20mL＜中线移位＞5mL，伴基底池受压，应该立刻行外科手术治疗。

（3）急性脑实质损伤（脑内血肿、脑挫裂伤）患者，通过脱水等药物治疗后 ICP≥25mmHg，CPPK65mmHg，应该行外科手术治疗。

（4）急性脑实质损伤（脑内血肿、脑挫裂伤）患者无意识改变和神经损害表现，药物能有效控制高颅压，CT 未显示明显占位，可在严密观察意识和瞳孔等病情变化下，继续药物治疗。

2.手术方法

（1）对于额颞顶广泛脑挫裂伤合并脑内血肿、CT 出现明显占位效应患者，应该提倡采用标准外伤大骨瓣开颅清除脑内血肿和失活脑挫裂伤组织、彻底止血，常规行去骨瓣减压，硬膜减张缝合技术。

（2）对于无脑内血肿、额颞顶广泛脑挫裂伤脑肿胀合并难以控制高颅压、出现小脑幕切迹疝征象的患者，应常规行标准外伤大骨瓣开颅，硬膜减张缝合技术，去骨瓣减压。

（3）对于单纯脑内血肿、无明显脑挫裂伤、CT 出现明显占位效应的患者，按照血肿部位，采用相应部位较大骨瓣开颅清除血肿、彻底止血，根据术中颅内压情况决定保留或去骨瓣减压，硬膜原位缝合或减张缝合。

（4）对于后枕部着地减速性损伤、对冲伤导致的双侧大脑半球脑实质损伤（脑内血肿、脑挫裂伤）导致的脑内多发血肿，应该首先对损伤严重侧病灶进行开颅手术，必要时行双侧开颅大骨瓣减压手术。

（四）急性颅后窝血肿

1.手术指征

（1）颅后窝血肿＞10mL、CT 扫描有占位效应（四脑室的变形、移位或闭塞；基底池受压或消失；梗阻性脑积水），应该立刻进行外科手术治疗。

（2）颅后窝血肿＜10mL、无神经功能异常、CT 扫描显示不伴有占位征象或有轻微占位征象的患者，可以进行严密的观察治疗，同时进行不定期的 CT 复查。

2.手术方法

采用枕下入路开颅，彻底清除血肿，行硬脑膜原位或减张缝合。

(五)慢性硬膜下血肿

1.手术指征

(1)临床出现颅高压症状和体征，伴有或不伴有意识改变和大脑半球受压体征。

(2)CT 或 MRI 扫描显示单侧或双侧硬膜下血肿厚度＞10mm；单侧血肿导致中线移位＞10mm；

(3)无临床症状和体征；CT 或 MRI 扫描显示单侧或双侧硬膜下血肿厚度＜10mm；中线移位＜10mm 患者可采取动态临床观察。

2.手术方法

(1)低密度硬膜下血肿通常采用单孔钻孔引流术。

(2)混合密度可采用双孔钻孔引流冲洗方法。

(3)对于慢性硬膜下血肿反复发作、包膜厚、血肿机化的患者，则需要开瓣手术剥除血肿膜、清除机化血肿。

(六)凹陷性颅骨骨折

1.手术指征

(1)闭合性凹陷性骨折＞1.0cm。

(2)闭合性凹陷性骨折位于脑功能区、压迫导致神经功能障碍。

(3)开放性凹陷性骨折。

(4)闭合性凹陷性颅骨骨折压迫静脉窦导致血液回流、出现颅高压患者。

(5)凹陷性颅骨骨折位于静脉窦未影响血液回流、无颅高压患者不宜手术。

2.手术方法

(1)无污染的骨折片取出塑形后原位固定。

(2)严重污染骨折片应该取除，待二期修补。

(3)合并颅内出血和脑挫裂伤按相应外科手术规范处置。

(七)颅骨修补术

1.手术指征

(1)颅骨缺损＞2cm。

(2)影响美容。

(3)通常在伤后＞3 个月进行颅骨修补术，对于较大颅骨缺损导致患者临床症状和体征的患者，临床病情允许条件下，可以适当提前。

(4)由于儿童颅骨发育特点，颅骨修补手术原则＞12 岁。对于较大颅骨缺损、影响儿童正常生活和学习、头皮发育良好，可以不受年龄限制。⑤颅脑伤后发生颅内外感染的患者，颅骨修补术必须在感染治愈 1 年以上。

2.手术方法

(1)按照颅骨缺损大小和形态选择相应塑形良好的钛网或其他材料。

(2)在顺肌筋膜下与硬脑膜外仔细分离，尽量不要分破硬脑膜，将修补材料固定在颅骨边缘。

(3)亦可采用自体颅骨保存和修补术。

七、颅脑创伤脑保护药物治疗研究进展

(一)激素

国内外多个临床医学中心曾开展类固醇激素治疗颅脑损伤患者的临床研究，其疗效存在较大争议，大多数临床研究结果令人失望。2004年英国《柳叶刀》杂志发表大剂量激素治疗10008例急性颅脑损伤患者前瞻性随机双盲临床对照研究结果让人震惊。5007例急性颅脑损伤患者(GCS＜14分)伤后8h内给予大剂量甲泼尼龙治疗(48h甲泼尼龙总剂量21.2g)，另5001例同样伤情患者给予安慰剂作为对照组，结果表明甲泼尼龙组患者死亡率21.1%，对照组死亡率为17.9%，显著增加了患者死亡率(P＝0.0001)。导致死亡率增加的主要原因是感染和消化道出血。研究结果呼吁急性颅脑损伤患者不应该使用大剂量激素。有关常规剂量激素治疗急性颅脑创伤患者的疗效争议很大，目前尚无确切结论。

（二）钙通道阻滞药

欧洲和国际多中心对钙通道阻滞药-尼莫地平(尼莫同)治疗颅脑损伤和外伤性蛛网膜下腔出血(tSAH)进行了为期12年、共进行了四期前瞻性随机双盲临床对照研究。Ⅰ期对351例急性颅脑损伤患者进行了前瞻性随机双盲临床对照研究，结果发现无效。随后进行了Ⅱ期对852例急性颅脑损伤患者前瞻性随机双盲临床对照研究，同样证明对颅脑损伤患者无效，但在分析临床资料后发现，尼莫同对外伤性蛛网膜下腔出血患者有效。为了证明它对tSAH患者的确切疗效，欧洲又进行了Ⅲ期尼莫同治疗123例tSAH患者的前瞻性随机双盲临床对照研究，结果也表明有效。随后，又开展了Ⅳ期大样本前瞻性随机双盲临床对照研究，研究在13个国家35个医院进行，592例tSAH患者的前瞻性随机双盲临床对照研究，结果令人失望，尼莫同无任何治疗作用。由于尼莫同的临床效果争议很大，故国际上已经不把尼莫地平列为治疗急性颅脑损伤患者和tSAH患者的药物。

（三）白蛋白

白蛋白是目前临床治疗急性颅脑损伤脑水肿的常用药物。但是，国际多中心临床研究结果得出相反的结论。2007年《新英格兰医学》杂志发表有关白蛋白与生理盐水治疗急性颅脑损伤患者前瞻性随机双盲对照研究结果。460例患者的入选标准：急性颅脑损伤、GCS≤13分、CT扫描证实有颅脑损伤。460例患者随机分为两组：231例(50.2%)白蛋白治疗组，全部采用4%白蛋白液体治疗28d或直至死亡；229例(49.8%)为生理盐水对照组。两组患者治疗前的临床指标(年龄、伤情、CT扫描)无统计学差异。460例患者中，重型颅脑损伤病人(GCS3～8分)：白蛋白治疗组160例(69.3%)，生理盐水对照组158例(69.0%)。伤后24个月临床疗效随访结果，214例白蛋白组死亡71例(33.2%)，206例生理盐水组死亡42例(20.4%)(P＝0.003)。重型颅脑损伤患者中，146例白蛋白治疗组死亡61例(41.8%)，144例生理盐水对照组死亡32例(22.2%)(P＜0.001)。中型颅脑损伤患者中，50例白蛋白治疗组死亡8例(16.0%)，37例生理盐水对照组死亡8例(21.6%)(P＝0.50)。研究发现白蛋白增加重型颅脑损伤患者死亡率。

（四）镁

2007年英国《柳叶刀：神经病学》期刊上发表了的一组美国7个医学中心采用硫酸镁治疗499例前瞻性随机双盲临床对照研究结果。研究分组为低剂量组(血浆镁离子浓度1.0～1.85mmol/L)、高剂量组(1.25～2.5mmol/L)和对照组。研究结果发现，患者死亡率为对照组(48%)、低剂量组(54%)(P＝0.007)、高剂量组(52%)(P＝0.7)。研究表明，硫酸镁对急性颅脑创伤患者无效，甚至有害。

（五）谷氨酸拮抗药

Selfotel是于1988年世界上合成的第一种谷氨酸受体拮抗药。Ⅰ期志愿者试验时，发现它会引起精神/心理疾病的不良反应；Ⅱ期108例急性颅脑损伤患者的临床研究显示具有降低颅内压作用；Ⅲ期临床试验对860例重型颅脑损伤患者进行了大规模前瞻性随机双盲临床对照研究，研究结果证明无效。Cerestat是谷氨酸的非竞争性拮抗药，它结合在谷氨酸受体通道上镁的结合位点，并且只有当受体被高浓度谷氨酸激活时才发挥药理作用。Ⅲ期临床试验共有欧洲和美国的70个中心对340例颅脑损伤患者进行了前瞻性随机双盲临床对照研究，研究结果显示无效。谷氨酸拮抗药 CP101-606 比前两者的不良反应少。它在脑组织的浓度是血浆中的 4 倍，可以很快达到治疗浓度。III 期临床试验对 400 例颅脑损伤患者进行了前瞻性随机双盲临床对照研究，研究结果显示无效。谷氨酸拮抗药 D-CPP-ene 在欧洲 51 个中心进行了前瞻性随机双盲临床对照研究，治疗 920 例急性颅脑损伤患者。伤后 6 个月时随访结果显示，治疗组患者预后比安慰剂组差，但无统计学意义。Dexanabinol 不但是非竞争性 NMDA 抑制药，还是自由基清除药、抗氧化药和抗 α 肿瘤坏死因子致炎作用的抑制药。以色列 6 个神经外科中心进行急性颅脑创伤患者前瞻性随机双盲临床对照研究。101 个患者随机接受了不同剂量 Dexanabinol 或安慰剂。结果显示它能降低颅脑创伤患者低血压和死亡率，但无统计学差异。

(六)自由基清除药

Tirilazad 是一种很强的自由基清除药。它被认为比传统类固醇的抗脑水肿更有效，并且没有糖皮质激素的不良反应。通过美国和全世界对 1700 例重型颅脑伤患者的前瞻性随机双盲临床对照研究，结果表明它对急性颅脑创伤患者无显著疗效。聚乙烯包裹超氧化物歧化酶(PEG-SOD)是另一种强大的自由基清除药。美国弗吉利亚医学院 Muizelaar 报道 PEGSOD 治疗颅脑损伤患者有效的 II 期临床研究结果。但随后美国 29 个中心的对 463 例重型颅脑损伤患者进行前瞻性随机双盲临床对照研究。伤后 3 个月随访结果显示：1 万单位/kgPEG-SOD 治疗组患者 GOS 评分提高 7.9%，伤后 6 个月时提高 6%，但都未达到统计学意义。其他剂量治疗与对照组无差异。目前还有其他类型自由基清除剂正在临床试验中，疗效有待评价。

(七)缓激肽拮抗药

缓激肽拮抗药 Bradycor 的前瞻性随机双盲临床对照研究在美国的 39 个中心进行，以 ICP 作为主要观察目标，共治疗 139 个病例。结果表明治疗组和对照组之间没有显著差异。由于该药物的安全性差，终止了该项目的临床研究。

(八)线粒体功能保护药

线粒体功能保护药 SNX-111 用于治疗急性颅脑损伤患者的临床多中心研究。160 例患者治疗结果令人失望，治疗组患者死亡率为 25%，安慰剂组死亡率为 15%。由于给药组的死亡率高于安慰剂组时，这个试验被停止。

(九)其他神经营养药物

神经生长因子，脑活素等多肽类营养药物都未行严格随机双直多中心前瞻性对照研究，疗效尚无法判断。

颅脑创伤是涉及创伤学、神经外科学、重症监护医学急诊医学的多学科交叉临床难治性疾病之一，重型颅脑创伤救治是世界范围的难题，近年来，死亡率呈逐渐下降趋势，我国颅脑伤救治在经过了漫长的发展历程后，在颅脑伤手术治疗、亚低温治疗、神经康复治疗等方面取得了多项与世界水平接轨的临床研究成果。但是，如何建立合乎中国国情颅脑伤救治规范化体系，推进覆盖面较广的颅脑伤药物、手术、重症监护治疗和并发症防治技术路线，仍然是神经外科医师必须面对的重大课题。

第六章　脊髓脊柱疾病

第一节　脊髓损伤

脊髓损伤(spind cord injury，SCI)是中枢神经系统(central nervous system，CNS)严重致不可逆的感觉及运动功能丧失，主要表现为损伤平面以下感觉，运动功能的完全丧失和大、小便失禁，因高致残率和死亡率而成为神经外科工作者研究的重点和难点。

一、病因

(一)闭合性脊髓损伤

所谓闭合性脊髓损伤系指脊柱骨折或脱位造成的脊髓或马尾神经受压、水肿、出血、挫伤或断裂，不伴有与外界相通的伤道。脊柱骨折中14%合并脊髓损伤；绝大多数为单节段伤。正常脊椎引起脊髓损伤，需要强大的外力。最常见的原因为屈曲性损伤，其次为伸展性，旋转性及侧屈性损伤。这种外力通常是复杂的，联合的，其作用方向多为纵向或横向，由于外力性质不同，可引起挫伤，撕裂伤或牵拉伤。一般来讲，闭合性脊髓损伤的原因是暴力间接或直接作用于脊柱并引起骨折或脱位，造成脊髓、马尾挤压损伤，约10%的脊髓损伤者无明显骨折和脱位的影像学改变，称之为无放射像异常的脊髓损伤，多见于脊柱弹性较强的儿童和原有椎管狭窄或骨质增生的老年人。鞭索综合征(Whiplash injury)曾被称为"挥鞭症"等，则是指颈部软组织的非骨性损伤(如有脊髓损伤，则为SCIWRA)。多由于汽车由后面相撞时突然向人体躯干施加加速度等外力，引起颈椎伸展及之后的屈曲所致。而分娩时脊髓损伤则是指骨盆位分娩和产钳分娩等难产时由于新生儿脊髓的牵拉性不如椎骨和关节所造成的颈髓屈曲损伤。总之，直接暴力致伤相对少见，见于重物击中颈后、背、腰部位椎板、棘突致骨折，骨折片陷入椎管内。间接暴力致伤占绝大多数，常见于交通事故、高处坠落、建筑物倒塌、坑道塌方和体育运动中暴力作用于身体其他部位，再传导至脊柱，使之超过正常限度的屈曲、伸展、旋转、侧屈、垂直压缩或牵拉(多为混合运动)，导致维持脊柱稳定性的韧带的损伤、断裂、椎体骨折和(或)脱位、关节突骨折和(或)脱位、附件骨折、椎间盘突出、黄韧带皱折等，造成脊髓受压和损伤。

脊髓损伤除因打击或压迫导致急性损伤外，另一种常见原因为慢性压迫，多因脊椎退化引起，如后纵韧带肥厚、钙化或骨化，以及黄韧带钙化或骨化等，压迫物为骨赘、骨嵴、突出或膨出的椎间盘及韧带等。一些脊椎或椎管内肿瘤、炎症、特别是结核，其坏死脱落的骨片、碎裂的间盘组织及炎性肉芽组织均可慢性压迫脊髓而致截瘫或四肢瘫。

脊髓急性缺血在平时比较罕见，偶尔因主动脉炎致管腔狭窄血流缓慢，可部分影响脊髓的血供。脊髓胸段特别是$T_4 \sim T_8$段血供比较贫乏。因外伤或主动脉邻近肿物可使脊髓血供进一步下降。

(二)开放性脊髓损伤

1.脊髓火器伤

主要由枪弹或弹片所造成，因子弹穿越部位不同可致不同损伤。常因合并颈，胸和腹部重要脏器损伤而使伤情趋于复杂，加之脊髓本身损伤多为完全性，预后较差。

2.脊髓刃器伤

脊髓刃器伤多由犯罪导致，被害者遭受背后袭击。最常见的致伤器为匕首，其次为斧头、螺丝刀、自行车辐条、镰刀和削尖的竹、木棍等。刃器可立即被拔出，也可滞留或部分折断于体内。

（1）刀器戳伤脊髓的途径有经椎板间隙（最为常见。脊椎的棘突向后方突出，横突向侧后方突出，两者之间形成一纵形沟槽，刀器从背后刺入易在此沟中进入椎板间隙或遇椎板后上下滑动，再进入此间隙。因此，脊髓刀器伤近半数为半切性损伤）、经椎间孔（由此途径进入椎间的几乎均为细长的锐器，可造成脊髓、神经根和血管损伤）、经椎板（用猛力将锋利的刀器刺入椎板后，刀器本身及椎板骨折片损伤脊髓）。

（2）脊髓受伤的方式分为直接损伤（刀器或骨折片直接刺伤脊髓、神经根或血管）、对冲性损伤（刀器进入椎管一侧，将脊髓挤向对侧，造成对侧的撞击伤）两种。

二、发病机制

（一）闭合性脊髓损伤

急性脊髓损伤机制包含原发性脊髓损伤和随之发生的继发性脊髓损伤。原发性损伤指由于局部组织变形和创造能量传递引起的初始机械性的脊髓损伤；继发性的脊髓损伤则是指原发性损伤激活的包括生化和细胞改变在内的链式反应过程，可以使神经细胞损伤进行加重甚至死亡，并导致脊髓损伤区域的进行性扩大。

1. 脊髓震荡

脊髓损伤之后短暂的传导及反射功能遭到抑制，是可逆性的生理性紊乱。无肉眼及显微镜下可见的病理改变。

2. 脊髓挫裂伤

其损伤程度可有所不同。轻者有挫伤改变，但软膜保存完好，称脊髓挫伤，重者脊髓软膜和脊髓都有不同程度的破裂，出血及坏死，称脊髓裂伤。甚至有脊髓断裂。

3. 脊髓缺血

当颈椎过伸或脱位时可使椎动脉牵拉，引起脊髓供血障碍，缺血缺氧坏死。血管本身受损、压迫也可产生同样现象。

4. 椎管内出血

椎管有出血，包括硬膜外、硬膜下、蛛网膜下腔及脊髓内，血块可压迫脊髓引起坏死。

5. 脊髓中央灰质出血性坏死

是一种特殊而又严重的继发性脊髓损伤，可在伤后立即发生，并成为不断发展的脊髓自体溶解过程。在伤后数小时和数天，受力点附近的脊髓中央管周围和前角区域出现许多点状出血，并逐渐向上下节段及断面周围扩展，有时可遍及整个脊髓，但脊髓表面白质区较少出现神经组织损伤后的修复征象。整个病理过程在 2～3d 达到高峰，2 周后逐渐出现神经组织损伤后的修复征象。脊髓损伤的动物实验研究发现：脊髓受损后，有大量的儿茶酚胺类神经递质积储及释放，包括去甲肾上腺素、多巴胺及肾上腺素等，使脊髓局部平滑肌受体处的浓度达到中毒的程度，出现微血管痉挛、血栓形成及栓塞、微血管通透性增加、小静脉破裂。尽管如此，对于继发性脊髓损伤的机制的认识目前仍然还不十分精确，在上述相关因素中最值得重视的仍然是局部微循环障碍带来的缺血改变和自由基引起的脂质过氧化反应。由于继发性脊髓损伤具有严重的危害性。在伤后早期阻断、逆转这一进程对于脊髓损伤的救治有极其重要的意义，有效的治疗应针对继发性脊髓损伤的病理
生理机制，保护尚未受损的白质传导束，从而达到保全部分神经功能的目的。

（二）开放性脊髓损伤

1. 脊髓火器伤

在脊髓火器伤，子弹的致伤能力是由它的质量和速度所决定（$E=1/2MV^2$），而相对于质量而言，速度的作用更为明显。致伤物在战时多为高速子弹或弹片，即飞行速度大于 1000m/s，而平时则以低速子弹为主。低速飞行物造成脊髓损伤相对较轻，常见的是直接撞击、挤压和

挫裂。高速飞行物呈滚动式前进，对组织的直接毁损更为严重，当其击中骨质时，可使之成为继发投射物，尤为突出的是其在伤道内形成的强大侧方冲击力，可达 135kg/cm²，殃及远离伤痕的脊髓。高速弹造成的脊髓损伤，甚至可以不直接击中脊柱，在不发生脊柱骨折，穿通或者弹片存留的情况下引起脊髓挫伤。此外，特殊的受伤机制是枪弹击中臂丛神经的瞬间撕扯脊髓的后索和侧索。

2.脊髓刃器伤

单纯的脊髓刃器伤很少致死，多无需手术探查，故早期的病理资料来源较少。对死于合并伤者进行尸检，可观察到脊髓部分或全部被切除，或仅为挫伤，断面水肿、外翻、硬膜可破损，椎管内可有血肿。根动脉损伤者，脊髓坏死、软化。致伤物愈锐利，损伤血管的可能性愈大。

三、临床表现

(一)闭合性脊髓损伤

伤后立即出现损伤水平以下运动、感觉和括约肌功能障碍，脊椎骨折的部位可有后突畸形，伴有胸腹脏器伤者，可有休克等表现。

1.神经系统表现

如下所述。

(1)脊髓震荡：不完全神经功能障碍，持续数分钟至数小时后恢复正常。

(2)脊髓休克：损伤水平以下感觉完全消失，肢体弛缓性瘫痪、尿潴留、大便失禁、生理反射消失、病理反射阴性。这是损伤水平以下脊髓失去高级中枢控制的结果，一般 24h 后开始恢复，如出现反射等，但完全渡过休克期需 2～4 周。

(3)完全性损伤：休克期过后，脊髓损伤水平呈下运动神经元损伤表现，如肌张力增高、腱反射亢进、出现病理反射、无自主运动、感觉完全消失等。

(4)完全性损伤：可在休克期过后，亦可在伤后立即表现为感觉，运动和括约肌功能的部分丧失，病理征阳性。

2.常见的综合征

如下所述。

(1)Brown-Sequard 综合征：即脊髓半侧损害综合征，可见单侧关节绞锁和椎体爆裂骨折，表现为同侧瘫痪及本体感觉、振动学、两点分辨别障碍，损伤水平皮肤感觉节段性缺失，而对侧在损伤水平几个节段下的痛、温觉消失，典型者并不常见，多为一侧损伤比另一侧重。

(2)脊髓中央损伤综合征：是最常见的颈椎综合征，主要见于年龄较大者，尤其是中老年男性，这些患者受伤前常已有脊椎肥大症及椎管狭窄，损伤通常是过伸性的。除了一些脊椎肥大等原发改变外，在 X 线上多无或很少有异常表现。临床表现为四肢瘫，但上肢的瘫痪要重过下肢，上肢为迟缓性瘫，下肢为痉挛性瘫。开始时即有排便及性功能障碍。大多数患者能恢复，并逐渐进步使神经功能达到一定稳定水平。在恢复过程中，下肢恢复最快，膀胱功能次之，上肢恢复较慢，尤其是手指。

(3)前脊髓损伤综合征：这类损伤常是由于过屈或脊椎轴性负荷机制所引起。常伴有脊椎骨折和(或)脱位及椎间盘突出。临床表现为受伤水平以下总的运动功能丧失、侧束感觉功能(疼痛及温度)丧失，而后束功能(本体感觉及位置感觉等)不受影响。其预后要比脊髓中央损伤综合征差。

(4)圆锥损伤综合征：圆锥综合征常伴有胸腰段脊髓损伤。其特点是脊髓与神经根合并受累(如圆锥与马尾受损)，同时存在上运动神经元及下运动神经元的损伤。圆锥成分的损伤与较上水平的脊髓损伤的预后相似，即完全性损伤预后差，不完全性损伤预后较好。马尾神经根损伤的预后较好，如同外周神经损伤。完全性的圆锥或脊髓损伤或不完全的马尾或神经根损伤是不常见的，这些患者如有足够的减压，则有可能恢复到自己行走的状态，但如果有长期的完全性圆锥损伤综合征，患者将不能排便及产生性功能障碍。

(5)马尾损伤综合征：圆锥损伤综合征的受伤常是从 T_{11}～L_1 水平，而马尾损伤综合征见于从 L_1 到骶水平损伤，这些患者表现为单纯的下运动神经元损伤，临床上常呈现出不完全性及不对称性，并有好的预后。严重的圆锥及马尾损伤患者常有慢性顽固性疼痛，比高水平的损伤更多见。

(6)急性 Dejeine 洋葱皮样综合征：这类损伤位于高颈位，是由于三叉神经脊髓束受损所致。面及额部麻木、感觉减退及感觉缺失环绕于口鼻部呈环状，躯体的感觉减退，水平仍于锁骨下，四肢有不同程度的瘫痪。

(二)开放性脊髓损伤

1.脊髓火器伤

如下所述。

(1)伤口情况：多位于胸段，其次位于腰、颈段，最次位于骶段，这与各部位节段的长度相关。伤口污染较重，可有脑脊液或脊髓组织流出。

(2)脊髓损伤特征：由于火器伤在原发创道外还存在的震荡区和挫伤区效应，受伤当时表现出的神经系统功能损害的平面可高出数个节段，随着此种病理改变的恢复，受损平面可能下降。因此，伤后早期行椎板切开脊髓探查术对此应有所考虑。与脊髓刃器伤相仿，完全性损伤占多数。

(3)合并伤：颈部可伴有大血管、气管和食道损伤，胸腹部有半数合并血、气胸、腹腔内脏损伤或腹膜后血肿，因此，休克发生率高。

2.脊髓刃器伤

如下所述。

(1)伤口特点：伤口几乎均在身体背侧，1/3 在中线处或近中线处，可为单发，亦可多发，但一般只有一个伤及脊髓。伤道的方向在胸段多朝上，在颈段和腰段多为水平或向下。伤口的大小与刃器的种类有关，最小者仅为一小洞，需仔细检查方能发现。

(2)脑脊液漏：4%～6%的伤口脑脊液漏，多在 2 周内停止。

(3)神经系统症状：根据 Peacock 的 450 例资料统计，损伤部位在胸段占 63.8%，颈段占 29.6%，腰段占 6.7%，完全损伤仅占 20.9%，不完全损伤占 70%，表现为典型或不典型的 Brown-Sequard 征。脊髓休克一般于 24h 内恢复。有动脉损伤者，症状多较严重。损伤平面以下可因交感神经麻痹、血管扩张而体温升高。

(4)合并损伤：多伴有其他脏器的损伤。腹腔脏器有损伤时，可因缺乏痛觉和痛性肌紧张而漏诊。

四、实验室和特殊检查

(一)腰椎穿刺及奎肯试验

在脊椎损伤合并脊髓损伤患者，为确定脑脊液的性质及蛛网膜下腔是否通畅，对了解脊髓损伤程度及决定手术减压有一定参考价值，但目前已很少应用。

(二)脊柱平片

脊椎平片是诊断脊髓损伤的重要依据。除拍摄前后位及侧位外，尚需拍摄两侧斜位像。在疑有第一、二颈椎损伤时需摄张口位片。除个别病例外对椎体骨折或骨折脱位都能很好显示，但对附件骨折往往不能显示或显示较差，这对手术适应证及入路带来困难。因此有些患者尚需进一步作如体层造影、计算机体层甚至脊椎造影等检查以明确诊断。

(三)脊柱 CT 扫描术

轴位 CT 可显示椎管形态，有无骨折片突入。腰穿注入水溶性造影剂后再行 CT，可清楚地显示突出的椎间盘及脊髓受压移位情况，脊髓水肿增粗时，环形蛛网膜下腔可变窄或消失。出血表现为椎管内高密度影，使脊髓受压移位。硬膜外血肿为紧贴椎管壁，包绕硬膜囊的高密度影；髓外硬膜下血肿表现为类似椎管造影后的 CT 扫描，高密度出血充满蛛网膜下腔，包绕低密度脊髓；脊髓挫伤水肿表现为脊髓外形膨大，内部密度不均，可见点状高密度影；脊髓横断后相应硬膜囊必然破裂，此时椎管造影 CT 扫描可见高密度造影剂充满整个椎管，脊髓结构紊乱。

（四）脊髓造影

可显示蛛网膜下腔有无梗阻、脊髓受压程度和方向、神经根有无受累。

（五）脊柱磁共振成像

脊柱磁共振成像是迄今唯一能观察脊髓形态的手段，有助于了解受损的性质、程度、范围，发现出血的部位及外伤性脊髓空洞，因而能够帮助预后。一般来讲，MRI 能清楚地显示椎管、脊髓和椎位情况。矢状面可见椎体错位成角，并压迫脊髓，脊髓内可有出血而表现为信号不均，严重者脊髓断裂。椎体压缩性骨折时，常伴有椎间盘脱出。慢性脊髓损伤者，损伤部位形成脊髓空洞，与脑脊液信号相似，其远端还可有脊髓萎缩变细等表现。

（六）电生理检查

诱发体感电位(Somato-sensory potential，SEP)，是电刺激周围神经时，在皮层相应的感觉区记录的电位变化。脊髓损伤可借此项检查判断脊髓功能和结构的完整性。24h 以后检查，不能引出诱发电位，且经数天连续检查仍无恢复，表明为完全性损伤；受伤能引出电位波者，表明为不完全损伤。缺点是本检查只能反映感觉功能，无法评估运动功能。

五、诊断

（一）闭合性脊髓损伤的诊断

应包括：①脊柱损伤水平、骨折类型，脱位状况。②脊柱的稳定性。③脊髓损伤的水平、程度。脊柱损伤的水平、脱位情况一般只需 X 线片即能判断，而骨折类型的判断有时尚需参照 CT 片。

保持脊柱稳定性主要依靠韧带组织的完整，临床实际中所能观察到的、造成不稳定的因素综合起来有：①前柱：压缩大于 50%(此时若中柱高度不变，则提示后方的韧带结构撕裂)。②中柱：受损(其他两柱必有一个结构不完整)。③后柱：骨质结构破坏，矢状位向前脱位＞3.5mm(颈)或＞3.5mm(胸、胸腰)，矢状向成角＞11°（颈），＞5°（胸、胸腰)或＞11°（腰)。④神经组织损伤：提示脊柱遭受强大外力作用而变形、移位、损伤。⑤原有关节强直：说明脊柱已无韧带的支持。⑥骨质异常。

寰枢椎不稳定的标准：①寰椎前结节后缘与齿状突前缘的间距＞3mm；②寰椎侧块向两侧移位的总和＞7mm。脊髓损伤的水平是指保留有完整感觉、运动功能的脊髓的最末一节。完全性损伤是指包括最低骶节在内的感觉、运动功能消失。应检查肛门皮肤黏膜交界区的轻触觉和痛觉并指诊肛门括约肌的随意收缩功能。不完全损伤是指损伤水平以下有部分感觉，运动功能保留，包括最低骶节。

（二）开放性脊髓损伤的诊断

1.脊髓火器损伤的诊断

鉴于脊髓火器伤合并伤的高发性，首先强调不能遗漏危及生命的合并伤的诊断，必要时应行血管造影明确有无大血管的损伤。脊髓火器伤一般根据枪弹伤的入(出)口和伤道的方向及脊髓损伤的神经系统症状可做出初步诊断。受伤时神经系统损伤程度同样需要采用 Frankel 分级或者 ASCI 评分进行记录和评价，伤情允许时，有选择的辅助检查，判断脊髓受损的确切平面和严重程度。

（1)X 线平片：观察子弹或弹片在椎管内、椎旁的滞留位置，有无骨折。根据脊椎受损显示估计脊髓受损的严重程度。

(2)CT 扫描：当 X 线片上脊柱受损的情况显示不清时，行轴位 CT 扫描提示骨折的部位，椎管内有无骨折片或金属碎片突入。注意有无椎管内血肿。

(3)MRI：能够准确显示脊髓受损的情况，具有不可代替的优势，但在脊髓火器伤时是否采用 MRI 检查，特别是可能有弹片位于脊髓内时，应慎重分析。MRI 扫描时产生的强大磁场可能使位于脊髓内的弹片发生移位，引起更严重损伤，并且金属异物本身也可以使检查产生伪影。伤道内，特别是椎管内无金属弹头或弹片存留时，MRI 检查能最准确地显示脊髓受损状态。

2.脊髓刃器损伤的诊断

根据背部刀伤史和随即出现的脊髓半侧损害症状，即可明确诊断。

X 线平片上可能发现较大的骨折片，亦可根据滞留刃器的尖端位置或折断后残留部分的位置判明损伤的节段，应常规拍摄正、侧位片。与投照方向平行的细长刃器可仅为一点状影，倘重叠于椎骨上，不易发现。胸片和腹平片上注意有无有胸、腹腔积液和膈下游离气体。为明确伤道与椎管的关系，可采用伤道水溶性碘剂造影。轴位 CT 可明确显示残留刃器或骨折片的部位或发现椎管内血肿、脓肿等需要手术的占位病变，但金属异物产生的伪影常影响观察。MRI 可清楚显示脊髓损伤的程度。典型的半切损伤在冠状位上为脊髓一侧的横行缺损，缺损区为长 T_1、长 T_2 信号。有金属异物存留时，一般不做此项检查。当神经系统症状恶化，需手术探查，但又不便行 CT 或 MRI 时，应作脊髓碘水造影，了解有无受压或梗阻。

六、鉴别诊断

(一)闭合性脊髓损伤的鉴别诊断

1.椎管内出血

外伤，如高处坠落背部或臀部着地，背部直接受力等偶可引起椎管内血管破裂出血，原有血管畸形、抗凝治疗、血液病等患者轻度受伤即可出血(亦可为自发性)，血肿可位于硬膜外、硬膜下、蛛网膜下腔和髓内。起病较急，常有根性疼痛，亦可有脊髓压迫症状，往往累及几个节段。蛛网膜下腔和髓内出血时，腰穿脑脊液呈血性，轴位 CT 可见相应部位有高密度影。MRI 则可显示异常信号，早期(2d)T_1 时间缩短，在 T_1 加权像上出现高信号约一周后红细胞破裂，出现细胞外正铁血红蛋白，使 T_2 上变为高信号(T_1 上仍为高信号)。

2.脊髓栓系综合征

当腰部受直接打击或摔伤时，可使原有脊髓栓系综合征患者的症状加重，出现双腿无力，行走困难，括约肌功能障碍。MRI 上可以看到圆锥低位、终丝增粗，多伴有脊柱裂、椎管内或皮下脂肪瘤。

(二)开放性脊髓损伤的鉴别诊断

主要是脊髓火器伤的鉴别诊断。

1.脊髓闭合损伤

被枪弹或弹片击中后，患者可发生翻滚、坠落，引起脊柱骨折、脱位、压迫脊髓，X 线检查多可发现椎体压缩，呈楔形变，常伴有脱位。火器伤一般只见椎骨局部的破坏，不会影响脊柱稳定性。

2.腰骶神经丛损伤

与单侧的圆锥和马尾神经的火器伤有时不易鉴别，后者腰穿有血性脑脊液。

七、闭合性脊髓损伤的治疗

(一)院前急救

在事故现场，要注意患者的意识，尤其是心肺功能。正确的抢救技术非常重要，通过积极的现场救治处理危及患者生命安全的问题，预防脊髓损伤继发瘫痪，以及不全瘫痪转为完全瘫痪，为后继治疗和康复奠定良好基础。由于伤后 6～8h 内脊髓中心未坏死，周围白质情况尚好，且血管介质释放而导致的代谢紊乱在伤后 6～8h 内，因此，掌握正确的急救技术，在现场对怀疑存在脊柱脊髓损伤的患者进行正确的固定和搬运，紧急转送具备治疗条件的医院，显得极为重要，也是防止加重、影响预后的重要措施。对颈椎损伤患者，应放在平板上，适当固定颈椎，不必一定保持颈椎的生理弯曲。因为在没有经过 X 线确诊之前，无论是四头带牵引，还是颅骨牵引，都可能是有害的。如果患者处于昏迷状态，转运前应插好气管插管，以保证通气。对胸腰椎损伤，在变换体位过程中，常需要几个人协同进行，同时要控制颈部，清理呕吐物及呼吸道。创伤患者只要锁骨以上皮肤损伤或有意识障碍，都应高度怀疑颈椎损伤，应固定颈部，使用颈围、颈托或颈胸支架，直至影像学检查明确颈椎情况后才可决定是否去除固定。

（二）非手术治疗

1.药物治疗

如下所述。

(1)甲泼尼龙(Methylprednisolone, MP)：主要作用是抑制细胞膜的脂质过氧化反应，可以稳定溶酶体膜，提高神经元及其轴突对继发损伤的耐受，减轻水肿，以防止继发性脊髓损害，为手术治疗争夺时间。1990 年美国第二次全国急性脊髓损伤研究(NASCIS2)确认：早期大剂量应用甲泼尼龙是治疗人类急性脊髓损伤的有效方法。损伤后 8h 内应用，最好在 3h，大剂量使用，应密切注意应激性溃疡等并发症的发生。

(2)21-氧基类固醇(trilazadmesylate, TM)：作为一种新型的制剂，其抑制脂质过氧化反应的能力强于甲泼尼龙，而不易引起激素所具有的不良反应，在动物实验中显示出良好效果，已被列入第三次美国急性脊髓损伤研究(NASIS3)计划。临床研究证实，患者在伤后 24h 内使用 TM 可促进运动功能恢复。

(3)甘露醇、呋塞米等脱水药物可减轻脊髓水肿，宜早期使用。

(4)GM-1：为神经节苷脂类(Ganglioide, Gg)，Gg 是组织细胞膜上含糖鞘脂的唾液酸。GM-1 在哺乳类中枢神经系统的细胞膜上含量很高，特别是髓鞘、突触、突触间隙，能为受损脊髓(特别是轴突)提供修复原料。在动物实验中具有激活 Na^+-K^+-ATP 酶、腺苷酸环化酶、磷酸化酶活性，防止神经组织因缺血损伤造成细胞水肿，提高神经细胞在缺氧状态下的存活率，并有促进神经细胞轴突、树突发芽再生的作用。关于 GM-1 的应用时机、给药时间、与 MP 的最佳配伍剂量仍需进一步研究。

(5)其他：尚有众多的药物诸如兴奋性氨基酸拮抗剂(MK-801)、阿片肽受体拮抗剂、自由基清除剂等仍处于动物实验阶段，并被认为具有一定的应用前景。目前，研究主要集中在选择最佳的神经营养因子和载体时间模式。

2.高压氧和局部低温疗法

高压氧疗法可以提高血氧分压，改善脊髓缺血状况。局部低温可降低损伤部位的代谢，减少耗氧，可采用开放或闭合式，硬膜外或冷却液灌洗，温度 5～15℃。

（三）手术治疗

1.切开复位和固定

由于关节绞锁或骨折脱位严重，闭合复位困难，需行手术复位。整复关节绞锁有时需切除上关节突。脊柱固定方法和材料有多种，途径可经前路或后路，总的要求是固定牢靠，操作中防止脊髓损伤。值得提及的是，对于骨折脱位严重、脊髓横断、瘫痪已成定局者，复位和固定依然十分重要，它可以减轻疼痛并为全面康复训练打好基础。某些韧带损伤如不经有效固定，可发生晚期不稳定(Lateinstability)，出现渐进性神经功能障碍。

2.椎板切除术

传统上试图用此法来迫使脊髓后移，躲避前方的压迫，结果是无效的。此外，椎板广泛切除增加了脊柱的不稳定性，实验证明可能减少脊髓供血。但遇下列情况，可行椎板切除术．①棘突、椎板骨折压迫脊髓。②合并椎管内血肿。③行脊髓切开术(My-elotomy)。④行马尾神经移植、缝合术。为保持脊柱的稳定性，防止晚期出现驼背畸形，可行内固定术或将切除的椎板复位、成形(去除椎板之时应保持其完整)。

3.脊髓前方减压术

脊柱骨折引起的脊髓损伤，大多来自压缩和脱位的椎体或其后上角、粉碎骨折块、突出的椎间盘，有效的方法是解除来自脊髓前方的压迫。

(1)颈髓前路减压术：此入路，包括经口咽行齿状突骨折切除术的入路已逐渐为神经外科医生掌握。为减少操作加重脊髓损伤，尽量不用 Cloward 钻或骨凿，理想的方法是用高速小头钻磨除压迫物，减压后取髂骨行椎体间融合术。术前、术中和术后需行颅骨牵引。

(2)胸段前方减压术：包括经胸腔入路、经椎弓根入路和经肋骨横突入路。后两种入路神经外科医生较为熟悉，是经过椎管的侧方进入，对脊髓的牵拉较小。但近年一些学者尚嫌暴露不够满意，特别是对严重的爆裂骨折，需要彻底减压后应行椎体间植骨融合，故主张经胸前路手术(经胸膜外或胸腔)，此手术需要术者有胸外科知识和技巧。减压后应行椎体间植骨融合，必要时加用固定器。

(3)胸腰段前方减压术：Mcafee 等在 20 世纪 80 年代中期开始应用腹膜后入路。通常从左侧进入以避开肝脏和下腔静脉。由第 12 肋床进主腹膜后间隙，可暴露 T_{11}～L_3 椎体，稍向下方作皮肤切口，即可显露 L_4 椎体。切除横突、椎弓根，去除骨折块和椎间盘，或用小钻磨除突出的椎体后缘。充分减压后行椎骨间植骨融合术(取同侧髂骨)。

(4)腰段前方减压术：除上述腹膜后入路外，仍有人采用侧后方入路，切除半侧椎板和椎弓根，显露出硬膜囊的外侧，稍向后方牵开(马尾神经有一定游离度)，用弯的器械夹取前方的骨折片、突出的椎间盘，或用小钻磨除突出的锥体后缘。经此入路暴露前方不满意，优点是可同时行椎板内固定。创伤和脊柱手术都可能影响脊柱的稳定性，合理的脊柱内固定可以纠正脊柱畸形，减轻神经组织受压，融合不稳定的脊柱节段，保护附近正常活动的脊柱节段。后路器械固定及融合术是最常采用的治疗方案，一般为适应不同的脊柱节段采用不同的固定系统。钩杆系统(CD，TSRH，ISOLA)常用于颈椎、中胸段区域的固定。颈段椎体因椎弓根直径狭窄，经椎弓根固定较少采用，而代之以椎板下的钢丝；中胸段区域则通常采用横突钩及椎弓根钩固定。胸腰连接部椎弓根宽大，椎弓根螺丝容易插入，故常使用固定杆和椎弓根螺丝(TSRH、CD、ISOLA)。L_2～L_4 的内固定目的在于减少融合节段的数目及维持腰椎的生理曲度，可以利用椎弓根螺丝固定，固定杆按生理弯曲塑形，实行短节段(二或三个运动节段)融合。对于 L_5 和骶骨骨折，固定是必需的，通常采用经后路椎弓根螺丝固定，术后患者应戴腰骶矫形支架。有时为了避免二期后路融合，某些病例行前路减压术后可以直接行前路器械固定及融合术。目前常用的前路固定装置可以被分为下列几类：金属板、椎体外侧固定和椎体间装置。值得引起重视的是脊柱内固定成功与否在于成功的关节融合术；而不在于器械应用与否，这依赖于良好的组织清创、皮质剥除和大量的髂骨或同种异体移植骨。

八、开放性脊髓的治疗

(一)火器脊髓损伤的治疗

1.开放性脊髓损伤一般不影响脊柱稳定性，对搬运无特殊要求。

2.优先处理合并伤，积极抗休克治疗。

3.早期全身大剂量应用广谱抗生素、TAT，预防感染。

4.伤后早期实行清创术，应争取伤后 6～8h 内进行。原则是沿伤道消除坏死组织和可见异物、游离骨片。胸壁上伤口清创仅限于组织内，不进入胸腔。

5.椎板切除术的适应证

(1)椎管内异物、骨片压迫脊髓或存在易引起感染的因素(如子弹进入椎管前先穿透肠管)。

(2)椎管内有血肿压迫脊髓。

(3)脑脊液漏严重。

(4)不完全损伤者在观察过程中症状恶化，奎肯氏试验提示椎管内有梗阻，一般应另做切口。手术目的是椎管内清创，一般不应切开硬脊膜，以免污染脊髓组织。已破损者，应扩大切开，探查脊髓，清除异物，碎烂的脊髓可轻轻吸除。清除后，缝合修补硬膜。

6.继发于低速弹火器伤的脊柱不稳定是很少见的，发生不稳定的原因多数是医源性引起的。常常是由于不正确或者过分追求减压效果的多个椎板切除减压导致。因此在椎板切除术前应对此有足够的认识。

(二)刃器脊髓损伤的治疗

优先处理颈、胸、腹部重要脏器的损伤。

1.早期静脉应用大剂量抗生素，肌内注射 TAT。

2.伤口的处理

小的伤口，若无明显污染，可只冲洗其浅部，然后将其缝合；较大的伤口，有组织坏死或污染较重者，需行伤道清创。与火器伤相比，刃器伤的伤口处理偏于保守，但前提是应用大量的广谱抗生素。

3.手术指征

遇下列情况，可考虑行椎板切除术：①影像学证实椎管内异物，骨片存在，需清除。②进行性神经功能障碍，CT 或 MRI 证实椎管内有血肿。③椎管内有脓肿或慢性肉芽肿造成脊髓压迫症状。

九、并发症及其治疗

(一)闭合性脊髓损伤并发症及处理

1.褥疮

每 2h 翻身 1 次，保持皮肤干燥，骨突出部位垫以气圈或海绵。国外最新研制的可持续缓慢左右旋转的病床(Roto-Rest bed)可有效地防止压伤，可活动身体任何部位而不影响脊柱的稳定性。褥疮若久治不愈，可行转移皮瓣覆盖。

2.尿路感染

患者入院后一般均予以留置导尿，导尿管应每周更换 1 次，并行膀胱冲洗。

3.肺部感染

C_4 以上脊髓损伤可导致呼吸困难、排痰不畅，较容易并发肺部感染，应加强吸痰、雾化吸入治疗。

4.深静脉血栓形成(DVT)

此症日益受到重视。据统计，有临床症状的 DVT 发生率为 16.3%，倘做其他检查，如静脉造影等，DVT 的发生率为 79%。DVT 可能与下列因素有关：缺乏大组肌群收缩产生的泵作用，静脉血淤滞；创伤后纤维蛋白原增多，血液黏滞度高；脱水；血浆蛋白原激活抑制因子释放增多，纤溶障碍；下肢不活动、受压导致血管内皮的损伤等。DVT 常发生在伤后前几个月，表现为下肢水肿、疼痛、皮肤颜色改变、局部或全身发热，最严重的并发症是肺栓塞致死。诊断方法有多普勒超声、静脉造影等。预防措施主要是活动下肢，应用抗血栓长袜(Antiemblic stocking)等。一旦出现 DVT，应行抗凝治疗。

(二)开放性脊髓损伤并发症及处理

1.脊髓火器伤的突出并发症是感染

可发生在伤口、椎管内(硬膜外或硬膜内),防治方法重在彻底清创、充分引流和全身大量应用抗生素。

子弹的存留有引起铅中毒的可能,特别是在弹片直接与脑脊液或者形成的假性囊肿液相接触时,弹片中含的铅成分可发生分解而引起慢性铅中毒,主要表现为腹痛、痴呆、头痛、记忆力丧失、肌无力等。治疗可以采用乙二胺四乙酸(EDTA)、二巯丙醇(BAL)等金属螯合剂。

2.刃器伤的并发症

Brodie脓肿,残留在椎体内折断的刃器尖引起的慢性椎体脓肿,需手术清除。

十、预后

(一)闭合性脊髓损伤

高位完全截瘫者死亡率为49%～68.8%。死亡原因主要为呼吸衰竭、呼吸道梗阻、肺炎,脊髓功能的恢复程度主要取决于受损的严重程度和治疗情况。完全横断者,神经功能不能恢复,马尾神经受压解除后恢复良好。对完全截瘫者的脊柱骨折脱位采用闭合复位,其功能有10%恢复,采用手术方法治疗者有10%～24%恢复;对不完全截瘫者治疗后功能恢复率为80%～95%。

(二)开放性脊髓损伤

1.脊髓火器伤常伴有危及生命的内脏损伤和休克。据英国著名的脊髓损伤专家Ludwig Gutmann统计,第一次世界大战期间,死亡率高达70%～80%。此后由于抗休克治疗的加强,抗生素的广泛应用,后因条件改善及脊髓损伤中心的建立,死亡率逐渐下降,至第二次世界大战后期已低于15%。

2.刃器伤的预后比火器伤为佳,原因是脊髓切缘整齐,挫伤范围小,利于神经组织修复Peacock报告的450例中,65.6%恢复良好,无需或略加支持即能行走,17.1%需拄拐行走,17.3%无恢复,16例死亡者中,9例早期死于脑膜炎或肺栓塞。

第二节　椎间盘突出症

一、流行病学

椎间盘在脊柱系统中起着重要的作用。实际上椎间盘在脊柱运动力学中起着关键而最多变化的组成部分。随着年龄、性别、从事的劳动工种等影响,椎间盘会变形破坏。椎间盘突出(Intervertebral dischermiations)通常约30%～70%的患者可无任何症状,Kelsey等报道,行椎间盘突出手术男性是女性的2倍,这可能是由于更多的男子在重视体力劳动。Valkenburg和Haanen报道蓝领工人患椎间盘突出比白领工人多4倍,儿童、青少年(15岁以下)椎间盘突出占手术1%,我国椎间盘突出患者男女比例大致相等。

二、病因和发病机制

椎间盘突出与椎间盘的结构特性有很大关系。纤维软骨环是其中之一,Marchand和Ahmed发现纤维软骨环是由15～25个独特的层组成,这些层穿插不匀,局部排列相当不规则,随着年龄增长,这些层可以发生退变,因液体的流失而影响压缩强度,导致纤维软骨环由液体压力和膨胀压力的负荷转变成纤维固态基质变形,髓核组织同样也受年龄增加而退变,从液态相转变为固态相,髓核萎缩,椎间盘间隙狭窄。Chiand和Cole等从磁共振的信号强度的减弱与水分及硫酸软骨素的减少与胶质的增加有关,髓核的含水量出生时为90%,而到60岁时便降到70%。单纯的收缩压力负荷下椎间盘是不会突出的;Nachemson提出,在髓核呈液态的年轻椎间盘中,压力被髓核的流体静力压所对抗,在退变的椎间盘,膨胀压随退变的加重而减少。McNally 等统计一半的病例纤维环的后外侧发生断裂，压力集中在纤维环后部的发生率高，因此结论是"椎间盘易发生突出是由于损伤"。除此以外，先天性脊柱畸形、家属性倾向或营养因素等也有一定影响。椎间盘突出症可以发生在人体脊柱的颈、胸和腰多个节段，而以腰椎间盘突出发病率最高，颈椎间盘突出其次，胸椎间盘突出少见。

三、临床表现

受累的神经根痛是椎间盘突出最常见的症状。疼痛的性质与程度和疾病有相关性外，还与个体差异、痛阈高低、年龄性别均有一定关系。表现以痛、胀、酸、麻或抽筋样、烧灼样、触电样、牵拉痛等。

(一)颈椎间盘突出

1.一般症状

由于疼痛常影响睡眠，特别是夜间静卧时，疼痛症状可以更加明显；再由于疼痛迫使头部固定某一位置，甚至牵连到上肢、肩，急性期过后上述症状可缓解和消失，但当颈部过度活动牵拉时或受到冷刺激后，症状会再次复发，甚至加重。

2.神经症状

如下所述。

(1)脊髓压迫：较大椎间盘突出虽发生率不高，但可产生严重后果，患者表现为痉挛性瘫痪、感觉障碍、括约肌功能障碍和锥体束症等。

(2)节段性的神经症状

1)C_2/C_3：该节段的椎间盘突出很少发生，涉及颈，神经根痛由颈后向枕后放射。

2)C_3/C_4颈，神经根痛主要表现为颈肩部位，颈部后伸时疼痛可加重；该神经同时又支配膈肌，但 C_3/C_4 椎间盘突出患者中尚未发生过膈肌功能障碍。

3)C_4/C_5：约占颈椎间盘突出的 1/4，颈，神经根痛和麻木主要表现为肩部，并可放射到上臂，除疼痛外因三角肌受影响，上臂不能抬高，有时误认为"肩周炎"，同时受影响的有冈上、冈下肌等。

4)C_5/C_6：此节段的椎间盘突出发生率最高，颈。神经根痛和麻木表现为颈部沿肱二头肌、前臂外侧至拇指与食指，肱二头肌反射减弱或消失，屈肘功能肌力弱和肱二头肌萎缩。

5)C_6/C_7：发生率很高，颈，神经根痛和麻木由肩背、上臂后、前臂后外侧至中指，肱三头肌反射减弱或消失、肌力减弱，胸大肌萎缩。

6)C_7/T_1：发生率少，颈、神经根受累。疼痛和麻木放射到肩背部、上肢后外侧至小指和腕关节以下，以手的功能障碍为主，患者握物、持筷、捏针等精细动作困难。

(二)胸椎间盘突出

胸椎间盘突出症发病率较少，主要表现为下肢麻木、无力和行走困难，背部疼痛，以及括约肌功能障碍；部分患者伴有感觉平面或节段性的感觉障碍。

(三)腰椎间盘突出

腰椎间盘突出症发病率很高，属常见病，约 50%患者有腰部损伤病史。腰部痛和受累的神经根痛是其主要症状，90%以上腰椎间盘突出症位于 L_4/L_5、L_5/S_1，约 2/3 的患者为单侧性。

1.L_3/L_4

发病率少：L_4神经根痛，下肢脚底和小腿后部麻木或无力。

2.L_4/L_5

发病率高；除腰痛外，臀部外侧及向大、小腿后部放射的酸痛、麻。急性期，因神经根受压水肿，负重或站立时疼痛症状可加重，又可影响行走和睡眠；经保守治疗和卧床休息后，症状可减轻缓解，但在不定时间内可复发；病程久者可出现下肢不同程度的肌肉萎缩。较大髓核突出可造成括约肌功能障碍，直腿抬高试验(Laseque)阳性，如中央型可出现双下肢或以一侧为重的症状。

3.L_5/S_1

发病率高；臀部内侧及向大腿后部放射的酸痛、麻木，急性期患者站立或坐位症状可加重，影响行走，病程久者臀部肌肉萎缩；较大髓核突出可造成括约肌功能障碍，直腿抬高试验阳性。

四、影像学检查

(一)X光平片

观察脊柱的形态、屈度，骨质的改变，节段间隙；椎间盘突出症的脊柱平片必须排除肿瘤和炎症造成的骨质破坏融合等，以及骨质增生、骨赘。

颈、胸、腰椎间盘突出症的正位片一般无特殊改变，侧位片可发现病变部位椎间隙距离变窄。

(二)肌电图和诱发电位

可以帮助确定病变的节段、范围和程度，也可帮助判断预后，在脊柱手术中还可以进行监测。

(三)椎管造影

1.枕大池或腰椎穿刺后在蛛网膜下腔内注射碘油或碘水，透视下观察造影剂在椎管内流动和受阻情况(注：碘油造影剂因吸收困难已被淘汰，碘水造影剂采用 Omnipaque 或 Isovne 无副作用)；方法是取 Omnipaque 或 Isovne7～10mL，用 2mL 脑脊液稀释后缓慢注入。

2.椎间盘突出症的表现

颈椎正位可出现造影剂经过病灶时流速减慢或缺损，侧位出现造影剂"并流"现象，呈"笔尖"样改变。胸椎造影改变同颈椎。单侧型腰椎间盘突出症正位可出现造影剂经过病灶时，一侧神经根管不显影，造影剂只显示一侧，侧位出现造影剂"并流"现象。中央型造影剂经过病灶时可出现一侧或双侧神经根管不显影。

3.椎间盘造影是将造影剂注入椎间腔观察椎间盘的形态，此检查基本淘汰。

(四)CT(计算机X线断层扫描)

主要用于轴位断层扫描，它显示各椎体骨结构、软组织与脂肪的轮廓。椎间盘突出症CT 中可发现侧隐窝和椎体后突出的髓核组织，有比较可靠的诊断价值。

(五)MRI(磁共振图像重建)

与 CT 相比无放射线，具有显示椎体骨全貌的优点，通过不同组织的信号差别鉴别椎管内外改变，矢状位可以显示多个节段的椎体全貌，尤其对椎管内外肿瘤、椎间盘突出症等诊断更有效、精确。

椎间盘突出症 MRI 中的表现水平位是椎体后缘和侧隐窝有中低信号隐影，神经根管及硬脊膜被挤压；矢状位中显示两个椎体间后缘或附近出现中低信号的髓核隐影。

五、诊断与鉴别诊断

(一)诊断

1.一般症状

颈椎间盘突出症表现以枕颈、肩、上肢痛、酸、麻、胀等不适是常见症状，胸椎为背部痛，腰椎则以腰背伴臀部、下肢痛；同时可出现颈部、上肢或下肢因疼痛造成活动受限，影响正常工作和睡眠，严重的出现受累神经支配相关肌肉乏力甚至萎缩。

2.神经症状

如下所述。

(1)除根痛外，颈椎间盘突出症部分患者可出现感觉障碍，于病变以下对侧的痛、温觉和部分触觉减退，和同侧的上运动神经元损害（半横段损害，Bwendsequoid 综合征），该症状在胸椎间盘突出症中比较少见，但必须与椎管内其他占位病变相鉴别，如肿瘤等。

（2）颈胸椎间盘髓核突出严重的可出现括约肌功能障碍，腰椎的极少发生。

（3）颈椎间盘突出症只累及神经根的，则出现该侧下运动神经原损害，表现为该侧的肌张力低、腱反射低、肌力降低现象。

（二）鉴别诊断

1.颈椎间盘突出症与"颈椎病"临床上难以鉴别，必须从外伤史、年龄、病程等加以分析，只有经过影像学检查后方能比较明确诊断，另外颈椎间盘突出症必须与"肩周炎""落枕"等区别。

2.胸椎间盘突出症与胸、腹腔内脏疾病引起的放射痛相鉴别。

3.腰椎间盘突出症常常被"腰肌筋膜炎""梨状肌综合征"诊断所混淆，椎管内肿瘤引发的症状有时也难以区别，最终明确诊断必须借助影像学检查才得以确诊，同时腰椎管狭窄症、骨赘和后纵韧带、黄韧带增生等均可一一加以鉴别。

六、治疗

（一）保守治疗

包括牵引、推拿、按摩、针灸、旋转复位、卧床和理疗等。牵引、推拿、按摩等治疗可使椎间韧带松弛，椎间隙增宽，有利髓核的还纳。卧床和理疗使脊柱减负，有利于受压神经根水肿消退，疼痛缓解。

（二）药物治疗

全身用药，主要使用镇痛药和少量激素；局部以各种镇痛膏药、涂剂等，但疗效短暂，不能根治。

（三）硬膜外类固醇注射疗法

于硬脊膜外注射可的松治疗椎间盘突出症引起的腰腿痛，此方法安全、操作简便、疗效肯定，尤其对顽固性的腰腿痛患者适用。

（四）碎吸法

透视下定位，利用腔镜和显微镜下超声捣碎髓核组织吸除，达到神经根减压。

（五）髓核化学溶解疗法

透视下定位，注入胶原酶（木瓜凝乳蛋白酶）使髓核组织软化吸收，注入胶原酶前须椎间盘造影，该治疗已很少开展。

（六）套扎法

透视下定位，在窥镜下将髓核组织一并套扎后取出，该技术要求比较高。

（七）手术治疗

采用全椎板或半椎板，一般原则单侧性的以半椎板，中央型的采用全椎板入路；颈椎间盘突出症可以从后或前入路，前入路必须同时取自体髂骨植骨术，个别还采用侧方进路；胸椎间盘突出症也可采用后或前胸腔进路；腰椎间盘突出症一般采用后进路、侧方或旁正中，个别采纳进腹腔手术。手术目的将取出压迫神经根的突出髓核组织，同时对因后纵韧带增生或骨赘所造成压迫神经根应做神经松解术。

七、预后

影响椎间盘突出症治疗效果的一般有以下几个方面：

1.椎间盘突出症的位置节段高，同时又是中央型的治疗效果差。

2.髓核性质以短时间内突出的，突出髓核个体比较大手术效果较好。

3.病程时间越长，治疗效果越差。

4. 在有一定的规模诊治条件下和经验医生的诊断指导下，选择正确的治疗方法。椎间盘突出症不严重的一般通过保守治疗后均可症状缓解，对反复发作，症状不断进行性加重的，影像学检查手术指征比较支持的应及早手术，绝大多数均可取得比较满意结果。

第三节　脊髓空洞症

脊髓空洞症是指由脊髓中央管周围灰质和白质破坏所致的慢性进展性综合征，伴有脊髓内脑脊液潴留。Syrinx 这个名称是 Ollivier d'Angers 在 1824 年提出的，他观察到在脊髓中央管的扩张。Schuppel 认为胎儿脊髓中央管持续扩张应名为脊髓积水，而脊髓空洞症扩张的囊应与中央管不连接。

这两个名词的不同是基于囊腔壁的细胞不同所决定的。脊髓积水囊壁的细胞是室管膜细胞，相反脊髓空洞症囊壁的细胞是胶质细胞。Cleland 和 Chiari 提出后脑下降与脊髓囊肿的关系的观察，1880 年 Strumpell 报道脊髓空洞与脊柱外伤的关系，但以后的观察发现约有 10% 的脊髓空洞症患者第四脑室与空洞有交通。另外，囊壁细胞的不同也不是十分明确的。外伤性囊肿破裂进入到中央管能有室管膜细胞出现在胶质细胞腔的囊壁中。今天脊髓空洞症是包括各种临床形式的脊髓囊腔形成。囊中含有与脑脊液相似的液体。虽然脊髓瘤可有脊髓空洞或含有高蛋白的囊腔形成，但不应归入脊髓空洞症的范畴内。脊髓空洞症的发病率每年约为 8.4/10 万。

一、病因

对脊髓空洞症的认识已经历了 100 多年。最早 Cleland(1883 年) 和 Chiari(1891 年) 发现在婴儿脊髓空洞与第四脑室相通，认为这是脊髓空洞症的病因，直到磁共振广泛用于临床后发现第四脑室与脊髓空洞相交通的病例在脊髓空洞症的病例中所占的百分比很小，1959 年 Gardner 提出水动力学作用的理论，他认为脑脊液通过脑室系统经第四脑室闩部进入脊髓腔，而第四脑室顶正中孔和侧孔部分或全部阻塞和后脑畸形，小脑扁桃体下疝引起脊髓空洞症，因 90% 的脊髓空洞均有 Chiari 畸形，他认为此时第四脑室与脊髓中央管相通，动脉搏动经脑脊液传递到脊髓中央管如"水锤样"冲击脊髓中央管使其扩大形成脊髓空洞。脊髓中央管室管膜壁破裂，可使空洞腔偏离脊髓中央管而偏向一侧。水动力学说多年来一直是脊髓空洞症形成的主要学说，但脊髓空洞与第四脑室相通的患者在临床上仅为 10%，大多数患者中两者并不交通。

Williams 修改了水动力学说，他认为由于后脑畸形，小脑扁桃体下疝颅后窝及枕大池被充满，造成颅腔内与脊髓蛛网膜下隙脑脊液压力分离，在枕大孔水平形成压力梯度，当咳嗽用力时由于静脉压增加致使椎管内蛛网膜下隙压力增高，但因后脑畸形妨碍了脑脊液向上、下流动，也影响了压力的传递，此时椎管内静脉充盈和小脑扁桃下疝好似球或瓣膜一样，迫使椎管内的脑脊髓被吸引进入脊髓中央管形成空洞。

Oldfied 利用磁共振电影摄像技术观察脑脊液流动及脊髓空洞手术中超声波的动态观察，提出了脊髓空洞形成的新理论，他观察到第四脑室与脊髓空洞间并未直接相通，正常情况下当心脏收缩时脑脊液由基底脑池流向脊椎椎管内，当心脏舒张时脑脊液从尾端向头端流动。但当有 Chiari 畸形时犹如活塞样活动的小脑扁桃体，使脑脊液流动明显受阻，同时下疝的小脑扁桃体在心脏收缩时向尾端下移，对椎管内脑脊液产生压力，这种压力作用于脊髓表面迫使脑脊液沿血管周围间隙和间质间隙进入脊髓实质内，形成脊髓空洞。在临床实际工作中也证实慢性脊髓蛛网膜炎，脊髓髓内肿瘤，脊髓梗死，脊髓外伤可引起脊髓空洞。从发生机制、组织学检查的观察认为脊髓空洞症与脊髓积水是不同的，但在临床工作及文献上常将两者混为一谈，均名为脊髓空洞症。

二、病理及分类

Milhorat 将脊髓空洞症进行分类：

1.交通性脊髓空洞症，扩张的脊髓中央管与第四脑室相通。

2.非交通性脊髓空洞，扩张的脊髓中央管与第四脑室不相通。

3.原发性实质内脊髓空洞，即中央管外空洞，空洞在脊髓实质内，与脊髓中央管及第四脑室均不交通。另外，还有两种空洞：①萎缩性空洞，出现于脊髓软化后。②脊髓肿瘤性空洞。

(一)交通性脊髓空洞症

是因脑脊液在第四脑室出口处阻塞所造成，其脑室均扩张，临床上常见于脑膜炎后，颅内出血后所致的脑积水、Chiari II 型畸形、脑膜膨出和 Dandy-walker 囊肿等引起的交通性脊髓空洞的过程。

在组织学检查发现，为单独的脊髓中央管扩张，其壁为室管膜细胞。在空洞尾端因胶质增生中央管阻塞，一般此类室管膜壁比非交通性脊髓空洞患者的壁完整，很少向脊髓实质内溃破。

(二)非交通性脊髓空洞

扩大的脊髓中央管与第四脑室不相交通。脑脊髓循环梗阻在枕大孔平面或其下方，其原因常是 Chiari I 型畸形、颅底陷入、椎管内蛛网膜炎、脊髓髓外受压、脊髓栓系综合征等。因压力梯度的关系椎管内蛛网膜下隙的脑脊液从血管周围或间质间隙进入并积聚于空洞中。组织学检查发现，非交通性脊髓空洞是一个孤立的空洞，空洞头端(上端)的中央管狭窄或阻塞，此型空洞壁上无室管膜细胞空洞向中央管旁伸展，常易向脊髓背外侧并可破溃至蛛网膜下隙。

(三)原发性实质内脊髓空洞

此型空洞是在脊髓实质内，与脊髓中央管及第四脑室不相交通，此型空洞的特点是脊髓外伤所致。如脊髓外伤、注射、缺血/梗死、自发性脊髓髓内出血等最后造成局限性蛛网膜下隙的蛛网膜炎产生局部脑脊液循环阻塞迫使蛛网膜下隙的脑脊液进入到脊髓实质内。原发性实质内脊髓空洞典型的应发生在脊髓供血的分水岭区，即脊髓中央管的背侧外侧，同时向中央管外扩展，其壁是胶质或纤维胶质组织，其病理变化是不同程度的坏死、噬神经细胞作用和 Wallerian 变性。其特殊的病理改变是在外伤或出血引起的空洞症，其囊壁上有充满含铁血红素的巨噬细胞。

(四)萎缩性脊髓空洞

因脊髓变性出现脊髓萎缩，引起脊髓内出现微囊，脊髓内裂隙和局限性中央管扩张，萎缩性空洞是不扩展的，因其无脑脊液充盈扩大的机制是因局部脊髓组的丧失所致。

(五)肿瘤性空洞

脊髓髓内肿瘤如髓内星形细胞瘤、室管膜瘤、血管网状细胞瘤等可在脊髓内产生脊髓空洞症样的空洞。此种坏死性改变先从脊髓中央开始，向肿瘤的上、下极伸展，此空洞中包含黄色含蛋白的液体、与脑脊液不同，其囊壁常由肿瘤组成，或由致密的胶质组成，在 MRI 检查时能被强化。

三、临床表现

发病年岁通常为 20～30 岁，偶尔发生于儿童或成年以后。女性患者多于男性。病程进展缓慢，最早出现的症状常呈节段性分布，首先影响上肢。当空洞逐渐扩大时，由于压力及胶质增生的作用，脊髓白质内的长传导束也受累及，在病变以下出现长传导束功能障碍，两个阶段之间可间隔数年。

(一)感觉障碍

由于脊髓空洞位于脊髓中央或其邻近最早影响一侧或双侧后角底部,最早的症状常是单侧的痛觉、温度觉障碍;如病变累及前连合时可有双手、臂部尺侧或一部分颈、胸部的痛、温觉丧失,而触觉及深部感觉完好或轻度减退,称为分离性感觉障碍,此为脊髓空洞症特殊的临床症状与体征。但有时可见于脊髓髓内肿瘤的患者。患者常于外伤或烫伤时发现痛温觉障碍。

之后空洞不断扩大到胸、背部,呈马褂(短上衣)样感觉障碍分布。如病变向上影响三叉丘脑束可造成面部痛温觉减退或消失、角膜反射消失,多数病人在痛温觉消失区常有中枢性自发性疼痛,但空洞经治疗后自发性可完全消退,空洞不断扩大使后索及脊髓丘脑束受累,造成空洞以下各种感觉障碍,并出现感觉障碍平面。

(二)运动障碍

当脊髓前角细胞受累后出现受累区下运动神经元损害,如手部小肌肉(如骨间肌、鱼际肌)及前臂尺侧肌肉萎缩无力,且有肌束震颤,逐渐波及上肢其他肌群及肩胛带和一部分肋间肌。腱反射减退或消失,肌张力减退,之后在空洞水平以下,出现锥体束征、肌张力增加及腱反射亢进、腹壁反射、提睾反射消失,并出现病理反射。空洞如在腰骶部则在下肢出现上述的运动及感觉障碍。

(三)自主神经及营养障碍等其他症状

病损节段可有皮肤营养障碍、溃疡经久不愈等,局部出汗过多或过少,晚期可有神经源性膀胱及大小便失禁,并常有脊柱侧弯畸形、脊柱裂、弓形足等畸形。由于关节感觉缺失引起关节磨损和畸形、关节肿胀,形成 Charcot 关节。皮下组织增厚、肿胀及异样发软伴有局部溃疡及感觉缺失称为 Mervan 综合征。

四、诊断

中年期发病,伴有寰枕区其他发育缺陷、节段性感觉障碍及感觉分离,手部及上肢肌肉萎缩等是本病的特点,但须靠神经影像学检查来进行诊断。

(一)X 线检查

摄头部 X 线平片时应包括颅颈交界部正侧位片,并应有中线断层片,常可见寰枕区骨性畸形,如寰枕融合、颅底陷入、扁平颅底、颈椎分节不良、寰枢椎半脱位等。

(二)CT 扫描

检查脑室大小、有无脑积水、颅颈交界处扫描,特别是鞘内注射阳性对比剂扫描时可发现小脑扁桃体下疝,以及颅后窝颅底有无蛛网膜炎。但不如 MRI 扫描方便简单可靠。

(三)磁共振扫描

MRI 矢状面图像能清晰显示空洞全貌,T_1 加权图像表现脊髓中央低信号的管状扩张;T_2 加权图像空洞内液呈高信号;无论 T_1 或 T_2 加权图像上空洞内液信号都均匀一致。横断面上空洞多呈圆形,有时形态不规则或呈双腔形,边缘清楚光滑。在空洞的上下两端常有角质增生,当增生的角质组织在空洞内形成分隔时,空洞呈多房性或腊肠状。空洞相应节段的脊髓均匀膨大。

自 20 世纪 80 年代后 MRI 成为脊髓空洞症诊断的重要工具,MRI 应包括矢状扫描和横断扫描,并同时应行 T_1 及 T_2 加权成像检查。T_1 及 T_2 加权成像能显示脑室大小、有无小脑扁桃体下疝以及其程度、有无脊髓空洞,如有可显示其范围、空洞与第四脑室、脊髓中央管有无交通,并能测量脊髓的粗细及空洞的大小。

大的脊髓空洞在空洞腔中见到有分隔,多为横行分隔,使空洞腔如手风琴样等解剖关系,并有益于鉴别诊断。1/3 脊髓空洞症患者在 MRI 可显示有脑室扩大,但仅 7%～11%产生脑积水症状。

五、鉴别诊断

(一)脊髓髓内肿瘤

脊髓髓内髓外肿瘤均可引起局限性肌萎缩及节段性感觉障碍。在肿瘤病例中脊髓灰质内的星形细胞瘤或，室管膜瘤分泌出蛋白性液体聚集在肿瘤上、下方使脊髓的直径加宽，脊柱后柱侧弯及神经系统症状表现与脊髓空洞症很相似，但一般脊髓空洞症进展很慢，常伴有寰枕区畸形及小脑扁桃体下疝等。脊髓髓内肿瘤病程较脊髓空洞症快，但在 MRI 有时与脊髓髓内室管膜瘤在 T_1 加权成像上很难区别，但强化扫描室管膜瘤为均匀一致性强化，可以很好地与脊髓空洞症相区别。

(二)运动神经元疾病

为主要累及神经系统运动神经元的一组疾病，其明显的病理改变在脊髓前角、低位脑干运动核及皮质运动区的锥体细胞，临床表现为肌肉萎缩特别是上肢和延髓支配的肌肉，以及皮质脊髓束、皮质延髓束等的变化。最常见的肌萎缩性侧索硬化与脊髓空洞症相似，在上肢常有上、下神经元受累的体征，如肌萎缩、肌纤维震颤等但无感觉障碍，特别是无节段性感觉障碍及感觉分离现象，MRI 扫描则可明确诊断。

(三)颈椎病

可造成上肢肌肉萎缩及长传导束症状及根性疼痛，因为髓外压迫，故无节段性感觉障碍及感觉分离现象。颈椎 X 线片及 CT 或 MRI 扫描可明确诊断。必要时需做脊髓造影。

(四)多发性硬化

是较常见的中枢神经系统脱髓鞘疾病，表现为白质中有多数散在的髓鞘脱失，胶质细胞增生，病人可出现相应受累部位的肢体瘫痪及锥体束征。70%以上的病例有神经痛、感觉异常及感觉减退，深感觉障碍一般比浅感觉为轻，有时出现 Lhermitt 征，即当患者低头时出现背部正中瞬间下行达骶部或足部，或向上肢放射的过电样感。此系颈髓受损异常刺激于髓内传导所致，但患者无寰枕畸形、小脑扁桃体下疝等影像学改变。

(五)颈肋

可以造成手部小肌肉局限性萎缩及感觉障碍，伴有或不伴有锁骨下动脉受压的证据，而且由于在脊髓空洞症中常伴有颈肋，诊断上可能发生混淆。

不过，颈肋造成的感觉障碍通常局限于手及前臂的尺侧部位，触觉障碍较痛觉障碍更为严重，上臂腱反射不受影响，而且没有长传导束症状，能做出鉴别，颈椎 X 线片也有助于建立诊断。

(六)尺神经麻痹

可产生骨间肌及中间两个蚓状肌的局限性萎缩。但感觉障碍相对的比较轻微而局限，触觉及痛觉一样受累，在肘后部位的神经通常有压痛。

(七)麻风

可引起感觉消失、上肢肌肉萎缩、手指溃疡。但有正中、尺及桡神经及臂丛神经干的增粗，躯干上可有散在的脱色素斑。

(八)梅毒

可在两方面疑似脊髓空洞症。在少见的增殖性硬脊膜炎中，可以出现上肢感觉障碍、萎缩及无力的下肢锥体束征。但脊髓造影可显示蛛网膜下隙阻塞，而且病程进展也较脊髓空洞症更为迅速。脊髓的梅毒瘤可表现出髓内肿瘤的征象，不过病程的进展性破坏迅速且梅毒血清反应阳性。

(九)穿刺伤或骨折移位

有时可引起髓内出血，聚集在与脊髓空洞症相同的脊髓平面内，但损伤病史及 X 线片中的脊髓损伤证据均足以提供鉴别的依据。

六、治疗

脊髓空洞症原来认为是神经内科疾病，予以 B 族维生素、三磷腺苷、辅酶 A、肌苷及镇痛药等对症治疗，历史上亦有用 X 线照射或放射性核素碘等放射治疗以减缓症状的发展；外科治疗的发展与本病的病因及发病机制等病理生理的了解密切相关。如早年的治疗包括空洞穿刺、脊髓切开空洞引流等手术，企图治疗脊髓空洞，为了防止切开的空洞重新闭合，在空洞腔内安放一个支架以防止其闭合。因 Garclner 水动力学理论相应而生的，在闩部填充肌肉等以阻断第四脑室与脊髓空洞的交通，阻断了水压对空洞水锤样的冲击，因后脑畸形、小脑扁桃体下疝影响脑脊液循环的理论而行颅后窝减压手术等。而交通性脊髓空洞行脑室分流术即可治愈，手术种类繁多，但根据各种手术的疗效、手术并发症等诸多因素的考虑，目前对脊髓空洞症进行的手术分两大类，即脊髓空洞分流手术和颅后窝减压手术。

(一)脊髓空洞分流术

基于空洞穿刺及切开手术疗效不佳，切开的空洞很快就闭合了，故推出脊髓空洞分流手术，将脊髓空洞内的液体经导管分流至脊髓外以使空洞缩小或消失。基于对空洞内的压力和椎管内蛛网膜下隙压力高低的认识不同，有两种不同的分流方法：一种认为，脊髓空洞内的压力高于蛛网膜下隙的压力，故用硅胶管等将空洞内液体引流至蛛网膜下隙，达到治疗目的；另一种意见认为，脊髓空洞内压与蛛网膜下隙间无压力差故引流效果不佳，空洞不能闭锁。因此，有学者主张将空洞液分流至腹腔、小脑脑桥三角池、胸腔等压力低的区域。常见的空洞引流术有以下几种。

1. 空洞-蛛网膜下隙引流术

手术具体步骤是选脊髓空洞宽大部位的头端处行椎板切除术，一般切除 1~2 个椎板，切开硬脊膜后在脊髓背侧进入空洞，一般脊髓纵行切开约 0.5cm 即可。亦可在脊神经背根入脊髓处的无血管区切开脊髓进入空洞，这样术后损伤少。当大量空洞内无色透明液体流出后脊髓即塌陷并恢复搏动，然后将分流用 T 形管缓缓送入脊髓空洞内展平。一般用硅橡胶引流管、带蒂硬脊膜或肌肉，向头部方向插入空洞 2~3cm，并将其固定缝合在脊髓切开部的软膜或蛛网膜上，再将另一端向尾部插入蛛网膜下隙 2~3cm。目的是引流空洞液体，平衡空洞内外压力，以阻止空洞进展。

2. 空洞-腹腔引流术

脊柱的手术具体步骤同空洞-蛛网膜下腺引流术，T 形管在空洞内安放好后将长的分流管用缝线固定与蛛网膜及硬脊膜上，严密缝合伤口然后在皮下切口将此长管于腹下部送入盆腔。腹腔是低压系统，空洞-腹腔引流术不仅可避免空洞-蛛网膜下隙引流术的反流现象，而且对空洞内液体有较强的吸引作用。其缺点有感染、低颅压性头痛及引流管阻塞等并发症。

3. 中央管末端开口术

此手术主要是切开终丝及圆锥末端，引流中央管内异常灌注的脑脊液，虽然一部分病人扩大的中央管可延伸到终丝部，但大部分病人中央管并不是全部开放，空洞是多房的。优点是比颅后窝减压及空洞切开安全，但手术不能缓解枕大孔区受压，不能阻止空洞的灌注等，治疗上不能首选。此外，还有空洞-胸腔引流术，有空洞-小脑脑桥三角池引流术、带蒂大网膜脊髓移位植入空洞手术、空洞穿刺术及 CO_2 及激光显微手术等，用于治疗脊髓空洞症。但至今尚无一种公认理想的治疗方法。

空洞分流术的并发症有分流管阻塞、脊髓栓系综合征、感染、腹腔假性囊肿形成、分流管远端脱节等。分析造成分流管堵塞的原因中发现囊腔液中高蛋白含量是分流管尖端阻塞主要原因之一。此外，胶质增生经分流管侧孔长入管腔也会造成分流管阻塞。另外，脊髓空洞可有间隔，这些隔可为纵行的也可是横行的，间隔将空洞分成几个小腔，这些小腔可能是相通的，也可能不通，如若不通分流一两个腔而其他腔并不塌陷，多囊性脊髓空洞常见于炎症后脊髓空洞症。有些病例空洞分流术后从影像学上看空洞塌陷，但临床症状在恶化。这是因脊髓栓系综合征所致。脊髓栓系综合征常出现在外伤后脊髓空洞症患者，当分流管停留在脊髓背侧并发生粘连。当脊柱、脊髓移动时在分流管处损伤脊髓，特别是分流管在颈椎活动多的时候，因此当颈活动时症状加重。

(二)颅后窝减压术

鉴于绝大多数脊髓空洞症合并有 Chiari 畸形，小脑扁桃体下疝在枕大孔区压迫脑干下端和脊髓首端，并影响了脑脊液循环，以致根据 Williams 的颅、椎管压力分离学说提出了颅后窝或枕大孔减压术。早在 1938 年 Panfield 和 Coburn 用颅后窝减压术来治疗 Chiari 畸形并有脊髓空洞症，手术可行一个大范围的颅后窝减压手术，术后小脑扁桃体回缩，脑脊液循环改进，或者行一小的枕大孔减压手术及硬脑膜成形术以达到上述目的。

标准的颅后窝减压术应切除部分枕骨及枕大孔后缘，枕大孔后缘咬除范围不应少于 2cm，并应咬除寰椎后弓，如小脑扁桃体下疝严重的则应咬除颈 2 后弓，或直到显露下疝的小脑扁桃体下缘为止。硬脑膜行 Y 形切开，枕窦等应结扎及彻底电灼止血。尽量不打开蛛网膜以免血液进入蛛网膜下隙术后出现蛛网膜粘连。下疝的小脑扁桃体无须切除，特别是下疝的小脑扁桃体与延髓或脊髓常有粘连，切除可能加重粘连部位延髓和脊髓的损伤。可取材于阔筋膜，修补缝合 Y 形切开的硬脑膜。增加颅后窝容量，提高减压效果，并可预防术后脑脊液漏。颅后窝减压手术的术后并发症包括术后脑脊液细胞增多、发热、伤口感染、手术后伤口部脑脊液聚积、颅后窝假性囊肿和呼吸功能紊乱等。

(三)其他手术

1.Gardner 手术

即第四脑室闩部堵塞术。由于 Gardner 提出第四脑室闩部与脊髓中央管相连接，受脑脊液压力作用如水锤样冲击作用形成脊髓空洞并使其不断扩大。因此 Gardner 推荐在第四脑室闩部用肌肉块填塞第四脑室与脊髓空洞连接的开口来治疗脊髓空洞症。因行闩堵塞手术必须先行颅后窝开颅手术，实际上也进行了颅后窝减压术。因此不少学者怀疑闩填塞的真正疗效。另外，闩填塞手术也不是一个简单和十分安全的手术，术中并可发生血管运动或呼吸功能紊乱的严重并发症。

2.前路减压手术

学者 Menezes 对 Chiari I 型畸形中的寰枕区腹侧畸形伴脊髓空洞的病例行前入路减压手术，先经口行前路减压，然后在当天或 1 周内再行颅后窝减压术及融合固定手术，前入路切除病理性骨畸形包括寰椎前弓，斜坡下部及部分齿状突，保存覆膜的完整。颅后窝减压时手术中应用术中超声波探测小脑扁桃体下疝的位置而不必切开硬脑膜来决定减压的范围，并用超声波可记录脑脊液流和小脑扁桃体在寰枕区移动的情况。为了保证术后关节的稳定老年病人术后应用 Halo 支架或 Minerve 支架。术后随访大部分病例脑干受压和脑神经受累症状明显改善，脊髓空洞在腹侧减压术后消失伴临床症状明显改善。

七、预后

虽然各报道脊髓空洞症行外科治疗后早期有 60% 以上患者症状有改善，但经长期随访后发现有部分病人临床症状与体征有复发与加重，有些患者从影像学检查空洞已消失，但临床症状仍在加重，经随访时间延长，症状复发的病例愈来愈多，有 50% 病例症状与体征加重。术前神经功能状态与预后有着直接关系，术前有中至重度神经功能障碍者预后不佳。总的评价认为术后症状改善优于脊髓空洞症的自然病史，因此仍主张外科手术治疗。

第七章　颅脑肿瘤

第一节　脑膜瘤

脑膜瘤多为良性，只有极少数为恶性，发病率占颅内肿瘤的第二位，仅次于胶质瘤。2007年，WHO 将脑膜肿瘤分为四大类：脑膜上皮细胞肿瘤、间叶性肿瘤、原发性黑色素细胞性病变、血管网状细胞瘤。各大类肿瘤再细分，共有脑膜肿瘤 40 余种。脑膜肿瘤占颅内原发肿瘤的 14.4%～19.0%，平均发病年龄 45 岁，男女发病率之比为 1∶1.8，儿童少见。

一、临床表现

脑膜瘤多为良性，生长缓慢，病程较长，瘤体积较大。头痛和癫痫常为首发症状，老年患者尤以癫痫发作为首发症状。因肿瘤生长部位不同，还可出现相应的视力视野改变、嗅觉障碍、听觉障碍及肢体运动障碍等。虽瘤体较大，但大多数患者，尤其是老年患者，颅内压增高等临床症状并不明显，即使出现视神经萎缩，头痛也不剧烈，也没有呕吐。但生长于哑区的肿瘤体积较大且脑组织已无法代偿时，患者可出现颅内压增高症状，病情会突然恶化，甚至短时间内出现脑疝。脑膜瘤可致邻近颅骨骨质改变，骨板受压变薄或被破坏，甚至肿瘤穿破骨板侵犯致帽状腱膜下，此时头皮可见局部隆起。肿瘤还可致颅骨增厚，增厚的颅骨内可含肿瘤组织。

二、特殊检查

(一)脑电图

一般无明显慢波，当肿瘤体积较大时，压迫脑组织引起脑水肿，则可出现慢波。多为局限性异常 Q 波，以棘波为主，背景脑电图改变轻微。血管越丰富的脑膜瘤，其 δ 波越明显。

(二)X 线平片

脑膜瘤导致局限性骨质改变，出现内板增厚，骨板弥漫增生，外板呈针状放射增生。无论肿瘤细胞侵入与否，颅骨增生部位都提示为肿瘤中心位置。约 10%的脑膜瘤可致局部骨板变薄或破坏。

(三)脑血管造影

脑膜瘤血管丰富，50%左右的脑膜瘤血管造影可显示肿瘤染色。造影像上脑膜小动脉网粗细均匀，排列整齐，管腔纤细，轮廓清楚，呈包绕状。肿瘤同时接受颈内、颈外或椎动脉系统的双重供血。血液循环速度比正常脑血流速度慢，造影剂常于瘤中滞留，在造影静脉期甚至窦期仍可见肿瘤染色，即"迟发染色"。

(四)CT

平扫可见孤立、均一的等密度或高密度占位病变，边缘清楚，瘤内可见钙化。瘤周水肿很轻，甚至无水肿，富于血管的肿瘤周围水肿则较广泛，偶可见瘤体周围大片水肿，需与恶性脑膜瘤或其他颅内转移瘤相鉴别。肿瘤强化明显。约 15%脑膜瘤伴有不典型囊变、出血或坏死。

(五)MRI

大多数脑膜瘤信号接近脑灰质。在 T_1WI 图像上常为较为均一的低信号或等信号，少数呈稍高信号，在 T_1WI 上呈等信号或稍高信号。脑膜瘤内，MRI 信号常不均一。MRI 还可显示瘤体内不规则血管影；呈流空效应。因脑膜瘤血供丰富，在增强扫描时呈明显均匀强化效应，但有囊变、坏死时可不均匀，其中60%肿瘤邻近脑膜发生鼠尾状强化，称为硬膜尾征或脑膜尾征，是肿瘤侵犯邻近脑膜的继发反应，但无特异性。瘤周常有轻、中度的脑水肿，呈长T_1、T_2信号影，无强化效应，这是典型脑膜瘤MRI信号特征，具有一定的诊断价值。不典型脑膜瘤多为Ⅱ～Ⅲ级脑膜瘤，肿瘤较大，形态多不规则，边缘毛糙，信号呈不均匀，瘤周有水肿，MRI表现多样，容易误诊。

三、治疗原则

(一)手术治疗

手术切除是最有效的治疗方法，多数患者可治愈，切除的越多，复发的概率越小。切除的范围受肿瘤的位置、大小、肿瘤与周围组织的关系、术前有无放疗等因素影响。

1.体位

仰卧位、侧卧位、俯卧位都是常用的体位，应根据患者肿瘤的部位选择最佳体位。

2.切口

手术入路应尽量选择距离肿瘤最近的路径，同时避开重要的血管和神经。位于颅底的肿瘤，入路的选择还应当考虑到脑组织的牵拉程度。切口设计的关键在于使肿瘤位于骨窗中心。

3.手术要点

在显微手术镜下分离肿瘤，操作更细致，更有利于周围脑组织的保护。血供丰富的肿瘤，可在术前栓塞供血动脉，也可在术中结扎供血血管。受到肿瘤侵蚀的硬脑膜和颅骨应一并切除，以防复发。经造影并在术中证实已闭塞的静脉窦也可切除。

4.术后注意事项

术后应注意控制颅内压，予以抗感染、抗癫痫治疗，还应预防脑脊液漏的发生。

(二)非手术治疗

对于不能全切的脑膜瘤或恶性脑膜瘤，应在术后行放疗；对于复发而不宜再行手术者，可做姑息治疗。

四、诊疗进展

(一)鞍区脑膜瘤的治疗进展

1.手术治疗

鞍区脑膜瘤占颅内脑膜瘤的4%～10%。目前最主要的治疗方法仍然是手术治疗。80%以上的鞍区脑膜瘤患者存在视力障碍，保留或改善视觉功能是鞍区脑膜瘤治疗的主要目的。鞍区脑膜瘤的手术入路有很多，如额底入路、翼点入路、额外侧入路、纵裂入路，以及眶上锁孔入路、经蝶窦入路等。各种手术入路各有其优、缺点，在此不作赘述。

近几年兴起的眶上锁孔入路避免了常规手术入路的开颅过程，选择直接而精确的路径，微创或无创地到达病变部位。若有合适的病例实施手术，眶上锁孔入路可取得满意的疗效，但对于侵入鞍内的肿瘤及大型鞍区肿瘤切除较困难。

经蝶窦入路可避免开颅手术对脑组织的牵拉及损伤，对视神经和视交叉的干扰最小，可较早显露垂体柄，在直视下处理病灶，最大限度地避免了损伤。该入路对于局限于中线生长的，没有重要血管、神经包裹粘连的，以及蝶窦内侵犯的鞍区脑膜瘤具有明显优势。

近10年来，微创技术倍受青睐，神经内镜经蝶窦入路技术不断成熟，而各种锁孔入路如眶上锁孔入路、翼点锁孔路、额外侧锁孔入路等也不断涌现。有分析表明，与其他入路相比，采用眶上锁孔入路及神经内镜经蝶窦入路治疗鞍结节、鞍膈脑膜瘤的患者，其术后视力恢复更好。

2.放射治疗

随着放射外科、神经放射学的发展，放射治疗正向着高剂量、高精准、高疗效、低损伤的方向不断发展，立体定向放射外科(SRS)、分次立体定向放射治疗(FSRT)、三维适形放射治疗、调强适形放射治疗等技术也不断成熟。

3.生物学治疗

目前，分子靶向治疗成为肿瘤治疗的研究热点。分子靶向治疗利用肿瘤细胞与正常细胞之间的生化及分子差异作为靶点，并依此设计靶向的抗肿瘤药物，其选择性更强，不良反应更低。有研究表明，脑膜瘤的发生和生长与内皮生长因子、血管内皮生长因子、血小板源性生长因子、转化生长因子-β以及胰岛素样生长因子等因子的高表达及其相关受体上调密切相关，而这些都可以作为潜在的靶点进行分子靶向治疗。

(二)非典型性脑膜瘤诊疗进展

非典型性脑膜瘤是WHOⅠ级脑膜瘤，介于良性脑膜瘤和恶性脑膜瘤之间。

1.影像学进展

除了CT及MRI，越来越多的学者在诊断中尝试应用一些新的影像学技术，如磁共振波谱(MRS)、磁共振弥散加权成像(DWI)、正电子发射断层显像(PET)等。研究发现，脑膜瘤MRS胆碱/肌酸比值、脂质/胆碱比值在不同级别的脑膜瘤中有明显的差异性；通过DWI评估一些表观弥散系数，也可提示脑膜瘤的分级；通过PET可观察到氟脱氧葡萄糖在高级别的肿瘤中高度聚集。

2.治疗进展

关于手术，许多研究中心都认为全切除术可单独作为Ⅰ级脑膜瘤治疗的首选手段，但最近有研究结果显示，单独采用全切除术结果较差，特别是对于侵袭静脉窦或颅底等部位者，术后复发率往往更高。因非典型脑膜瘤手术后复发率高，许多学者推荐行早期放疗，对非典型脑膜瘤次全切除术患者给予辅助性放射治疗。对于采取全切除术的患者，有些学者提倡放疗；但也有学者建议观察，并将放疗作为复发后的补救措施。新的治疗措施还包括立体定向放射外科(SRS)、低分次立体定向放射治疗(HFSRT)、外部照射放射治疗(EBRT)等。对于立体定向放射治疗的报道，多为在肿瘤残余或复发的治疗上，大部分是后者。美国放射治疗肿瘤学组和欧洲癌肿研究治疗机构在非典型性脑膜瘤治疗的Ⅱ期临床试验中，采用外部照射放射治疗。HFSRT通常采用光子治疗更大、定位更准的脑膜瘤，可减少脑膜瘤治疗后水肿的发生。

(三)岩斜区脑膜瘤手术治疗进展

岩斜区位于颅底中央，位置深，与脑干相邻，周围血管、神经丰富。岩斜区脑膜瘤是岩斜区常见肿瘤，约占颅后窝脑膜瘤的50%，肿瘤基底位于颅后窝上2/3斜坡和内听道以内岩骨嵴，瘤细胞起源于蛛网膜细胞或帽细胞。目前，岩斜区脑膜瘤的手术治疗尚存在一些争议。随着手术显微镜、神经内镜、神经导航及神经电生理监测等技术的应用，以及放射神经外科的兴起，岩斜区脑膜瘤的手术策略向着多元化发展，手术风险及术后残死率均显著下降。

1.显微外科手术

(1)额-眶-颧入路：由Hakuba等于1986年最早提出，其后又经Francisco等改良，适用于肿瘤主体位于幕上，并累及颅中窝、海绵窦、蝶骨，且向眶壁侵犯的岩斜区脑膜瘤。该入路优点在于距肿瘤近，颞叶牵拉轻，安全性较好；缺点是对于中下岩斜及桥小脑角区暴露不佳，且手术创伤较大，耗时较长，对术者要求较高。此入路目前已很少单独使用，仅作为其他入路的补充。

(2)颞下入路及其改良入路：为早期颅底手术经典入路。该入路优点在于手术操作位于硬膜外，避免过分牵拉颞叶，减少血管、神经损伤，降低了手术风险。

(3)经岩骨乙状窦前入路：又称迷路后入路。Sammi于1988年提出该入路，后经改良。优点在于暴露范围大，手术距离短，小脑及颞叶牵拉轻；缺点在于手术创面较大，且在磨除岩骨后部时易损伤乙状窦、内耳及听神经。此外，因桥小脑角区血管神经遮挡严重，故肿瘤暴露及手术切除较困难。

(4)部分迷路切除入路：又称经半规管脚入路，于迷路后入路基础上，在上半规管及后半规管壶腹部向总脚处分别开窗，并磨除部分骨迷路，完整保留膜迷路。缺点在于易损伤听神经而导致听力丧失，中耳破坏广泛致术后发生脑脊液漏，手术时间较长，风险较大。

(5)枕下乙状窦后入路及其改良：经桥小脑角暴露岩斜区，视野可达岩斜区外侧部。深部及幕上因血管、神经、岩尖以及小脑幕遮挡，暴露不佳。Sammi等于2000年对该入路进行了改良，即乙状窦后内听道上入路，该入路磨除内听道上嵴，并切开小脑幕，以暴露幕上岩斜区及颅中窝，但脑干腹侧及深部斜坡的暴露仍不佳。另外，岩尖磨除及小脑幕切开过程中易损伤滑车神经、三叉神经、岩静脉以及岩上窦，且对于侵犯海绵窦及与第三脑室、中脑紧密粘连的肿瘤，该入路不适用。

(6)枕下远外侧入路：经侧方达颅颈交界，显露椎动脉入硬膜处，切除枕骨大孔后缘至枕骨髁或其背内侧，暴露下斜坡及脑干腹外侧部。该入路优点在于下斜坡、枕骨大孔至C_5的脑干及高位延髓腹侧区域显露良好，不需牵拉脑干及颈髓；手术距离短，术野良好，可直视后组脑神经及大血管，肿瘤切除率高，且手术创伤显著降低；较易确认基底动脉、椎动脉及其分支，较易阻断或控制肿瘤血供；于冠状面显露肿瘤与延髓、颈髓的界面，可明确肿瘤与后组脑神经及血管的关系；可同时处理硬膜内、外病变，一期全切、哑铃形肿瘤，其缺点在于：中上斜坡显露欠佳；易损伤脑神经、椎动脉、颈内静脉及颈静脉球，可致乙状窦出血及栓塞；手术时间较长。

(7)联合入路：根据颅底解剖特点可将颅底外科联合入路大致分为横向联合和纵向联合。横向联合包括前方及后方横向联合，前者如各岩骨侧旁入路联合额-眶-颧入路，可使术野前移，扩大暴露范围；后者如岩骨侧方入路联合枕下远外侧入路或乙状窦后入路，可使术野下移达下斜坡及枕骨大孔区域。

纵向联合，即小脑幕上下联合，可使岩斜区暴露良好，通过进一步改良，又可暴露鞍上、海绵窦及颅中窝，并将术野扩大至岩斜区以外区域。联合入路的缺点为：因术区解剖结构复杂，手术步骤繁多，对手术者要求较高；鞍上部分显露时有颞叶过度牵拉的可能；术野仍存在如三叉神经麦克囊到海绵窦后部等死角；手术时间较长。

2.神经导航技术在显微手术中的应用

自1986年第一台神经导航仪应用于临床以来，导航下显微手术发展迅速。应用神经导航辅助暴露颅底术区，可在保证手术安全前提下显著增加肿瘤全切率。导航的优点在于实时反馈功能，可对肿瘤实时定位，术前利于优化切口及骨窗设计，术中可准确定位肿瘤，并避开重要血管、神经。在显微手术过程中注重以下操作技巧，可有效降低手术风险，减少并发症。

(1)分离肿瘤前：应先放出脑池内脑脊液以降低颅压，再牵拉脑组织。

(2)分离肿瘤时：应暴露肿瘤与正常组织间蛛网膜界面，并沿此界面操作。术中常见肿瘤与重要血管神经粘连紧密，以及蛛网膜界面模糊的情况，需确认软脑膜界面，若此界面存在，可继续分离；若肿瘤已侵犯重要结构，而软脑膜界面已经消失，则不宜强行切除。

(3)切除肿瘤时：应先做包膜内处理，缩小肿瘤体积，以获得充足空间处理肿瘤基底部，切断供血动脉，最后处理肿瘤包膜。

第二节　垂体腺瘤

由垂体前叶细胞发生的良性肿瘤，依据其组织学特征，传统上分为嫌色性、嗜酸性及嗜碱性三类。此分类不能反映腺瘤特异的内分泌功能，因而无临床实用意义。近年来将垂体腺瘤的形态和功能相结合对其进行分类。

另外，根据腺瘤的大小临床上又常常将其分为微腺瘤(直径<1.0cn)，大腺瘤(直径>

1.0cm)和巨大腺瘤(直径>3.0cm)。

一、临床表现

垂体腺瘤的临床表现包括由于激素的过剩分泌而产生的内分泌亢进症状和由于肿瘤生长发育(占位效应)产生的局部解剖结构的压迫症状。

(一)内分泌亢进的症状(按肿瘤类型描述)

1.生长激素(growth hormone, GH)腺瘤

青春期前,骨骼尚未融合起病者,表现为巨人症,成年人骨骺融合者则表现为肢端肥大症。患者头颅、面容宽大,颧骨高,下颌突出延长,鼻肥大。唇增厚,手足肥厚、宽大,指趾变粗,常更换较大型鞋号。

GH产生:过多可致胰岛素抵抗、糖耐量减低和糖尿病。

2.泌乳素(prolactin, PRL)腺瘤

表现为闭经、溢乳、不育综合征,又称为Forbis-Albright综合征。

3.促肾上腺皮质激素(adrenocorticotropic hormone, ACTH)腺瘤

ACTH分泌过剩,引起肾上腺皮质增生,产生皮质醇增多症,导致一系列物质代谢紊乱和病理变化,临床上表现为库欣综合征(Cushing syndrome)。呈明显的向心性肥胖,满月脸,水牛背,腹部、大腿的皮肤出现紫色条纹。全身皮肤色泽浅黑,多毛症(面部、躯干);多伴发高血压病,有的有高血糖、食欲异常亢进、易感染等。

4.甲状腺刺激素(thyroid stimulating hormone, TSH)腺瘤

罕见,TSH分泌过多,可表现甲状腺功能亢进症状。另有继发于甲状腺功能减退负反馈引起的TSH腺瘤。

5.促性腺激素(gonadotropin)腺瘤

罕见。由于卵胞刺激素及黄体生成素增多,早期可无症状,晚期有性功能减低、闭经、不育、阳痿等症状,类似非功能腺瘤。

(二)局部压迫症状

包括由于腺瘤的压迫使垂体激素分泌障碍产生的垂体功能低下的症状和腺瘤向鞍上发展引起视交叉受压的症状。

1.垂体内分泌功能低下症状

一般依次先后出现性腺、甲状腺和肾上腺功能低下或混合性的症状。表现为性功能减退、全身乏力、毛发稀疏、第二性征发育差、全身皮肤干燥等症状。

2.视交叉受压症状

随着肿瘤的增大,可压迫视神经不同部位而致不同的视功能障碍。表现为视力、视野障碍,典型者为双颞侧偏盲。晚期眼底视乳头原发萎缩。

3.其他

另外,如肿瘤向后上发展压迫垂体柄和下丘脑可出现尿崩症和下丘脑功能障碍,累及第三脑室、室间孔可致颅内压增高。向前方伸展至额叶,可引起精神症状。向侧方侵入海绵窦可发生Ⅲ、Ⅳ、Ⅴ、Ⅵ脑神经麻痹。

二、发病特征

(一)发病率

在颅内肿瘤中仅低于胶质瘤和脑膜瘤,约占颅内肿瘤的10%~15%。人群发生率为1~7/10万。

(二)好发年龄及性别

好发于成人,30~40岁多见,儿童垂体腺瘤的发生率仅为1.1%。女性稍多于男性。

（三）各型腺瘤的发病特征

1.PRL 腺瘤

占垂体腺瘤的 40%，女性明显多于男性（8∶1）。据文献报道，在有闭经、泌乳综合征中，约 34%为垂体 PRL 腺瘤；在不孕症中有 20%～30%为 PRL 腺瘤。诊断时年龄，女性平均 20～28 岁，男性平均 40 岁左右。

2.GH 腺瘤

占垂体腺瘤的 20%左右；好发年龄平均 40 岁；男性稍多。

3.ACTH 腺瘤

占垂体腺瘤的 5%～10%，女性多见（男性的 2.5～3.5 倍）。平均诊断年龄 35～40 岁。

4.TSH 腺瘤及促性腺激素腺瘤

罕见。

5.非功能性腺瘤

占垂体腺瘤的 20%～35%，无性别差异；好发年龄 40～55 岁。

三、发病机制

脑下垂体位于蝶鞍内，由腺垂体（前叶）及神经垂体（后叶）两部分组成。垂体前叶至少有五种类型的细胞产生相应的有明显生理活性的激素，即生长激素细胞（5%）、泌乳素细胞（15%～25%）、促皮质激素细胞（15%～20%）、促甲状腺激素细胞（5%）及促性腺激素细胞（10%）。这些激素参与人体的各种物质代谢，调节人体生长发育。

垂体腺瘤即来源于垂体前叶的各型细胞，可以引起相应激素的分泌过剩，产生内分泌功能亢进的征象，由于某种激素的过量分泌，会引起一系列的代谢紊乱和脏器损害。随着肿瘤的增大和发展，可压迫、侵蚀垂体组织及蝶鞍周围的正常结构，产生垂体内分泌功能减退、视功能障碍及其他脑神经和脑损害。

另外，垂体腺瘤在生长、发展过程中，肿瘤内可发生出血，若出血凶猛、出血量大时可直接影响下丘脑，并伴有明显脑水肿及颅内压增高，导致进行性加重的意识障碍和视功能障碍，可危及生命。

四、诊断

（一）症状

对于成人出现的内分泌功能亢进或减退症状尤其伴有视力、视野障碍时就应考虑为本病的可能。

（二）影像诊断

1.颅骨 X 线平片

主要观察蝶鞍的大小及骨质的变化。正常蝶鞍前后径为 7～16mm，深径 7～14mm，宽径 9～19mm。微小腺瘤蝶鞍的大小、形状多无变化，小腺瘤表现为蝶鞍呈球形或舟形扩大，鞍底下移、变薄，有的呈双鞍底，后床突骨质吸收变薄、竖起、后移或破坏。还可观察到蝶窦的气化程度。蝶鞍断层像避免了颅底骨质厚薄不均、形态不整所致的重叠影像，可发现鞍底局部骨质吸收、变薄、囊泡状膨出、鞍底倾斜、骨质破坏等微小改变，有助于早期诊断。Hardy 依据放射学上蝶鞍形状及鞍底骨质的变化，将下垂体腺瘤分为四级（表 7-1）。

表 7-1　垂体腺瘤的 X 线学的分类（Hardy，1973）

Grade	I	II	III	IV
蝶鞍扩大	（-）	（+）	（-）	（+）
鞍底部	正常或一侧膨隆	正常	局部破坏	广泛的破坏

2.CT 诊断

对于鞍上部发展的垂体腺瘤，平扫 CT 显示鞍上池部分缺损或闭塞，肿瘤多呈等密度影，增强 CT 示不同程度的增强改变；有的均匀，有的则密度不一致，可显示瘤内坏死及出血。对于垂体微腺瘤的诊断需采用薄层断面作蝶鞍区冠状扫描，其诊断标准为：①鞍内低密度区。②垂体上面的上方突出。③垂体的高度超过正常（>7mm），鞍膈饱满或膨隆，不对称。④垂体柄的移位，偏离中线超过 2mm 意义更大。⑤鞍底倾斜，一侧骨质的吸收变薄或破坏，增强 CT 显示正常部分的增强，而低密区无强化且更为明显。如扫描时间相对较迟或注射速度慢，则微腺瘤呈等或高密度。

3.MRI

对于大腺瘤，MRI 各种断面能很清楚显示肿瘤及其与周围结构的关系。正常垂体在 T_1 和 T_2 加权像上呈等信号，发生肿瘤时，T_1 加权像呈低等信号，T_2 加权像呈中等度高信号。对于微腺瘤，采用冠状面及矢状面薄层成像进行检查，T_1 加权像上呈低信号，往往位于垂体的一侧；T_2 加权像上呈高或低信号。结合垂体的高度增加，垂体上缘上凸、垂体柄移位等征象可以做出诊断。

4.脑血管造影

对早期垂体腺瘤的诊断无很大帮助，对于大腺瘤向鞍上、鞍旁发展时，可显示虹吸部张开，颈内动脉外移。目前主要用于对鞍部动脉瘤及脑膜瘤的鉴别诊断。

(三)内分泌学检查

采用放射免疫超微量测定法直接测定垂体腺和下丘脑的各种内分泌激素，有助于了解垂体及相应靶腺的功能情况，对垂体腺瘤的诊断、治疗效果的评价及预后判断均有重要价值。

1.血清泌乳素(RRL)的测定

正常值，女性最大值 30μg/L，男性 20μg/L。如大于 100μg/L，可能系垂体瘤所致，大于 300μg/L，则 PRL 瘤可以肯定。如 PRL 值在 30μg～100μg/L，可能影响的因素有：①某些激素(如 GH、TRH、GnRH)；②某些抗高血压药物及鸦片、氯丙嗪；③下丘脑、垂体柄的损害(创伤、肿瘤、炎症、出血等)影响泌乳素抑制因子的释放。

2.生长激素(GH)的测定

禁食 12h 后；休息情况下的 GH 值 2～4μg/L，约 90%的 GH 腺瘤患者 GH 值高于 10μg/L，GH 水平在 5～10μg/L 时应作葡萄糖抑制试验，GH 腺瘤呈不能抑制现象。

3.促肾上腺皮质激素(ACTH)分泌功能测定

正常血浆中 ACTH 值(上午 8～10 时)平均 22μg/mL，血浆皮质醇(正常值为 20～30μg%)，测尿游离皮质醇(UFC)正常值为 20～80/μg/24h，>100μg 有诊断意义。地塞米松抑制试验可与其他原因的库欣综合征相鉴别，垂体 ACTH 腺瘤小剂量地塞米松不能抑制，大剂量则可抑制。

4.促甲状腺素(TSH)的测定

血浆 TSH 正常值为 5～10μg/mL，垂体 TSH 腺瘤时 T_3、T_4 及 TSH 增高，对促甲状腺激素释放因子刺激试验多无反应。

5.促性腺激素(FSH、LH)的测定

FSH 正常值 120μg/L，LH 为 40μg/L，垂体 FSH/LH 腺瘤时，FSH/LH 水平增高。

(四)组织病理诊断

瘤细胞形态较一致，但呈圆形、立方形或多角形的瘤细胞的大小差异很大；小的与淋巴细胞相似，仅在核外有少量胞浆，这些多是未分化的干细胞；大的胞浆较多，其中可充满一些颗粒或呈泡沫状。

瘤细胞的大小较一致，亦常见大核和双核，偶尔环状核即核凹入，把一部分胞浆包入核内，很少看到核分裂。瘤细胞密集的程度和血管的多少差异较大，有密集排列、筛网状排列、乳头状排列或相互移行呈混合型。

五、鉴别诊断

(一)垂体腺瘤需与鞍上部其他的脑肿瘤进行鉴别

1. 鞍结节脑膜瘤

视野障碍多呈不规则形,可有一眼或双眼视力障碍,垂体内分泌症状多不明显,相应激素测定值正常,CT扫描表现为均匀高密度影。

2. 视神经胶质瘤

少见,多发生于儿童,可并发于多发神经纤维瘤病,视力障碍突出且为首发症状,可有眼球突出,垂体功能正常可资鉴别。

3. 鞍上生殖细胞瘤

常有尿崩症,性早熟,发育停滞。

(二)垂体腺瘤与鞍部非肿瘤性病变的鉴别

1. 脑底脑膜炎、粘连性蛛网膜炎

常有视力、视野障碍,且视力减退常较明显,视野缺损多不规则,无蝶鞍扩大,结合CT可资鉴别。

2. 巨大颅内动脉瘤

无垂体功能异常的症状,蝶鞍无扩大,视力、视野障碍不典型,脑血管造影可资鉴别。

3. 空蝶鞍综合征

即蛛网膜下腔伸入鞍内,致蝶鞍扩大、垂体受压等一系列症状的总称。可出现视力、视野障碍及垂体功能低下症状。结合CT、MRI检查可资鉴别。

六、治疗和预后

(一)手术治疗

1. 开颅手术治疗

根据肿瘤的生长、发展方向有如下入路。

(1)经额底入路适用于较晚期的垂体腺瘤且向鞍上发展,有明显视力、视野障碍者,其优点为直视下切除肿瘤,视交叉减压彻底。但对视交叉前置型进入垂体困难,需磨钻磨除蝶骨平台或应用其他入路。

(2)经翼点入路

适于垂体瘤在视交叉以下,向后、旁发展者。

2. 经蝶窦垂体瘤切除术

适用于蝶鞍不扩大,视力、视野无变化的垂体微小腺瘤的切除。但如鼻部有感染,或有鼻中隔手术史、蝶窦发育不良、气化不好者不宜采用此入路。

(二)放射治疗

对垂体腺瘤有效,可以控制肿瘤发展,使肿瘤缩小,视力、视野有所改进,但不能根本治愈。适应于年老体弱不宜手术者或手术切除不彻底者。

(三)药物治疗

溴隐亭对垂体泌乳素腺瘤有效,能降低血中泌乳素量,使患者恢复月经和排卵受孕,并可使腺瘤缩小。对于较大腺瘤,术前可服溴隐亭治疗,使瘤体缩小而利于手术摘除。但不能根治,停药后腺瘤可继续增大,血中泌乳素再次升高,闭经、泌乳症状又复出现。

另外,无功能腺瘤及垂体功能低下者需采用各种激素进行替代治疗。

(四)垂体腺瘤的种类及治疗结果

1. 非功能性腺瘤

无特定的垂体激素的过剩分泌，至诊断时几乎全部为大腺瘤，以视力、视野障碍及垂体前叶功能低下为主症，治疗以手术切除肿瘤(开颅手术或经蝶手术)为主，术后辅以放射治疗。手术结果：经颅手术切除垂体大腺瘤约半数以上视力、视野明显改善，死亡率约占 4.6%，肿瘤复发率 15.3%。死亡原因主要为下视丘的直接或间接损伤。经蝶手术切除垂体非功能腺瘤的结果，有报道视力障碍的 74%、垂体前叶功能低下的 16%得到改善。全切除未行放疗者复发率为 12%，次全切除并行放疗者复发率为 18%，大腺瘤的死亡率为 1.5%，而微腺瘤无死亡。

2.泌乳素腺瘤

主要以泌乳素增高、雌激素减少所致闭经、溢乳、不育为临床特征，且常为微腺瘤。一般首选经蝶手术切除肿瘤，其手术适应证为：①大腺瘤。②微腺瘤希望妊娠者。③原发性闭经。④男性的泌乳素腺瘤及。⑤溴隐亭的副作用明显时。手术治疗结果：微腺瘤可达 90%左右的治愈率。鞍内局限型的治愈率为 72%，即乳汁分泌消失、月经恢复。而大腺瘤术后泌乳素达正常者在 50%以下，术后有必要辅以放疗及药物(溴隐亭)治疗。术前肿瘤越小，泌乳素越低，治愈率就越高，其手术疗效评价见表 7-2。

表 7-2　PRL 腺瘤疗效评价标准

	GH 值	临床表现
治愈	<5μg/L	明显好转
缓解	5～10μg/L	好转
进步	下降 50%以上	改善
无效	下降 50%以下	无进步

治愈率在 80%以上，大腺瘤则在 50%以下，对于切除不彻底者术后需行放疗，常规放射治疗 5～6 周内用 40～50GY 剂量照射垂体腺瘤，观察到其有效反应缓慢。需 5～10 年血 GH 水平才能下降至较理想的水平。

溴隐亭对 GH 腺瘤亦可减轻症状，药量要比 PRL 腺瘤所用的大数倍，且疗效差。GH 腺瘤的手术并发症的发生率低为 5%～9%，死亡率为 0.4%，术后 3～5 年的复发率为 5.26%，平均复发时间为 3.2 年。

4.促肾上腺皮质激素(ACTH)腺瘤

主要表现为垂体 ACTH 依赖性库欣综合征。治疗首选经蝶手术切除肿瘤。微腺瘤的治愈率 90%左右，而大腺瘤为 50%左右，非治愈者需辅以放射治疗。手术并发症的发生率为 6%，死亡率低于 1%。术后复发率在 6%～25%。

第三节　颅咽管瘤

肿瘤来源于原始口腔外胚层形成的颅咽管残余上皮细胞，是常见的颅内先天性肿瘤。各年龄均可发病，但以青少年和老年人多见。肿瘤多发生于鞍上，可向下丘脑、鞍旁、第三脑室、额底、脚间前池发展，压迫视交叉、垂体，影响脑脊液循环。肿瘤多数为囊性或部分囊性，或伴有钙化，囊内含有黄褐色或暗褐色囊液，并含有大量胆固醇结晶。显微镜下可见典型的造釉器样结构。

一、诊断标准

(一)临床表现

1.发病年龄

5～10 岁好发，是儿童最常见的鞍区肿瘤。

2. 下丘脑及垂体损伤症状

小儿较成人多见。肥胖、尿崩症、毛发稀少、皮肤细腻、面色苍白等。儿童体格发育迟缓，性器官发育不良。成人性功能低下，妇女停经、泌乳等。晚期可有嗜睡、乏力、体温调节障碍和精神症状。

3. 视力与视野障碍

肿瘤位于鞍上可压迫视神经、视交叉甚至视束，早期即可有视力减退，多为缓慢加重，晚期可致失明。视野缺损差异较大，可有生理盲点扩大、象限性缺损、偏盲等。成人尚可见到双颞侧偏盲、原发性视神经萎缩；儿童常有视神经乳头水肿，造成视力下降。

4. 颅内压增高症状

造成颅内压增高的主要原因是肿瘤向上生长侵入第三脑室，梗阻室间孔而出现脑积水。颅高压除表现为头痛、呕吐外，在婴幼儿还可出现头围增大、颅缝分离等。

5. 局灶症状

肿瘤向鞍旁发展，可产生海绵窦综合征；向颅前窝发展，可有精神症状、记忆力减退、二便不能自理、癫痫及失嗅等；向颅中窝发展，可产生颞叶损伤症状；少数病例的肿瘤向后发展，产生脑干以及小脑症状。

(二)影像学检查

1. 头部 X 线

鞍上有钙化斑(儿童 90%，成人 40%)。同时在儿童还可见颅缝分离，脑回压迹增多等。

2. 头部 CT

鞍上占位病变，可为囊性或为实性。多有钙化灶且有特征性的环状钙化(蛋壳样)表现。

(3. 头部 MRI

鞍上占位病变。肿瘤边界清晰，实体肿瘤表现为长 T_1 和长 T_2 信号，均匀强化；囊性肿瘤可有环形不规则强化，囊性表现取决于囊内成分，液化、坏死和蛋白增高为稍长 T_1 和长 T_2 信号，液化胆固醇为短 T_1 和长 T_2 信号。

(三)实验室检查

血内分泌检查：术前评估内分泌水平至关重要，激素水平低下者先行药物替代治疗调节患者身体状态以利于手术。

(四)鉴别诊断

1. 第三脑室前部胶质瘤

颅高压表现较典型，但无内分泌症状；头部 MRI 有助诊断；肿瘤无钙化。

2. 生殖细胞瘤

突出表现为尿崩症，但可伴有性早熟；较少囊变。

3. 垂体腺瘤

儿童少见，一般无颅高压和多饮、多尿等，无生长发育迟缓等表现；肿瘤无钙化。

4. 其他

还需与脑膜瘤、鞍旁动脉瘤等鉴别。

二、治疗原则

(一)外科手术治疗

1. 全切除(根治性切除)。

2. 选择性次全切除手术后行放射治疗。

3. 囊肿穿刺(立体定向或内镜下)

以改善视力，解除肿瘤压迫为主，同时可注入囊液容积半量的同位素，行瘤内或间质照射。仅适合于囊性或以囊性成分为主的肿瘤。

4.分期手术

(1)全切手术前可先行瘤囊穿刺减压。

(2)实性肿瘤可先切除下部肿瘤，上部肿瘤可能下移至手术易于达到的部位。

(3)分期手术可为儿童患者赢得时间，后期行根治性手术时下丘脑的耐受力增强。

(二)放射治疗

放射治疗或立体定向放射外科多作为手术的辅助治疗，如选择性次全切除或瘤囊穿刺减压。而立体定向放射外科由于是单次治疗，对肿瘤附近的下丘脑和视路施加较大放射剂量可产生较大的副损伤。

(三)选择治疗方法考虑因素

1.患者年龄，一般状况，肿瘤大小和范围，是否合并脑积水和下丘脑症状等。

2.根治性手术可较好地控制肿瘤复发，但可能遗留较为严重的下丘脑功能障碍；手术后肿瘤残余复发率较高，复发肿瘤行二次手术时，原有的神经功能障碍可能进一步加重，同时将给患者造成更多的心理和经济负担。

3.成人下丘脑对损伤的耐受性较儿童强。

4.放射治疗虽然也有助于控制肿瘤复发，但可影响大脑的发育，尤其是小儿。所以不主张对于年龄较小的患儿采用放射治疗，建议儿童颅咽管瘤尽可能根治性切除。放射治疗则越可能拖后越好。

5.患者和家属的需求和意见。

(四)主要手术间隙(视交叉旁间隙)

第Ⅰ间隙：视交叉前间隙。

第Ⅱ间隙：视神经-颈内动脉间隙。

第Ⅲ间隙：颈内动脉-动眼神经间隙。

第Ⅳ间隙：终板。

第Ⅴ间隙：颈内动脉分叉后间隙。

(五)手术入路及适应证

1.经蝶窦入路

适用于主体位于鞍内-鞍上中线的肿瘤。

2.经额底入路

适用于鞍上-视交叉前-脑室外生长的肿瘤。

3.经翼点入路

最常用的手术入路，适用于主体位于鞍上的肿瘤。该入路要点是充分显露视交叉前间隙、视神经-颈内动脉间隙和颈内动脉-动眼神经间隙，利用这三个间隙切除肿瘤。

4.终板入路

打开终板，可显露并切除突入第三脑室(前部)的肿瘤。

5.经胼胝体-穹隆间入路

适用于主体位于第三脑室内的肿瘤，由胼胝体可进入透明隔间腔，再进入第三脑室，可直接暴露肿瘤顶部。由于儿童对于切开胼胝体反应较小，所以此入路尤为适合。成人可因切开胼胝体而出现术后缄默，穹隆切开导致记忆力损害。此入路对于视交叉前方下、视交叉旁和鞍内显露较差。

6.颅眶颧入路

适用范围与经翼点入路基本相似，但该入路对于脑牵拉小；其显露范围与经翼点入路相比较，可增加颈内动脉-动眼神经间隙和颈内动脉分叉后间隙地显露，对视交叉下方和漏斗部的观察角度增大，切除肿瘤时减小了对视神经和视束的牵拉。

(六)手术后影像学评估

详见表7-3。

表7-3　颅咽管瘤术后影像学评估

	术后CT分级		术后MRI分级
1级	正常CT	全切除	正常MRI
2级	残留微小钙化斑	次全切除	小强化病变,无占位效应
3级	残留小钙化块		
4级	小强化病变,无占位效应		
5级	显著强化病变,有占位效应	部分切除	显著强化病变,有占位效应

注:影像学复查时间:早期建议术后3天以内,否则建议术后3个月复查,防止术后在术区因炎性反应导致的强化表现干扰手术效果的评估。

(七)术后并发症及防治

1.下丘脑损伤

要表现为尿崩症(水与电解质紊乱)、高热和意识障碍。

如出现体温失调,特别是高热,应行物理降温或低温对症治疗。

术后记录24小时出入量,注意尿色和尿比重;术后当天及以后3~5日内监测血电解质,出现异常时应每日至少复查2次,及时调整水、电解质摄入量。

常见的水钠平衡失调包括以下几种。

(1)高渗性脱水(高钠血症):细胞外液中钠/水的相对值增加,细胞内液浓缩;临床表现多数伴有渴觉功能异常、昏迷等,严重时可导致蛛网膜下腔出血(SAH)和脑内出血;治疗原则包括补液和减少水的丢失比重。

补液途径包括:胃肠道为主、输液为辅。呋塞米排钠,补充细胞外液。应保持血钠下降速度<0.05mmol/h。有条件者应同时监测中心静脉压,结合尿量来指导补液量。

(2)尿崩症:若尿量超过250mL/h,持续1~2小时,尿比重低于1.005,可诊断尿崩症。应注意补充丢失的液体,同时结合药物治疗。常用药物:醋酸去氨加压素片。用药注意事项如下:①长效制剂,30~45分钟起效,可维持4~8小时。②药效存在个体差异。③小剂量开始,控制尿量<150mL/h。④给药指征:连续2小时尿量>200~250mL/h。⑤过量引起少尿/尿闭(用呋塞米对抗)、水中毒。⑥尿是排钠的重要途径。单纯依靠减少尿排出纠正高钠血症是错误的,应补水与排钠并重。

(3)低渗性脱水(低钠血症):钠浓度<135mmol/L。原因包括钠的丢失和(或)水的摄入。临床上可导致癫痫、精神障碍、脑水肿/颅压高等。

低钠血症出现时间不明患者可能已发展为症状轻微的慢性缺钠,应通过限制液体入量缓慢治疗。出现急性低钠血症的患者有发生脑疝的危险,应迅速治疗。

补钠的速度取决于低钠血症的急缓和症状的严重程度。低钠血症纠正过慢可增加致残率和死亡率,但治疗速度过快则会伴发脑桥中央髓鞘溶解症(central pontine myelinolysis,CPM),这是一种常见的桥脑白质病变,也可发生于大脑其他部位的白质,表现为隐匿性四肢软瘫、意识改变、脑神经异常及假性球麻痹,早期可表现为不同程度的意识障碍,43%的患者可有尿失禁,癫痫少见。

下述治疗方法CPM发生率低:①纠正低钠血症过程中避免出现正常血钠或高血钠,经常检查血钠水平。②如果血钠在(17±1)小时以上超过126mmol/L,停止补钠。③24小时内血钠升高幅度超过10mmol/L,停止补钠。④低钠血症纠正速度不要超过(1.3±0.2)mmol/(L·h)。⑤缓慢补充3%或5%NaCl。⑥同时加用呋塞米,防止容量过多。⑦查血钾丢失量,适当补充。

2.脑积水

术后出现继发脑积水，可行分流术。

3.化学性脑膜炎

术中避免囊液流入脑室和蛛网膜下腔，如发生脑膜炎，可给予激素治疗，多次腰椎穿刺充分引流炎性脑脊液。

4.癫痫

手术当日不能口服时，应静脉或肌注抗癫痫药，手术后早期静脉持续泵入抗癫痫药物[如注射用丙戊酸钠，1mg/（kg·h）]，能进食后替换为口服抗癫痫药，注意保持抗癫痫药物的有效血药浓度，同时注意皮疹、血细胞计数下降和肝功能损害等药物副作用。

5.其他局灶性神经功能障碍

如偏瘫、失语等。高压氧治疗具有一定疗效。偏瘫患者应注意患肢的被动活动和康复锻炼，防止关节僵硬和肌肉萎缩；短期内不能下地的患者应给予预防深静脉血栓形成和肺栓塞的治疗，如低分子肝素钠和弹力袜等。

6.内分泌功能障碍

术后应常规复查垂体和下丘脑激素水平，并与术前相比较。对于内分泌功能障碍的患者，应尽可能给予相应的内分泌药物替代治疗。急性继发性肾上腺皮质功能减退症治疗如下。

（1）应及时补充糖皮质激素，如氢化可的松。

（2）给药方法：早期静滴，并逐渐过渡到口服。

（3）减药过程：达到生理剂量后改为每日1次口服；每周减2.5mg，2～4周后减至10mg/d；然后每2～4周测晨8时皮质醇水平；晨8时皮质醇＞10μg/dL时可停药，但同时需注意减药反应、应激状态、长期应用皮质醇2年内仍有出现肾上腺皮质功能不全的可能等情况。

（4）糖皮质激素应用后可出现下丘脑-垂体-肾上腺轴抑制，应用1个月以上，下丘脑-垂体-肾上腺轴恢复至少需1年，所以不建议长期大剂量应用激素类药物。神经外科大多数情况下用5～7日糖皮质激素，在停药后一般不会出现肾上腺皮质功能不全；如果应用2周，减药一般至少也需2周。

7.残存肿瘤

手术未能全切除肿瘤时，术后可行放射治疗，对于控制肿瘤复发具有一定效果。但鉴于放射治疗的副作用，特别是对大脑发育的影响，因此不主张对儿童患者行放射治疗，尤其是学龄前儿童。

第八章　周围神经疾病

第一节　周围神经损伤

近年国内外对周围神经损伤的显微解剖学和手术学均有长足进展。此领域在我国多属骨科学范畴，在此仅对其基础及某些进展作一简要介绍。

一、外周神经的解剖

神经纤维是外周神经的基本结构单位，神经内膜包裹于神经纤维之外。许多神经纤维组成神经束，包被神经束膜。神经束组成神经干，其外包被神经外膜。

轴突是核周质向外地延伸，可达到数尺长，其外被覆半透膜，称轴索膜。后者被基底膜包被，基底膜外是 Schwann 氏细胞形成的髓鞘，对神经的传导功能有重要意义。同时 Schwann 氏细胞也是产生神经营养因子的主要细胞，该因子在神经损伤时产生的数量为平时的 15 倍，整个轴索被神经内膜包裹，是外周神经结缔组织的最内层结构，许多轴索被结缔组织膜包裹成一根神经束，此膜称之为神经束膜，具有半透膜性质，可调节神经束内环境。许多神经束组合成一根外周神经，由神经外膜包被。

轴索的直径 1～20μm 不等。神经的传导速度(NCV)与其直径的平方根成正比。Gasser 根据传导速度和动作电位的形态将神经纤维分 A、B、C 三类。Lioyd 将其分成四类，两种分类对照如表 8-1。

表 8-1　轴索的分类

Lioyd 分类	直径	成分	Gasser 分类
1～2 类	6～20	运动纤维	Aa
-	-	大的感觉纤维	-
3 类	1～6	痛觉纤维	Aδ
4 类	-	延迟性痛觉	C
-	-	神经节前纤维	B

外周神经的血液供应：神经干是由神经纤维、血管、淋巴和结缔组织等组成的复合结构，含有营养需要各异的各种组织。神经纤维从轴浆流得到代谢底物，同时也需要神经内微循环提供的氧。神经是一个富于血管的结构，各层内均含血管丛。神经内的血管系有各自独立的两个完整系统：非固有系统和固有系统。前者为节段性分布的血管、数目和口径各异，呈螺旋状或迂曲状进入神经外膜内，然后向近侧和远侧同时发出分支，形成固有系统的一部分。后者是神经外膜内发育良好的血管丛，是由许多细小的血管分深、浅两层纵行走行于神经内，血流无一致方向。

实验表明，家兔坐骨神经胫神经拉长 8%，神经内的血流变缓，拉伸 15%，血流停止，这说明作用在神经干上的张力对神经的微循环有很大损害。因此，神经的缺损应用移植物桥接的方法比勉强拉拢断端吻合的办法要好。

神经结缔组织鞘膜组成不同，其内容及机能也不同。见表 8-2。

神经内环境有两层屏障：一是神经内毛细血管的内皮；二是神经束膜。后者对于隔离神经束内环境与周围环境，保证神经束的正常机能不受影响有重要作用。一旦屏障破坏，血管内的蛋白质渗透到神经束膜鞘内，造成神经束内的水肿。由于神经束膜的屏障作用，水肿液体不能扩散到神经束外，导致神经束内压力增高，其内的微循环进一步受损。水肿持续较久时引起神经束内的纤维化和疤痕形成。同时，神经束膜对机械损伤有一定的抵抗力，一旦破裂，神经束内容膨出。神经束膜可耐受 24 小时的缺血。

表 8-2　神经结缔组织鞘膜的比较

鞘膜	组成	内容	机能
神经外膜	疏散排列的长胶原纤维束、血管、淋巴和脂肪	神经束	编入和支持神经束形成，神经干
神经束膜	两层：外层致密结缔组织胶原纤维平行神经长轴走行，内层细胞层为多层的神经束膜上皮	神经束内含神经纤维血管神经内膜	主动运转扩散屏障正压，支持
神经内膜	胶原纤维成纤维细胞，血管	有髓和无髓纤维轴索 Shwann 氏细胞	参与弹性，神经-血液屏障

动物实验证明动物肢体神经遭受 30～90 分钟的压迫性缺血可造成神经功能完全丧失，但如果动脉缺血不超过 6 小时，当压迫性缺血解除后，神经内的微循环在 2～3 分钟内部分恢复。解除一小时后，小动脉和毛细血管约有 50%再通，神经的功能相应随之恢复。静脉在缺血不超过 4 小时，尚可恢复血运，否则，因血栓形成或栓塞很难恢复血流。神经内膜内的血管对蛋白的通透性在缺血 6 小时内仍保持完好，但缺血 8 小时后循环再通，神经内膜内的血管内皮屏障即遭破坏，蛋白沿轴索广泛地渗漏到神经内间隙中，神经遭受不可逆性损害。因此，神经内膜内的水肿发生与神经功能损伤的不可逆性是一致的。与神经内膜内的血管相反，神经外膜的血管正常时就有少许蛋白通过。在灌注后，水肿发生较早，但由于神经束膜的屏障作用，水肿被限局在神经束外间隙，蔓延不到神经内膜内的间隙中。

神经干内的神经纤维不断地在神经束间丛状穿梭、交织，致使同一种成分和功能的纤维，即在不同水平截面上的分布有很大区别。神经束按功能分为运动束、感觉束和混合束。在神经干的近端多数为混合束，在神经干的远端不同功能的神经束已分开。因此，通常神经干的近端宜选用外膜缝合，远端宜采用束膜缝合法为妥。

二、外周神经损伤的分类、原因、分级

(一)外周神经损伤的分类

尽管显微神经外科进步已使外周神经损伤的治疗有很大的改善，但神经损伤的机理和范围仍旧对损伤的预后起重要作用。目前尚无满意的分类能兼顾到从损伤到治疗的时间、损伤的范围及神经元、运动终板和靶器官的变化等各方面。如损伤部位至靶器官的距离和损伤至处理的时间长短对同样严重程度的神经损伤可能有不同的预后结果。现介绍常用的分类。

外周神经损伤的 Saddon 氏分类是较早期的分类并被广泛采用。他将神经损伤按程度分为三类，见表 8-3。

表 8-3　三类神经损伤的比较

	神经失用	轴索断裂	神经断裂
常见原因	压榨	压榨	撕裂
	牵扯	牵扯	火器
	冻伤	火器	注射
	缺血	冻伤	缺血
病理	局限性脱髓鞘	轴索断裂	轴索和髓鞘均断裂
临床表现	无轴索损害，运动完全瘫痪，感觉部分丧失	运动和感觉均完全丧失	髓鞘完整完全性的运动和感觉丧失

	神经失用	轴索断裂	神经断裂
肌电	鲜有纤颤，无自发动作电位	纤颤＞3周，无自发动作电位	纤颤＞3周，无自发动作电位
术中所见	神经连续性保存	连续性保持，偶见神经样肿胀需手术修复	解剖学上的缺损
恢复与时间	4～6周，神经化无次序	1mm/天，有次序	无恢复
恢复质量	正常	大体正常	手术后可能恢复正常

神经失用：短暂的不完全的可逆性的神经功能丧失，在数小时或数周内恢复。轻者神经生物膜的离子通透性紊乱，重者节段性脱髓鞘，肌电图检查有纤颤电位。好发于臂丛、桡神经、尺神经、正中神经和腓神经。

轴索断裂：轴索和髓鞘完全断裂但膜性结缔组织结构尚保存，即轴索的基底膜、神经束膜和神经外膜尚完好。损伤近侧的神经尚可，但损伤处以远的神经的感觉、运动和自主神经功能立即全部丧失，随之发生 Waller 氏变性。肌电图检查肌肉随意动作电位消失，2～3周后显示去神经状态。在损伤远侧残存的神经管道内，轴索再生和髓鞘形成自发进行。其再生能力取决于损伤部位到效应器间的距离、再生的速率和病人的年龄等因素。再生速度平均1～2mm/d，临床上的精确判断很困难。病史、临床表现和肌电的随访常有助于判别。

神经断裂：是指解剖学上的完全离断，或神经及其结缔组织成分的断裂的范围达到无法自发再生的程度。

另有 Sunderland 氏分级：

第一级：相当于 Saddon 的神经失用，在损伤部位有可逆性的局灶性的传导阻滞而无 Waller 变性。可能有局灶性的脱髓鞘改变。临床表现为运动和感觉的轻度的不完全性或完全性的瘫痪及麻痹，在数小时或数天内开始，4～6周内就出现恢复征象。运动性的损伤常重于感觉性的损伤，感觉性损伤中有髓的较大纤维重于较小的无髓纤维。肌电检查显示传导阻滞仅发生在损伤部位，远端正常。

第二级：相当于轴索断裂、轴索和髓鞘断裂，但尚保留三层被膜和周围的结缔组织的完整性。轴索的断裂导致远侧 Waller 变性和运动、感觉及自主神经功能的完全丧失。由于神经内的鞘膜尚存，可望有较好的恢复，恢复速度取决于损伤部位至效应器官的距离。高位损伤的恢复较差，可能超过18个月才能使再生的轴索达到终末。次序是从近端向远端恢复，常需数月甚至是数年时间。由于轴索再生不完全，常在长期内遗有部分功能缺失。

第三级：除轴索和髓鞘断裂外，神经束内在结构也受到损害。神经内膜丧失完整性，神经束膜和外膜可保留。包括 Saddon 分类中的轴索断裂和神经断裂。恢复取决于神经束内的纤维化程度。后者是神经传导和再生的主要障碍。此级损伤常见于神经束内的损害如注射后，缺血，牵拉-压迫性损害等。尽管外观上未看到明显损伤，但内在的损害可能很严重。临床上神经的各种功能均丧失，肌电显示去神经状态。恢复取决于神经束内的纤维化程度，往往迟缓而且不完全，甚至全无神经再生的迹象。

第四级：除神经外膜外，所有神经及其支持组织均断裂，神经固有的束状外观丧失，呈薄片或散在的发束状，或呈神经瘤状。需要外科修复或神经移植。

第五级：神经连续性完全丧失，损伤远侧神经功能完全消失。再生的轴索从伤处长出形成神经瘤。即使有少数轴索穿过伤处达到远端，也全无功能可言。常见于撕脱伤和切割伤，也见于严重的牵拉或压榨伤。在最好的外科修复条件下，功能也很难实现完全性的恢复。

外周神经损伤的手术中分类：根据神经束损伤程度和从受伤到处理的时间长短，用于手术中神经损伤的分类如下：

1.离断性神经损害

①受伤至就诊时间在3周内；②受伤至就诊时间大于3周。

2.连续性尚保持的损害

①受伤至就诊时间在3周内；②受伤至就诊时间大于3周。

3.混合性损伤，部分离断，部分连续。

离断性神经类损伤神经束断裂，两段或分离或仅有结缔组织相连，相当于Sunderland分类的第五级。此类损伤均需要残端的切除及吻合，必要时须采用神经移植。受伤距就诊时间在3周以内者，其修复方法取决于损伤的范围。锐器的切割伤主要是即刻缝合断端。如伴有广泛的挫伤、牵扯或污染，需要延迟3～4周后等待病损范围可以明确判定时再做二期处理。

连续性尚保持的损伤平时常见，神经外观看来正常或直径变细或肿胀增粗，保持连续性的神经损伤的病理变化的严重程度常难确定。较明智的办法是等待一段时间，观察其运动或感觉的恢复与否。3个月后无恢复迹象，应二次手术探查。术中有时仅凭外观不足以判别神经的功能和再生能力。神经的色泽、直径、质地和神经束的连续性在术中可以沿神经追踪观察。触诊发现的硬结常是纤维化的结果，提示神经束已断裂。在手术显微镜的放大观察下损伤处两侧神经外膜和神经束膜间的游离有助于判别神经束的连续性和神经外膜，神经束膜间和神经束膜内的瘢痕范围。术中的电生理学的检测能精确确定受损神经的功能，对手术方案的确定极有帮助。如果神经束的连续性仍然存在，受伤部位两端的电生理测验有电位反应或对应肌肉有收缩反应，则应避免做切除或广泛的松解术。连续性尚保持的损伤在12～16周后仍无电位反应或在细致的显微解剖探查发现神经束的完整性已丧失，可判定为神经断裂，作适当切除及吻合处理。

4.类损伤应细心显微解剖及松解，辅以电生理学检测有助于判定神经束的完整性及是否有不可逆性损伤存在。

(二)外周神经损伤机理和原因

肢体因锐器切割而造成的开放性损伤中，合并神经损伤的发生率很高。损伤程度从完全的断裂到不完全性的离断差异很大。裂伤如果是完全的，归入离断性神经损伤类。如果是不完全性的，归入连续性尚保持类的神经损伤。处理神经裂伤时重要的是致伤性质。神经损伤是仅由于锐性的切割还是伴随广泛的捻挫、撕脱等情况？对于切割伤，损伤部位的长径和横径的范围是明确的，仅需缝合。如同时伴有广泛的捻挫或撕脱，应进行清创术，神经损伤留待3～4周损伤范围明确后二期处理。因锐器切割造成的神经损伤的位置往往与表面的创口有一段距离，术中应耐心寻找，并且很可能伴随其他组织的损伤，因此，手术方案在术前应周密计划。骨折复位时术中暴露的牵拉、压迫、电凝时的过热温度均可造成神经的继发损害。

火器伤时尽管神经功能即刻丧失，但不一定就是神经断裂，常是连续性尚保持的神经损伤，半数可望有部分神经功能的恢复，因此，并不急于做一期吻合处理。由骨折引起的裂伤虽常可造成广泛的神经挫伤，造成广泛的功能障碍，但仍可望有较好的功能恢复。钝器伤、闭合性骨折等造成的神经挫伤常采取非手术的疗法。

牵张性损伤(见表8-4)：可造成广泛的神经损伤。当外在的牵张超过神经的耐受力，如骨折、脱位时神经可受到不同程度的损伤，神经失用或轴索断裂。骨折或手术牵拉造成的轻度的牵张性损伤预后良好，但严重的牵张性损伤常伴随广泛的神经内的纤维化，需要手术切除纤维化的神经，代之以神经的移植。此类机制的损伤常见于臂丛、桡神经和腓神经。股神经和坐骨神经有时因困难的臀部手术也造成牵张性损伤。伴有轻度移位的肱骨骨折80%可自行恢复。因此，由于很难判定损伤是原发的神经损伤或继发于骨折或脱位后的牵张性损害，最初，较明智的做法是选择保守治疗，多数在3～4个月神经功能自行恢复。恢复不佳者多是由于神经在骨折部位被绞窄或被骨折断端锐性切割造成裂伤。骨折后还可因为手术时过度牵拉，缝合错位或盲目电凝造成神经损伤，这样的损伤区别于牵张性损伤的广泛性，具有局灶性特征,两者同时存在时,就形成了两处损伤中间夹有一段正常神经节段的病变分布特点。伴有其他损伤机制的神经牵张性损伤需要有完整详尽的记录和临床与电生理学的密切随访,如无神经再生征象,3～4个月后行二期手术探查。

表8-4 外周神经常见的牵张性损伤的原因

部位	原因
臂丛:婴儿	产伤
臂丛:成人	交通肇事
腋神经	肩部的骨折或脱位
桡神经	肱骨骨折
腰骶神经	骨盆骨折或脱位
股神经	疝修补术或臀部手术时误伤
坐骨神经	臀部骨折、脱位或手术误伤
腓神经	膝关节骨折或脱位,腓骨骨折

压迫性缺血:对神经组织压迫的同时,对神经的血运也造成损害。后者是短暂的可逆性损害,持续性的机械性的压迫是造成神经压迫性麻痹的主要原因,但局部缺血在受压神经局部损伤中也起一定作用。严重或持续的缺血可使神经产生广泛的纤维化,造成广泛的脱髓鞘和 Waller 变性。中度缺血性损伤因大的有髓纤维的中断造成神经纤维数目的减少。四肢神经压迫性缺血形成不可逆性损伤的时间阈值大约为 8 小时。在神经外膜、神经束膜和神经内膜的纵行血管间有丰富的侧支吻合,允许松解很长一段的神经而不造成缺血,但对无经验的外科医生在神经内过度操作造成神经内的微循环障碍,常可导致神经的缺血性损害,尤其是神经横断或受到张力作用时对缺血变得十分敏感。因此,神经吻合不应过多破坏微循环,并应避免张力下的吻合。神经的压迫性损伤的病理主要是有髓纤维的变化,髓鞘结节化,轴索变薄,节段性脱髓鞘,严重时产生 Waller's 变性。神经的压迫缺血性损伤在某些临床情况下可以预测神经的恢复程度。多数麻醉状态下由于体位不当引起的或因止血带造成的压迫缺血性神经损伤多可自行恢复。臂丛、尺神经、坐骨神经和腓神经易发生压迫性缺血损伤。在另外一些情况,如清除血肿或解除动脉瘤对神经的压迫后,因有许多因素影响其预后,神经功能恢复的预后很难断定。例如,损伤的神经及损伤的平面,病人年龄、损伤的严重程度和手术时机等。严重的钝性挫伤,骨折伴有血管损伤等造成的筋膜腔隙内压力增高的闭合性筋膜腔隙综合征常会导致神经和其他组织的严重缺血性损害,应立即进行减压术。

注射性损伤:是医疗工作中时常见到的神经损伤。其机制推测有注射针头的直接损伤,瘢痕挛缩引起的继发损害和化学药物对神经纤维的毒性作用。损伤后果轻重不等。治疗包括保守治疗,立即手术冲洗,早期神经松解,延期神经切除及松解。坐骨神经最易遭受此类型损伤。症状包括立即发生的注射部位的剧烈疼痛并沿神经走行放射,随之是感觉和运动的完全或不完全性损害。神经损伤的后果取决于注射部位及注射剂的成分。神经功能的恢复与损伤的神经的种类、范围和受伤平面有关。由于此类损伤发生迅猛,即刻手术治疗似乎少有价值。最初应按保持连续性的神经损伤的原则进行保守治疗,密切随访时如发现未能按预料的时间恢复,即考虑手术治疗。大宗病例的随访表明,多数病人都遗留不同程度的运动功能缺失。最易引起注射性损伤的药物是青霉素钾盐、苯唑青霉素、安定、氯丙嗪等。

三、外周神经损伤的病理生理学

轴索损伤后染色质溶解、核偏心、核仁扩大和细胞肿胀是退变的最常见的形态学改变。这些变化伴随着胞质 RNA 的增加,蛋白重组以及轴浆的重建和轴索连续性的恢复。重建过程从 DNA 转换为 RNA 开始,RNA 转换氨基酸以获得适当的多肽来合成轴浆的蛋白质,用于递质功能的物质减少而再生需要的物质增多。如肾上腺能神经元内的单胺氧化酶、多巴胺脱羧酶和酪氨酸羧化酶减少，同样，胆碱能神经元内的胆碱酯酶也减少。相反，6-磷酸葡萄糖脱氢酶这一核酸和磷质生物合成的关键酶活性却显著升高。这些蛋白从神经元核周体内产生，经轴浆流运送到轴索。神经元细胞再生在其生物合成中伴随显著的水解过程，与神经递质贮存颗粒的消化有关。神经再生的代谢受很多因素影响。病人年龄是一显著因素，可能与不同年龄病人的去轴索神经元在细胞分化调控能力的区别有关。胶质细胞参与调节神经元外的代谢过程。在轴索损伤后不久小胶质细胞增生，反映了损伤神经元周围的胶质细胞代谢活动的增加。

外周神经损伤后的反应首先是退变，而后是再生。损伤的轴索需要大量的脂类和蛋白质，神经元合成这些物质并通过运输系统运送到轴索。这些物质运送的速度不同，运输慢的成分与被神经干内的胞质调节而运输快的成分参与微管系统的活动。在伤后24小时内运输物质在损伤部位形成终泡，进而形成生长锥，后者是因肌原和肌凝样蛋白的收缩而能运动，最终使轴索的尖端再生。快速运输的蛋白经过受伤部位进入再生的神经芽速度为400mm/d，这些物质在神经芽处固化。与轴索的其他部位不同，轴索再生尖端的流动性大，对钙离子的通透性大、能量消耗较高。神经元胞体内用于合成递质的蛋白减少而用于修复过程的蛋白增多。伤后一周可见轴索旺盛的芽生现象；1～3周后，轴索芽孢开始穿过神经吻合处并在此延缓数日。在神经再生的高峰期是神经吻合的理想时机。

神经和靶组织间存在相互作用以促进神经的再生。普遍认为靶组织产生某些物质促进神经的芽生，这种物质又被轴浆流运送到神经的终末，对神经生长因子的释放起负反馈作用。此假说用于解释"去神经芽生"和侧支芽生现象。为维持再生所必需的轴索延长和化学物质的运送是神经再生研究的中心课题。轴索的延长从尖端的生长锥开始，轴索显示的分支及数量受细胞表面的黏性和生长物质的影响。因此轴索的延长也涉及细胞表现的变化。生长锥近旁的环境因素不仅包括理化过程，还有促进生长和抑制生长的因子参与。去神经的肌肉组织释放增生因子，死亡的细胞、坏死组织等释放抑制因子。在有先前受损的轴索再生的背景下，第二次损伤后的再生将加速进行。这说明神经元代谢因前次轴索再生已作调整。

当轴索断裂数小时后，损伤区附近的 Shwann 氏细胞开始吞噬髓鞘，数天后变得更明显。损伤2～3天后轴索两断端的所有细胞成分均有增生。Shwann 氏细胞，神经束膜的上皮细胞及神经外膜的代谢活动都增强。细胞的这些反映在某种程度上与损伤的严重性成正比。损伤部位两端的支持细胞对损伤早期的轴索再生代谢反应有重要影响。坏死的 Shcwann 氏细胞清除后，中胚层细胞增生的趋势取决于创伤部位和局部条件而不是趋化性。众所周知，细胞结构可被索带或管腔约束成纵向形状。

神经的修复将引起远近两端的肿胀。可超出正常神经截面积的三倍。硅胶管可使神经沿着其长轴生长。较大的硅胶管为神经的肿胀留有余地并能使之沿其长轴生长。神经外膜的谨慎吻合也有这样的作用。神经外膜的精细吻合胜过外加套管的优点。水肿消退后，神经元发芽并伸入细胞间隙。需要强调的是支持细胞对损伤立即做出反应，伤后三周就有厚层胶原形成，但损伤部位的神经元的反应却很迟缓，直到轴索发芽时才开始再生。因此，良好的手术修复计划应能使神经元的再生与支持组织的再生同步。断裂神经的神经元的远端发生Waller 变性，但神经干的部分成分尚存活。而近端则不发生这样的变化。伤后一周轴索内的消化酶就将神经元成分消化掉。Shcwann 氏细胞也将髓鞘破坏成碎片。伤后六周末，吞噬细胞将坏死细胞清除净。远侧神经束膜的结构存在。整个神经皱缩，随时间的流逝这种皱缩逐渐变得不可逆，将影响过分延迟的神经修复的预后。神经上皮和中胚层成分部分依靠神经纤维来维持其解剖及代谢。伴随轴索延伸，Schwann 氏细胞的代谢活性增强，新生髓鞘围绕轴索形成，原始解剖得以重建，外周神经生长速度为1mm/d，在轴索通过吻合口断端时延迟。在某些情况下再生速度有时可达 3mm/d。当神经与效应器官连接时，则再度变缓。外周神干再生所有代谢物质都是通过轴浆流来自核周体。在损伤后核周体的体积变大，代谢活动增强，达到高峰，当完成髓销连接时再度达到高峰。这是因形成神经突触，构筑感觉器等活动的需要所致。外周神经影响肌肉的代谢和电活动。神经损伤后，神经的营养作用丧失、肌内膜和肌束膜增厚、静息膜电位降低、磷酸肌酸减少等。这些变化的时程取决于神经断裂水平和肌肉去神经的类型。动物实验表明，通常在伤后头三天开始，2～16周后肌肉开始萎缩。两年后肌纤维断裂丧失完整性，无论如何进行物理治疗或电刺激，肌肉去神经性萎缩由于肌鞘的增厚阻碍了终板的形成，周围纤维组织的形成也妨碍了神经再生和肌肉收缩。

神经与肌肉的联系建立得越快，肌肉将越可能得到保存。肌肉地再神经化延迟一年，其功能恢复不良，延迟两年，肌细胞变化不可逆，即使神经再生，也很难指望运动功能的恢复。与肌肉不同，终末感觉器对再度神经化的依赖较小，它不受神经损伤的恢复时间的影响。影响神经恢复的一般因素：病人年龄、创伤类型、受损神经的种类均可影响神经的再生。其中，最重要的是病人的年龄。甲状腺素促进神经再生。创伤类型如火器伤会引起伤口延期愈合并缺血。多发性损伤因分解代谢的增强引起神经再生的延迟。

另外一个因素是生理的种系越高级，再生过程越难取得好的效果。局灶性的神经损伤也可像脑损伤那样，分成震荡、挫伤和裂伤。神经震荡是指无器质性改变的一过性功能障碍；神经挫伤是指轴索在受伤部位断裂，尽管神经束断裂，但外观可以正常，此类损伤需要再生才能恢复神经功能；神经裂伤是指物理学上的完全离断，如果未行吻合术，神经根本无法再生。压迫性和缺血性神经损伤可由许多机理引起，其再生取决于损伤程度和持续时间。

神经创伤的治疗必须同时考虑中央和外周局部的病理生理反应及其相互间的作用，所有这些对治疗效果均有重要影响。

四、外周神经损伤的诊断及伤情评估

病史调查：外周神经的损伤常因麻醉而掩盖或因患其他严重的复合伤而被忽视。有时不能在受伤的当时即刻检出，因此，病史中除受伤当时的情况外，还有必要追问从受伤到就诊被检出这段时间内运动和感觉功能的变化情况。肢体伴随的其他损伤和造成的后果严重影响神经的再生，病人的职业、先前的功能、受伤的环境和机制和有无疼痛等均应记入病史中。

临床检查：伤口位置、疤痕的特征、组织的类型，关节的活动范围和挛缩程度等。记录应详尽、准确、标准。外周神经损伤后的功能丧失及恢复程度的评估通常采用下述 BMRC 记分法（见表 8-5）。

表 8-5　神经功能恢复的分级评估

分级		描述
运动功能的恢复	M_0	肌肉无收缩
	M_1	近端肌肉有可察觉的收缩
	M_2	远近两端有可察觉的收缩
	M_3	远近两端肌肉收缩达到主要肌肉可以对抗阻力的程度
	M_4	同上，另外，有协同肌群和独自的运动
	M_5	完全恢复
感觉功能的恢复	S_0	支配区感觉丧失
	S_1	支配区皮肤深部感觉恢复
	S_2	支配区皮肤温痛觉和触觉恢复
	S_3	同上，外加该部原有的任何感觉过敏反应的消失
	S_3+	同 S_3，外加该部两点辨别觉得恢复
	S_4	完全恢复

电生理检查：包括肌电图，神经传导速度的测定，及体感诱发电位(SEP)。

辅助检查：包括 X 光平片、CT 和 MRI，必要时血管造影以明确合并的其他损伤。

五、神经修复技术

历史：神经修复的历史长而曲折。在第 9～10 世纪阿拉伯医生就曾尝试将断裂的神经用缝合方法再接。虽然中世纪西方医学开始发展，但对神经吻合的有关知识所知甚少，19 世纪中叶才了解到神经可以自行再生，手术和缝合会影响神经功能的恢复。20 世纪中期，Waller 等学者的对外周神经解剖和病理学的研究为神经修复奠定了基础。Hueter 在 1873 年描述了缝合神经外膜的修复技术，但由于感染等原因，结果很不满意。直到第一次世界大战人们开始认识到切除损伤的神经直到健康的部分，在无张力下端-端吻合等原则的重要性。1916 年 Foerster 首次进行神经移植术。神经束间吻合虽在 1917 年就已提出，但到 1953 年 Sunderland 进行神经束内的局部解剖研究才引起重视，但由于器械的原因尚无法付诸实际，1961 年我国成功地进行了世界第一例断手再植。此后，我国学者在此领域中有诸多世人瞩目的成就。1964 年 Smith 将手术显微镜应用到外周神经外科，Bora 在 1967 年首先用猫完成了神经束间吻合。Millesi 在 1960 年指出结缔组织对神经吻合的不良影响并证实其增生程度与张力有关。至此，神经修复的技术发展为神经外膜吻合，神经束及神经束膜吻合，神经束间移植等。

神经修复：在神经修复中，损伤神经的特殊性，损伤节段的水平，损伤的严重程度和范围，伴随其他组织损伤的严重程度，病人年龄，神经细胞对损伤的反应，所有这些因素在损伤的当时就已决定，无法人为干预。外科医生仅能控制两个因素：手术的时机和手术技术。

与神经修复有关的有三个基础问题：神经干内在的解剖，轴索的生长和再生，神经内的结缔组织对损伤的反应。简言之，神经内在的解剖不是均一的，是由许多轴索和结缔组织组成的，后者占神经干的断面面积的 20%～40%，轴索被神经束膜包裹成神经束。每个神经束约含 10000 根轴索，在神经干内不规则穿梭走行，集合成丛，通过连接支与其他束结合，因此，在不同节段水平上同一轴索的位置有很大不同。我国学者对此有详细研究，为神经吻合提供了极有价值的解剖学基础。

在神经断裂后，外周神经需要复杂的修复过程。严重神经损伤后的 72 小时内，远端的传导性丧失，轴索和髓鞘崩溃并开始被巨噬细胞和 Schwann 细胞吞噬。这一主动的过程称之为 Waller 变性。Schwann 氏细胞和神经内的纤维细胞增生造成近侧断端的膨大。随时间的推移，受损神经的远侧细胞数目的减少和神经内管道的收缩和胶原分解使损伤远侧的神经直径变细。同时，神经元胞体也发生了不同程度的变化。通常 RNA 制造增加为再生做准备。轴浆流溢出髓鞘，胶原无序性分布最后在损伤的近侧端形成神经瘤。如两断端一期吻合，远侧的支持组织纵向取向生长，Schwann 氏细胞和成纤维细胞也可达到近侧端。Schwann 细胞管的开放可保持 6 个月的时间，但随时间的延长，其直径和数量逐渐减少。在去神经期间，运动和感觉终末器官均发生蜕变，肌肉去神经后功能恢复的时间阈为 18 个月，感觉的时间阈较长，年轻人在伤后 5 年进行修复术也是值得的。从近端再生的轴索必须通过吻合接口，寻找远端的神经内鞘，然后沿其内鞘到达其对应的终末器官——感受器或运动终板。如果错误地到达终末器官或结缔组织内，仍旧达不到功能恢复。损伤神经内的结缔组织的增生与损伤的严重性有关，也与手术的精细程度和缝合张力相关。在断裂的两端均有结缔组织形成，凡结缔组织过度增生均可使轴索再生发生阻挡或变形。

手术修复的目的是提供损伤神经的近端到远端目的地的最佳连接，使再生的轴索获得功能上的连接和恢复，并使错构性的连接减少到最少的程度，最佳的技术因不同的临床情况而不同。

修复时机：外周神经损伤的最佳修复时机尚有争议。有人主张伤后即刻修复，有人主张延期到伤后 3 周再修复，主张延期修复的经验是从战伤的治疗中获得的，这类损伤多伴随严重的软组织损伤和污染，延期治疗是妥当的。但和平期的神经损伤多为切割伤，断端整齐，创口污染不重，伴随的软组织伤也不严重，因此，可以一期缝合，由此看来。神经创伤的修复时机的选择与创伤的类型有密切关系，神经损伤为清洁而不超过 24 小时的锐器伤，应考虑一期修复。因手术无须在疤痕中解剖，断端锐利，回缩很少，不用过度分离即可使断端在无张力下吻合。一期修复有两个优点：一是可使轴索再生较早地通过吻合口，二是轴索可进入正常大小的神经鞘内。Crabb 业已证明对同一神经的损伤一期修复的结果优于二期修复。当然，一期修复也有某些缺点：难以准确判断神经两断端的损伤程度，如果吻合的是挫伤的断端将导致吻合处疤痕组织的过多形成。臂丛和坐骨神经损伤一旦满足一期修复条件即应即刻修复。因在二期手术时其断端的回缩很难拉拢，另外，损伤平面距效应器官很远，只有早期修复才能保证末梢器官的有功能的神经化。延期手术的理由：①损伤的远近端需要时间来鉴别，以便辨识神经内的疤痕组织，明确切除的范围，以便修复；②伴随的损伤有恢复的可能，感染已被控制，病人在修复前学会运用肢体；③神经鞘膜增厚，便于吻合。

手术指征：①开放性损伤，特别是锐器伤，神经断裂不可能自行恢复。②损伤平面较高，即使有自行恢复可能，但因再生到终末器官耗时过长，应行手术修复，防止失去神经后的不可逆性退变。③未做手术经保守治疗不见好转或手术后经观察不见恢复，或恢复到一定程度后即停止。④损伤部位痛性神经瘤引起明显的临床症状。

手术禁忌证：①保持连续性的神经损伤有自限性恢复的可能或仅为不完全性功能丧失者。②经观察有逐步恢复征象者。③损伤部位严重污染或软组织挫伤严重者。

上述手术适应证和禁忌证是相对的，实际选择时还应考虑病人的多方面因素，如肌肉严重萎缩，修复时间与上述时间阈相去甚远；感觉存在或功能并不重要，运动功能部分存在，其余功能可用肌腱转移的方法替代，此点尤适合于手内在肌群的麻痹；某些预后不良的损伤，如成人外侧膝副韧带断裂伴随的腓神经牵扯性损伤，较明智的做法是观察一段时间视其恢复情况再作决定；有时做肌腱转移术或某些矫形手术会更好些，如老年病人患桡神经的高位撕裂伤时可从肌位转移术立即获得伸腕和伸指功能，远比神经吻合和神经移植为佳。但正中神经损伤多年的年轻病人尽管神经修复后可能恢复不了运动功能，由于正中神经的感觉功能更重要，因此，即使距伤后 5 年也应手术修复。

儿童神经损伤经神经修复后的功能恢复较成人为佳，因此，应积极修复。

损伤肢体的局部条件也很重要，如软组织覆盖将会形成过多疤痕，影响神经的再生。

伴随骨折或关节脱位的神经损伤分为两类：闭合性损伤、骨折是造成神经损伤的原因；开放性损伤，骨折和神经损伤可能由同一致伤原因引起。前者的神经损伤少有神经断裂，可观察治疗，后者的神经损伤常需手术治疗。

此外，病人的职业和心理因素等均应综合考虑，最后做出恰当判断。

手术分类：按伤后到手术的时间长短分为一期手术、早二期手术和晚二期手术。伤后 3 个月内的吻合称之为早期的二期缝合，3 个月后为晚期二期缝合。有人将伤后 1~3 周内的手术称为延迟一期手术。

Schawann 细胞管的开放可保持 6 个月的时间，但随时间的延长，其直径和数量逐渐减少，在去神经期间，运动和感觉终末器官均发生蜕变，肌肉去神经后功能恢复的时间阈限为 18 个月。感觉器的时间阀限较长，年轻人在伤后 5 年进行修复术也是值得的。

按手术方法分类如下：

神经松解术：手术从正常的部位开始，然后向病变部位解剖，这样才能找到正确的解剖层次和结构并利于识别正常与病变组织的界线。手术主要是切除神经外膜和束膜间的疤痕组织并应注意保存神经的血运。

神经缝合术：神经完全断裂，或切除两端疤痕后缺损＜2cm，远近两端游离后端-端对位的无张力缝合。可分为外膜缝合、束膜缝合和外束膜联合缝合(见表8-6)。

表8-6 外膜缝合与束膜缝合的选择

神经	外膜缝合	束膜缝合
桡神经	上臂上,中 1/3 段	上臂下 1/3
尺神经	上臂段,前臂中 1/3,腕部以下	前臂上 1/3,前臂下 1/3
正中神经	上臂段,前臂中 1/3,腕部以下	前臂上 1/3,前臂中 1/3

神经外膜缝合:断端应在轴位上准确对位。神经外膜上的血管可作为解剖对位标记。180度两定点对位神经外膜的全层缝合,如有张力,断端可做少许松解。避免缝线穿入神经束膜下。打结时注意张力恰好使断端对合即可。过分地结扎张力会使神经束变形或堆积。创口闭合后,肢体用夹板固定3~4周,夹板拆除后,关节每周伸开10~15度。用手术放大镜完成上述手术。如用手术显微镜更好。

神经束的修复:根据外周神经不同水平断面的不同性质和成分的神经束分布位置,将两断端的同一性质的神经束按单根神经束或多个神经束组分别对位缝合。

缝合方法的选择视神经束的性质、神经干的部位、神经组织与结缔组织的比率而定。混合束,神经干的近侧,结缔组织含量少则宜采用神经外膜缝合方法;较单纯的运动或感觉束,神经干的远侧,结缔组织含量多则采用束膜缝合为佳。

神经移植:视其移植物来源不同分为异种、同种异体神经移植和自体神经移植。前两种方法因目前尚未能克服免疫排斥问题尚未广泛应用于临床,下面仅介绍自体神经移植方法。

游离神经移植:神经缺损超过 2cm,两断端的勉强吻合会因张力过大而影响再生。宜采用游离神经移植。通常取材于感觉皮神经,如隐神经、腓肠神经、肋间神经等。

带血管蒂的神经移植:可采用与神经伴行的动静脉血管蒂的吻合以提供神经移植体的供血,如桡神经浅支与桡动静脉、腓浅神经和腓浅动静脉,也可采用静脉动脉化的方法,顾玉东报告用小隐静脉动脉化的游离腓肠神经移植。

非神经性组织的桥接术:血管桥接和肌肉桥接。国内学者将缺损的神经两断端植入就近的健康的肌束内,观察到骨骼肌内有再生的神经纤维生长,结果有待进一步观察。

神经植入术:在神经的远侧和肌肉的近侧均已毁损的情况下将神经的近侧断端分成若干束植入肌肉内,或接长后分束植入。

神经移位替代术:用一功能相对次要的神经切断后缝合于近侧已损毁的重要神经的远侧断端,以期替代其功能。

手术治疗的辅助措施:除显微外科技术外,下列辅助措施对于手术的成功也是不能忽视的因素。术前应有充分时间规划手术,特别是与肌腱、骨骼和血管损伤合并存在时。选择恰当的体位,应用显微外科的设备和座椅以克服因手术时间过长引起术者的疲劳。皮肤的准备和上止血带时应考虑手术范围,包括移植物取材部位。应用气带止血带使术野无血,以便辨认各精细结构对于疤痕区尤其重要,但合并血管损伤者避免应用。通常,上肢气囊压力为33.33~50kPa(250~375mmHg),下肢气囊压力为 46.66~73.33kPa(350~550mmHg),同时应结合系统血压和肢体的大小做适当调整。对于上肢气囊压迫时间不应超过 2.5 小时。如术中需做神经电刺激应在气囊松解后20~30 分钟进行,连续性尚保存的神经损伤应用术中电刺激和其他如诱发电位等电生理学检查十分必要。

影响神经修复结果的因素:除术者的经验和技术外,下列因素显著影响神经的修复结果:①年龄:儿童的神经生长和调整的潜能远大于成人。②损伤的性质:一般来说,钝挫伤对神经的损伤大于锐器伤。③缺损或切除的长度:越长,神经束截面上的解剖定位的差异越大,越需要精细的操作,结果也相对较差。④损伤到修复的时间:通常在损伤 3 个月后修复,修复越推延,结果越差。⑤损伤的部位及平面:越靠近脊髓或损伤的平面越高,预后越差。如前所述，神经的逆行退变，轴浆流产生的衰竭，终末器官的萎缩均影响预后。损伤部位到神经元的距离越远，再生速度越慢。尺神经损伤，如是在腋窝部，再生速度3mm/d，如是在腕部损伤，则为0.5mm/d。

神经再生早期征象的检查：最近侧肌肉的功能恢复是该支配神经再生的最初和最好的标志。临床的肌肉的自主运动功能检查应用神经电刺激方法证实。肌肉自主运动的缺失同样需要神经电刺激的证实，因为生理学的恢复和病人实际能够活动之间尚有一段间隔时间。

神经刺激：金属针置于靠近肌肉的神经支配点的皮下，相距1cm，采用低强度的电流刺激该神经。

肌电：可以作为动态观察神经再生的常规检查方法。神经再生时，纤颤和去神经电位减少，代之以新生的动作电位。这是肌肉再度神经化的最早的电学变化。应间隔一段时间再检查。由于各神经纤维达到所支配的肌肉的距离不同，它们也不能同时到达所支配肌肉的终板，造成了单个肌肉纤维放电的不同步，呈多相性和低电压的运动电位。肌电检查比临床肌肉运动恢复要早数周乃至数月。

神经电图：记录运动电位通过病损的情况。

神经的恢复以运动功能的恢复为标志，在运动功能恢复后有时还需要神经电刺激试验。感觉功能的恢复需要了解分布区域的感觉恢复情况。电生理检查示跨越损伤部位的神经电位出现。

再生的时间限度：受损的神经显示再生不良或断裂的神经是否需要切除并吻合？需要了解自发再生的恢复时间是多少。肌肉去神经后发生不可逆变化的时间各异，通常为12个月。损伤部位远离重要肌肉时，应尽早手术治疗。

六、臂丛及其他外周神经损伤

臂丛损伤是近年周围神经损伤研究热点，也是临床处理困难的问题。"臂丛损伤"这一名词包括了程度差异很大的非常广泛的传入和传出性损害。应用时应精确限定采用手术的种类及手术的范围才能便于总结交流，学术界对于臂丛损伤的态度形成了保守和积极的两大观点，对其有效的治疗和争议的最终统一，有待于神经再生的生物学研究成果。

臂丛损伤的诊断：

病史：受伤后即刻发生的症状，伤后第一天的运动和感觉障碍，以便比较。

查体：精确确定损伤部位。臂丛的哪些成分损伤？这些损伤是部分性的，还是完全性的？

电生理学检查：神经动作电位和运动及体感诱发电位。

其他检查：X线平片用于骨折，血管造影用于血管损伤。

臂丛神经损伤的诊断分四层考虑：①有无损伤？②损伤部位是在锁骨上抑或锁骨下？③进一步明确该损伤是根、干、束、支的损伤？④如果根性损伤，在节前抑或节后？

耸肩无力，斜方肌萎缩提示上干节前的根性撕脱伤；Horner征提示下干的节前性损伤，电生理学检查有助于节前和节后损伤的鉴别，在决定手术是否对臂丛损伤有益时，判定损伤是否累及神经根及背根神经节前或节后是十分必要的。损伤部位椎间孔内的根性损伤还是椎间孔外的脊神经或神经丛损伤，抑或同时存在？神经根的撕裂往往造成入口处的脊髓损伤。这种损伤常是慢性疼痛的原因。如近侧神经根受累，损伤可能很难恢复，至少造成椎旁肌、前锯肌(C_3，C_6，C_7-胸长神经)、菱形肌(C_5，C_6-肩胛背神经)和膈肌(C_2，C_3，C_4-膈神经)麻痹，Horner氏综合征常提示T_1和C_8的节前损伤，正中桡、尺神经分布区的感觉丧失，但这些神经的感觉诱发电位存在提示节前损伤。如感觉诱发电位也消失，节前和节后双重损伤不能除外。一般说来，累及C_8和T_1神经根，下干，和内侧索的损伤手术效果较臂丛上部成分的损伤差。臂丛损伤的预后与多种因素有关，主要取决于神经损伤部位距离所支配的肌肉距离，损伤的严重性和损伤范围。在考虑损伤范围时，除损伤水平外，还与累及的特定结构有关。

如 C_6 神经根、中干或后索。当决定手术适应证和手术时机时，应具体研究在臂丛不同水平上的不同成分神经的连续性，功能丧失的完全性的损伤的局限性如何。锐性切割伤适合一期手术吻合，钝性撕裂伤适合二期修复，火器伤或外科意外的损伤适合临床和肌电随访数月后，视其恢复情况再作决定。牵拉伤常无局限性损伤，应随访更长时间，如 4～5 个月。此外，从受伤到手术的间隔时间对预后也有严重影响，迁延时间很长的去神经状态造成终板和肌肉的不可逆性变化。由于神经再生由近至远缓慢地进行，远侧的结构遭受较长的去神经状态。丧失感觉的手，即使运动功能恢复，也很难使用。这一时间距离概念对于臂丛损伤的治疗尤其重要，手术应在伤后尽早进行。

臂丛损伤的症状：

臂丛神经损伤多为上臂过度牵拉所致损伤，如产伤。按受累的范围分为：

臂丛完全性损伤：手、前臂和上臂全瘫，感觉除上臂部分保留外其余也全部丧失。

臂丛上部损伤：C_5～C_6 受累，上肢下垂，内收，不能外展。前臂不能旋前旋后和屈曲，手的运动保留。

臂丛中部损伤：C_7 受累，肱三头肌和前臂伸肌瘫痪。

臂丛下部损伤：C_8～T_1 受累，前臂屈肌和手的内在肌群瘫痪。

外科治疗计划：神经损伤后应立即进行临床检查，常规 X 线检查，并制定康复治疗计划，第 8 周时应有电生理的检查。第 12 周时病人应达到恢复的高峰。这样的病人可以随访 6 个月，每月检查一次。如果在伤后第 12 周仍无恢复表现提示手术探查指征。入院病人进行病史、临床及电生理检查，必要时进行椎管造影或 MRI 检查。比较臂丛的手术能够解决什么问题？骨骼和软组织地再建又能解决什么问题？如果是多个神经根的撕裂，就没有必要进行神经再建而应考虑矫形科手术重建其功能。

肌皮神经损伤：肱二头肌、喙肱肌和肱肌瘫痪，前臂不能屈曲和旋后。

桡神经损伤：常见于肱骨中段骨折，应用止血带和麻醉术后的合并症。高位损伤在肱三头肌支之上，整个桡神经完全瘫痪。表现为上肢各伸肌全部瘫痪。损伤位于上臂中部，肱三头肌功能保留，垂腕，损伤在上臂下 1/3 至前臂上 1/3，肱桡肌、旋后肌和腕伸肌运动功能保留。损伤在前臂中部。

伸掌指关节功能的丧失，无垂腕。在腕部的损伤不造成运动功能的缺失。桡神经损伤不影响由骨间肌及蚓状肌控制的指间关节动作。桡神经支配大块肌肉并且距离损伤部位较近，自发神经再生和手术修复均可获较好结果。在肱骨中段的损伤伴随功能的完全丧失应随访，如无好转，伤后 2～3 个月手术暴露，远端易位吻合或移植。肘关节水平的损伤常累及后骨间神经，手术较近侧损伤要复杂，手术效果仍较好。但拇长伸肌的功能较难恢复。前臂背侧损伤常累及后骨间神经的分支，造成手术修复的困难。

正中神经损伤：常见于前臂的切割伤。在上臂的损伤前臂不能旋前，前三指无力，拇指和食指不能过伸和对掌在前臂的损伤拇指不能外展、屈曲和对掌。大鱼际萎缩，桡侧三个半指掌面的感觉丧失或减退，尤其是食指和中指远端实体觉丧失是正中神经损伤的重要特征，多数正中神经的损伤都需要手术修复。即使是近侧水平的损伤，这样拇指和食指的感觉和对掌功能可望恢复，前臂和腕关节水平的损伤均应修复，此神经有较强的再生倾向。

尺神经损伤：肘以上的损伤拇指外展掌指关节过伸末节屈曲小鱼际萎缩小指不能对掌骨间肌萎缩，指间不能开合形成爪形手状，如合并正中神经损伤出现"猿手"。尺神经近侧的损伤较难获得手的功能恢复，但在肘关节及以下水平的损伤应手术修复，以避免尺侧的爪形手畸形。

胫神经损伤：跟腱反射消失足和趾不能屈曲，不能内收行走时足跟着地，骨间肌萎缩呈爪形足。小腿后面，足及足跟外侧，足底感觉障碍。

腓总神经损伤：在同一或同等致伤条件下，较之胫神经更易受损。症状为足和趾的背屈功能丧失，呈内翻垂足状，行走时呈跨阈步态，小腿的前外侧，足背感觉障碍。

坐骨神经损伤：后果严重。除兼有上述两个神经损伤的症状外，膝关节强直性过伸，大腿外旋无力。髋关节骨折和脱位或此区的手术意外损伤由于极靠近端，手术困难，自发再生因过长，也很难获得良好功能。发生在臀部水平的注射性损伤，如果其分支或全部神经的功能永久性丧失，或是非灼性神经痛经药物治疗不见好转，均应早期手术探查。坐骨神经的锐器损伤最好的治疗是手术修复。钝性的断裂伤最好在伤后 2～4 周手术，端-端吻合常难以实现，需神经移植。

股神经损伤：极少见，多因手术损伤，支配髂腰肌、股四头肌缝匠肌和部分耻骨肌，损伤后屈胯和伸膝，功能丧失。通常采取较积极的态度手术修复。

第二节　外周神经肿瘤

一、外周神经肿瘤的分类

外周神经肿瘤尚无统一分类。目前较通用者为 willer 分类（见表 8-7）。

表 8-7　Willer 分类

非肿瘤性的增生	创伤性神经瘤
	局限性增生性神经病
	血管周围 Schwann 氏细胞增生
	假性神经囊肿
神经鞘的肿瘤	神经鞘瘤
	颗粒细胞性神经瘤
	神经纤维瘤
	多发性黏液性神经瘤
	恶性肿瘤
神经细胞源性肿瘤	神经母细胞瘤
	神经节母细胞瘤
非神经源性肿瘤	嗜铬细胞瘤

二、外周神经肿瘤的临床诊断

（一）临床症状

肿块和疼痛，或功能缺失，鉴别诊断相当困难。区别于其他组织来源的皮下肿块是肿物垂直于神经走行的方向上有良好的活动度，在平行方向上活动度差。触诊有疼痛或麻木感，可向肢体远端放散。

（二）辅助检查

CT、MRI 有助于确定肿瘤的范围，个别情况下需血管造影或椎管造影。对于脊柱附近的疑诊为神经肿瘤者，对其向内侧的延伸尤要注意，哑铃形的神经纤维瘤常需与脊柱外科配合处理。

（三）术中诊断

肿物与神经结构的解剖关系，是否随肌肉收缩而运动？有无波动？是传导性抑或膨胀性波动？以便与肌肉、肌腱和血管的肿瘤鉴别。对于判断不明者，不应盲目地采取活检，以免造成神经损伤。

三、外周神经鞘瘤

常发生于感觉性的颅神经、脊神经的后根和外周大的神经干的屈侧。据国内资料，发生于颅神经者，占颅内肿瘤的9.5%，居第三位。发生于椎管内者，占椎管内肿瘤的47.13%，居首位。发生于外周神经者，占外周神经肿瘤的46.4%。女性多于男性，约为2:1，颅内最常见于位听神经（前庭支），偶见于三叉神经，最常见的部位在颅内是桥小脑角，在脊柱是感觉神经根，均为神经外膜肿瘤，鲜有穿越软膜者。多发者，也可能是 Von Recklinghausen 氏病的表现之一。

（一）肉眼外观

坚实，圆形，有时呈分叶状，境界清楚，有被膜。肿瘤较大时可发生囊变。切面呈黄色橡胶样韧性，有时与脑膜瘤在肉眼上难以区分。

（二）镜下病理

神经鞘瘤在解剖上由致密性和疏松性组织构成。致密区由长形双极细胞索条编织而成，栅栏状排列的肿瘤细胞（Verocay 小体），是神经鞘瘤的特征性表现，在脊神经比在颅神经多见。疏松组织有多形性，通常为星形细胞组成，彼此分离，其间隔以蜂巢样伊红基质。典型的泡沫样吞噬细胞散布其间。囊变多发在疏松区。

发生于四肢者，多分布在关节的腹侧面，局部表现：局限性肿块，局部有压痛并沿神经干向远端放散。在与神经长轴方向上不活动，与其垂直的方向有良好的活动度。发生在位听神经者表现为典型的桥小脑角综合征。

神经鞘瘤属良性肿瘤，外科切除可获良好结果。

四、神经纤维瘤

神经纤维瘤起源于外胚层，但可累及中胚层和内胚层，性质属错构瘤。据黄文清统计，神经纤维瘤占神经系统肿瘤的11.5%，占周围神经肿瘤的31.76%，发病年龄从新生儿到老年人均可发生。身体任何部位的皮下组织，周围神经干和神经根均可发生。罕见于颅内神经根，常见于外周神经。

病理：镜下以神经纤维（被膜）为主，神经轴索为辅，Schwann 细胞、结缔组织也参与其间，境界不清，无被膜。肿瘤本身为梭形膨大的神经干。

神经纤维瘤，对于大多数病例来说，切除后将导致该神经的功能障碍。术中通常不能发现明显的肿块，见到的是神经纤维的梭形肿胀，可区分出肿瘤的两极。实质性的病变不如神经鞘瘤多见。沿神经长轴切开神经外膜后，可见肿胀的神经束，直径各不相同，选择一根半透明的光亮肿胀的神经束，切取5mm长快速切片病检。少数情况下，肿瘤成肿块状，可以切除，保留较为正常的神经束。如神经必须切断，可应用隐神经移植。

肿块型的神经纤维瘤是否应该切除，可有如下选择：①做神经束活检。此一选择应是神经功能良好，病变无恶性征兆。神经纤维瘤生长极缓慢，更多表现为缺陷性病变特性而不是真正的肿瘤特性。这样的病人可随访6个月，如无肿块明显生长和神经功能缺失，即不做进一步的外科处理。受累神经干的切除和神经移植不能获得更满意的结果。②显微外科切除肿块型的神经纤维瘤，尽可能地保留神经的完整性。③肿块切除并神经移植。适用于不重要的小的神经。

五、多发神经纤维瘤

又称 Von Recklinghausen 氏病，属常染色体显性遗传病，为神经皮肤综合征之一。占神经系统肿瘤的3.04%，周围神经肿瘤的8.4%。女：男＝1.85:1，从新生儿到老年均可发生，16～40岁占64.9%，10～20岁和50～70岁为两个发病年龄高峰。Schenkein 报告此类病人血清内神经生长因子活性增高。

病理表现为成纤维细胞和 Schwann 氏细胞增生，12%的病人可能恶变，神经干的近端和深部病变易恶变。

临床表现为多发的皮肤结节，皮肤色素斑(牛奶咖啡色斑)和神经纤维瘤样的象皮病，多发的周围神经纤维串珠样增生，有的还伴有智能低下或其他疾病。

根据累及的成分和范围分为如下类型：

区域性神经瘤病：以丛状神经瘤为特征，受累区域的皮肤呈象皮样增厚，变形。

全身性神经纤维瘤病：多发性皮肤结节并常有色素沉着。颅神经干和深部脊神经干也可受累。

深部周围神经干型：周围神经干受累，皮肤表现轻微。

颅神经干型：常与上型同时存在，颅内、颅外段均可受累，常累及位听神经且以双侧性者为多，比单纯神经鞘瘤的发病年龄低。

并发脑瘤和脑瘤样病变，如脑膜瘤、胶质瘤等。

对于多发神经纤维瘤病，外科医生必须确定病人的症状是由该神经受累引起的。如果是单一肿块，应手术探查并作病检以确定是神经鞘瘤、神经纤维瘤或恶性的神经瘤，然后视其性质再作进一步处理。多发神经纤维瘤病也可是广泛地编织成丛状的肿块形病变，这累及与神经干的神经纤维瘤有明显不同。如为避免复发，或因肿块、疼痛或神经症状有时需做根治性切除。

六、其他外周神经肿瘤

外周神经元肿瘤：此肿瘤由成熟的神经元、神经突起、Schwann 氏细胞和胶原组成。多见于儿童和青年。应与神经鞘瘤和神经纤维瘤鉴别。

神经节母细胞瘤，多发于纵隔和后腹膜、肾上腺、腰背部的脊神经节。较大，圆形，均一发生于脊神经者多为哑铃形或形状与正常的神经节相似，但体积较大。颅底肿瘤中也有少数报道。

神经元母细胞瘤：是一种胚胎性的神经元肿瘤。通常发生于四岁以下的儿童。是具有局部浸润和转移性质的恶性肿瘤。肾上腺和腹部交感神经节为好发部位。外观呈灰色，有被膜，大而软常呈分叶状，境界清楚，常伴有囊变，出血，甚至钙化。镜下可见由未成熟的原始神经元组成。据说有转变为神经节母细胞的可能。患有神经节母细胞瘤的病人尿内可发现儿茶酚胺类分泌增多。此肿瘤也可发生靠近筛窦的鼻腔内，可波及脑，多为年轻人。生长缓慢但可复发或转移。

神经节-神经元母细胞瘤：兼有两者的特性。

化学感受器瘤：以颈静脉球瘤相对多见。

嗜铬细胞瘤：多发生在肾上腺髓质。

七、恶性外周神经肿瘤

外周神经的恶性肿瘤多为极其危险的肿瘤。5 年生存率很低，肿瘤沿神经干扩展并血行转移到肺和肝脏。放射治疗和化疗鲜有帮助。因此，一旦发现，应积极做广泛的根治性切除。

第九章　先天性疾病

第一节　Arnold-Chiari 畸形

Arnold-Chiari 畸形(Arnold-Chiari malformation)又称 Chiari 畸形或小脑扁桃体下疝畸形,是后脑的先天性畸形。其病理特点为小脑扁桃体、下蚓部疝入到椎管内,脑桥、延髓和第四脑室延长、扭曲,并部分向椎管内移位。

一、历史回顾

1883 年,Cleland 最先发现 1 例菱脑畸形,并进行了文字记载。1891 年,Chiari 最先报道这种畸形,将之分为三型。1894 年,Arnold 报道 1 例患者,并详细作了描述。1896 年 Chiari 又对这种畸形重新作了更详细的报告,将小脑发育不全作为这种畸形的第四型。1907 年,Arnold 的学生 Schwalbe 和 Gredig 将这种畸形命名为 Arnold-Chiari 畸形。1935 年,Russell 和 Donald 报道了 10 例 Arnold-Chiari 畸形患者,此后才引起人们对这种畸形的注意。

二、病理

(一)病理解剖

Arnold-Chiari 畸形的病理改变包括:

1. 小脑扁桃体通过枕骨大孔疝入到椎管内,有时可达第 3 颈椎,这是其基本的病理改变;

2. 延髓变长,并疝入椎管内,第四脑室下半部也疝入椎管内,这也是本畸形的另一重要特征;

3. 小脑扁桃体充满小脑延髓池,枕骨大孔区颅内结构粘连,蛛网膜下隙闭塞,有时形成囊肿;

4. 由于小脑延髓池闭塞,第四脑室中孔粘连,有时中脑导水管粘连或闭塞,可造成梗阻性脑积水;

5. 延髓和上颈髓受压变扁、扭曲;

6. 颈髓向下移位,小脑下牵,使Ⅴ～Ⅺ对脑神经变长,上颈神经向外上方向进入椎间孔;

7. 可有中脑下移;

8. 可合并桥池、外侧池、环池闭塞。

(二)病理分型

1891 年,Chiari 将这种畸形分为三型,即Ⅰ型:小脑扁桃体及下蚓部下疝到椎管内,延髓与第四脑室位置正常或有轻度下移;Ⅱ型:小脑下移进入椎管内,延髓和第四脑室延长并下移,疝入椎管内;Ⅲ型:延髓、小脑、第四脑室向枕部移位伴颈部脊椎裂及脊膜膨出。1896 年 Chiari 重新将之分为四型,即Ⅰ型:延髓伴随小脑扁桃体及下叶呈锥状向椎管内疝入,通常没有脑积水及脊椎裂;Ⅱ型:小脑下蚓部移位,脑桥、第四脑室、延髓向椎管内延长,可伴有脑积水及脊膜膨出,最常见;Ⅲ型:极为罕见,除具有Ⅱ型特点外,尚合并枕部脑膨出,为最严重的一种类型;Ⅳ型:罕见,小脑发育不全,不向下方移位。

(三)合并畸形

Arnold-Chiari 畸形常合并其他颅底、枕骨大孔区畸形和脊髓脊膜膨出缺陷。包括脊髓空洞症(44%～56%)、颅骨脊椎融合畸形(基底凹陷症、短斜坡、Klippel-Feil 综合征)(37%)、蛛网膜粘连(41%)、硬脑膜束带(30%)、颈髓扭结(12%～60%)、脑积水(50%～90%)。

其他畸形包括多小脑回畸形、灰质异位、脊髓积水、大脑导水管的胶质增生或分叉、四叠体 beak-like 畸形、颅顶骨内面凹陷、脊膜膨出、脊髓纵裂，第四脑室囊肿、胼胝体阙如等。

三、病因及发病机制

Arnold-Chiari 畸形的病因尚不清楚，可能发生于胎儿的第 3 个月，可能与神经组织过度生长或脑干发育不良及脑室系统-蛛网膜下隙之间脑脊液动力学紊乱有关。Arnold-Chiari 畸形的发病机制有不同观点，大致有以下三种学说：

(一)牵引学说

这是 Lichtenstein 最早于 1942 年提出，是以往最为流行的观点。其基本内容为有脊髓脊膜膨出的患者，由于脊髓固定在脊柱裂的椎管处，在生长发育过程中，脊髓不能正常上移，又因脊柱和脊髓之间增长速度不同，只能借助脑组织下牵移位来补偿，因而，产生Arnold-Chiari 畸形。但是，近年有人对缺损脊髓节段头端的各对脊神经走行方向进行了研究，结果发现邻近脊髓脊膜膨出处的脊神经走向呈异常角度，而相接连的脊神经走向正常，因此认为牵拉力只存在于脊髓脊膜膨出的几个节段内，故脊髓脊膜膨出不是 Arnold-Chiari畸形的原因。

(二)发生障碍学说

这是 List(1941)和 Russell(1949)提出的观点。Arnold-Chiari 畸形是延髓、小脑、脊髓、枕骨和脑的原发性畸形：①核团及纤维结构改变或发育不全；②神经组织过度生长，以致脑组织伸至颅后窝可利用的空隙；③脑桥弯曲形成过程中发生障碍。

(三)脑积水学说

Gardner 和 Goodhall 于 1950 年提出这一学说。Chiari 亦认为是婴儿脑积水向下压迫所致。

四、临床表现

(一)性别、年龄

女性多于男性。I 型多见于儿童及成人，II 型多见于婴儿，III 型常在新生儿期发病，IV型常于婴儿期发病。Saez(1976)报道 60 例 Arnold-Chiari 畸形，男性 22 例，女性 38 例，年龄 13～68 岁，平均 38 岁。

(二)病程

有人报道从出现症状到入院时间为 6 周至 30 年，平均 4.5 年。

(三)症状

本畸形最常见的症状为疼痛，一般为枕部、颈部和臂部疼痛，呈烧灼样放射性疼痛，少数为局部性疼痛，通常呈持续性疼痛，颈部活动时往往疼痛加重。其他症状有眩晕、耳鸣、复视、行走不稳及肌无力等。

(四)体征

常见的体征有下肢反射亢进和上肢肌肉萎缩。约 50%以上的患者有感觉障碍，上肢常有痛、温觉减退，而下肢则为本体感觉减退。眼球震颤常见，出现率为 43%。软腭无力伴呛咳者占 26.7%。视乳头水肿罕见，而有视乳头水肿者多同时伴有小脑或脑桥肿瘤。Saez(1976)根据其主要体征不同分为六型，各型表现如下。

1.枕骨大孔区受压型

占 38.3%，为颅椎结合处病变累及小脑、脑干下部和颈髓。表现为头痛、共济失调、眼球震颤、吞咽困难和运动无力，以及皮质脊髓束、脊髓丘脑束和背侧柱的症状。各种症状综合出现，很难确定哪一结构是主要受累者。

2.发作性颅内压力增高型

占21.7%，其突出的症状是用力时头痛，头痛发作时或头痛后伴有恶心、呕吐、视力模糊和眩晕。神经系统检查正常或仅有轻微和不太明确地定位体征。

3.脊髓中央部受损型

占20%，其症状体征主要归于颈髓内部或中央部病变。表现为肩胛区的痛觉分离性感觉障碍、节段性无力或长束症状，类似脊髓空洞症或髓内肿瘤的临床表现。

4.小脑型

占10%，主要表现为步态、躯干、肢体的共济失调，眼球震颤，口吃和皮质脊髓束征。

5.强直型

占67%，表现为强直状态，发作性尿失禁，肢体有中重度痉挛，下肢比上肢更明显。

6.球麻痹型

占35%，有后组脑神经功能单独受损的表现。Arnold-Chiari畸形Ⅰ型主要表现为枕骨大孔区受压综合征，即后组脑神经症状、小脑体征、颈神经及颈髓症、颅内压增高和脊髓空洞症等表现。Ⅱ型为出生后可有喂养困难、喘鸣、窒息，可合并精神发育迟缓、进行性脑积水、高颅内压及后组脑神经症状。

五、辅助检查

（一）腰穿

压力较低，压颈试验阳性，脑脊液蛋白含量增高，但很少超过1g/L。腰穿要慎用，尤以颅内高压型。

（二）气脑造影

小脑延髓池闭塞不充盈，小脑扁桃体向下超过枕骨大孔平面以下，表现为枕骨大孔下方呈圆形或三角形的软组织影，位于颈髓后面。

（三）颅椎平片

颅骨及颈椎平片可显示其合并的骨质畸形，如基底凹陷症、寰枕融合，脊柱裂，Klippel-Feil综合征等。

（四）脑室造影

对于有颅内压增高者应谨慎采用腰穿和气脑造影，以防止发生枕骨大孔疝急剧加重，导致呼吸骤停而死亡。术前为了解脑室系统梗阻情况可行脑室造影。脑室造影发现第四脑室下降时可考虑此病。

（五）椎动脉造影

小脑后下动脉向下呈弧形突出到枕骨大孔以下，即可诊断为本病。

（六）CT

Ⅰ型：CT可显示小脑扁桃体疝入到椎管内伴脑积水，表现为小脑扁桃体在椎管内的低密度影及脑积水征象。Ⅱ型：除Ⅰ型表现外，尚有颞骨岩部后部变平或凹陷，内耳道变短，枕骨大孔扩大，大脑镰发育不良或穿孔，四叠体与中脑呈鸟嘴状变形下移，颅后窝狭小，天幕孔扩大，小脑向幕上生长呈塔状。桥池与双脑桥小脑角池形成三峰状低密度影像。

（七）MRI

MRI为无创伤性检查，可清楚地显示颅后窝解剖结构，并能直接观察脊髓空洞。因此，特别适于诊断Arnold-Chiari畸形，与CT相配合可发现其他骨质畸形。

1.Ⅰ型

MRI诊断本病Ⅰ型主要依据小脑扁桃体疝入到椎管内。当小脑扁桃体低于枕骨大孔5mm以上即为病理状态。以正中矢状面T_1加权像最适于观察小脑扁桃体的位置及大小。

其 MRI 表现为：①颅底颈椎融合畸形，基底动脉受压(23%～50%)，颈椎与枕骨融合(1%～10%)，C_2、C_3 部分融合(18%)，Klippel-Feil 综合征(5%)，颈椎隐性脊柱裂(5%～7%)。②小脑扁桃体通过枕骨大孔向尾端延长(4%)，延长至 C_1 占 62%，延长至 C_2 占 25%，延长至颈 3 占 3%。③枕大池极小，常与硬膜、蛛网膜、扁桃体及脊髓粘连(41%)。④合并脊髓空洞症(20%～73%)。⑤合并脑积水(20%～44%)。

2. Ⅱ型

Arnold-Chiari 畸形Ⅱ型的本身 MRI 表现为：①脊髓向下方移位，上颈部神经根升至其出口水平；②脑干显著延长，延髓突入颈椎管；③小脑发育不良，并向尾端延长，通过枕骨大孔而抵达 C_1 椎弓上缘；④狭窄的小脑舌状突出，通过 C_1 椎环，从延髓背侧下移至 C_2 和 C_4 水平，甚至抵达胸髓上端；⑤位于颈部的第四脑室部分有不同程度的扩张，有时形成泪点状憩室，在上颈髓背侧突入延髓。

Ⅱ型合并其他神经系统的异常表现为：①颅骨与硬脑膜异常；颅顶骨内面凹陷(85%)。斜坡与颞骨岩部扇贝样改变(90%)，枕骨大孔增大及颅后窝增大，大脑镰部分缺失或穿孔(>90%)，天幕发育不良(95%)。②中脑与小脑异常：顶盖呈烧杯状(89%)，小脑呈塔状(43%)，脑干与环绕的小脑重叠(93%)，小脑缘前指(83%)。③脑室与脑池异常：第四脑室延长、下移、变扁(100%)，中间块增大(47%～90%)，透明隔阙如(50%)，侧脑室不对称性扩大，颅后窝脑池受压(100%)。④其他异常：脑脊膜膨出、脊髓空洞症、脊髓纵裂、灰质异位，小脑回(12%～29%)、大脑导水管狭窄、胼胝体阙如(12%～33%)及第四脑室囊肿等。

1987 年，Wolpert 根据延髓小脑下疝的程度将 Arnold-Chiari 畸形Ⅱ型分为三级：Ⅰ级为第四脑室和延髓没有降至枕骨大孔水平，只有小脑下蚓垂降至枕骨大孔；Ⅱ级为第四脑室降至枕骨大孔水平，位于下蚓垂的前方；Ⅲ级为延髓降至颈髓前方，形成"扭结""马刺"样重叠，"马刺"一般不伸至颈 4 水平以下。第四脑室下降超过枕骨大孔又可分为两个亚级：Ⅲa，第四脑室萎缩；Ⅲb，第四脑室扩大。

六、诊断与鉴别诊断

根据发病年龄、临床表现以及辅助检查，本畸形诊断一般不困难，尤其是 CT 或 MRI 的临床应用，使其诊断变得简单、准确、快速。本畸形需与小脑肿瘤、慢性颅后窝血肿、小脑脓肿等颅后窝占位性病变相鉴别。

七、治疗

(一)手术指征

1. 有梗阻性脑积水或颅内压增高者。

2. 有明显神经症状者，例如因脑干受压出现喉鸣、呼吸暂停、发绀发作、角弓反张、Horner 综合征，吞咽反射消失以及小脑功能障碍等。

(二)手术目的

手术治疗是为了解除枕骨大孔和上颈椎对小脑、延髓、第四脑室及该区其他神经结构的压迫，以及在可能的范围内分离枕骨大孔和上颈随的蛛网膜粘连，解除神经症状和脑积水。

(三)手术方式

手术方式包括枕下开颅上颈椎椎板切除减压或脑脊液分流术。有人认为成人Ⅰ型可行枕下减压术，而Ⅱ型仅做分流术即可。一般作颅后窝充分减压术，即广泛切除枕骨鳞部及第 1～3 颈椎椎板，切开硬膜并分离粘连，探查第四脑室正中孔。对于有梗阻性脑积水手术未能解除者，可行脑脊液分流术。

(四)手术疗效

手术治疗 Arnold-Chiari 畸形的疗效并不理想。小儿对手术耐受性差，术后并发症多、死亡率高。轻型手术疗效尚好，重型效差。有脑积水者，术后近期疗效较差，远期有一定效果。Saoz(1976)报道 60 例 Arnold-Chiari 畸形的手术治疗结果，无手术死亡。他将手术疗效分为 4 组，即：①症状消失；②症状改善；③无变化；④症状恶化。术后随访最长达 14 年，60 例中 65%有效，20%症状消失，45%症状改善，18.3%有进行性恶化。在发作性颅内压增高或小脑功能障碍的病例中，80%以上恢复良好。在枕骨大孔受压的患者中，65%症状改善。颈髓变粗 14 例者，5 例改善，4 例无变化，5 例症状恶化。脊髓塌陷者 3 例，其中 2 例改善，1 例无变化。脊髓切开置入引流芯者 5 例，其中 1 例改善，2 例无变化，2 例恶化。2 例在中央管上端放了栓塞物，术后均有改善。剩余 4 例仅作骨质和硬膜减压，1 例无改变；3 例恶化。手术疗效多在术后短期有效，不能持久，并且许多患者神经症状仍在进行。头痛多能获长期疗效，其后症状疗效改变依次为步态共济失调、膀胱功能障碍、视力模糊、吞咽困难，再次为颈和上肢疼痛、眼球震颤、感觉和运动障碍疗效最差。而脊髓中央部受损者，症状多在长时间内逐渐趋于恶化。有些学者提出早期手术可防止发生脊髓空洞症。不伴发脊髓空洞症比伴发脊髓空洞症的手术疗效要好得多。

第二节　胼胝体畸形

一、胼胝体发育不全或阙如

（一）发生学

胼胝体是大脑两半球间最主要的一大块有髓纤维的集合体，连接着两侧大脑半球，并形成侧脑室的顶。它是从原始终板发生的前脑连合之一。胚胎期 12～20 周胼胝体出现并由前向后发育，逐渐形成横贯大脑半球的胼胝体。胚胎 74 天时可在胚胎上见到最早的胼胝体纤维，至 115 天胼胝体在形态上成熟。在此期间胚胎的发育过程中，早期宫内感染、缺血等原因可使大脑前部发育失常而发生胼胝体缺失，晚期病变可使胼胝体压部发育不良。但Barkovich(1988)认为胼胝体发育不良是由于胼胝体形成的前驱阶段受损，并非发生于胼胝体形成期。胼胝体发育不良也有遗传基础。

（二）病理学

胼胝体发育不良或阙如(callosum corpus dysplasia or defect)自 1812 年 Rell 进行了尸解报告以来，Bull(1967)，Brun(1973)等也对其进行了详细描述。胼胝体发育不良可为完全或部分阙如。最常见的是胼胝体和海马连合完全性发育不良，而前连合得以保留。在胼胝体所保留的纤维束中，只有 Probst 束，这是向前后方向投射，不越过中线的纤维束。由于没有胼胝体纤维的约束力，第三脑室顶向背侧抬高，室间孔明显扩大，使第三脑室和侧脑室形成一个蝙蝠形囊腔。侧脑室后面向中间方向扩大。在胼胝体部分发育不全中，最常见的是压部缺失，但体部和嘴部的任何一部分均可受累。

胼胝体发育不全或缺失可合并其他脑发育畸形，包括异位症。大脑导水管狭窄、透明隔发育不良或缺失、穹隆阙如、蛛网膜囊肿、Chiari 畸形、Dandy-Walker 综合征、Aicardi综合征、小脑回、脑裂畸形、脑神经阙如、脑穿通畸形、脑积水、脑膨出、独眼畸形、嗅脑阙如、前脑无裂畸形、小头畸形、脑回过多症、视-膈发育不良、半球间裂囊肿、脑萎缩以及 13、14、15、18 三体病和胼胝体脂肪瘤等。

（三）临床表现

胼胝体发育不良大多数为散发性，原因不明。但也有在姐妹兄弟中发病者，家族发病者呈 X-性染色体连锁隐性发病。其临床表现与其合并的其他脑畸形有关，因为先天性胼胝体发育不全或阙如的本身一般不产生症状。在成人患者中，用复杂的心理测定检查方法，可发现两半球间的信息传递有轻微障碍。新生儿或婴幼儿可表现为球形头、眼距过宽或巨脑畸形。

多在怀疑脑积水行 CT 扫描检查时，才发现有胼胝体发育不良或阙如的特征性图像。可出现智力轻度低下或轻度视觉障碍或交叉触觉定位障碍。严重者可出现精神发育迟缓和癫痫。因脑积水可发生颅内压增高，婴儿常呈痉挛状态及锥体束征。X-性连锁遗传者的特点为出生后数小时有癫痫发作，并出现严重的发育迟缓。

（四）辅助检查

1. 颅骨平片

颅骨无变化或增大，前囟膨出或呈舟状颅畸形，平片不能诊断。

2. 气脑或脑室造影

气脑或脑室造影可以确诊，表现为特异性两侧侧脑室明显分离，侧脑室后角扩大，第三脑室背部延长，小脑延髓池扩大，并有其他脑畸形的表现。

3. 脑血管造影

脑血管造影表现为：①大脑前动脉正常曲度消失、下移，然后屈曲迂回或呈放射状分支；②大脑中动脉正常或稍有上抬；③大脑内静脉及大脑大静脉变直或向上向后移位；④丘纹静脉和大脑内静脉分别重叠：⑤两侧大脑内静脉侧移位，离开中线；⑥大脑内静脉和下矢状窦之间距离变短；⑦胼周静脉和大脑内静脉距离变短。

4. CT

CT 表现为两侧脑室分离，第三脑室扩大、上移并向前延伸。冠状扫描可清楚地显示侧脑室前角呈人字形分离和扩大、第三脑室上移。

5. MRI

MRI 是目前诊断胼胝体发育不良或阙如的首选方法，表现如下。

(1)胼胝体全部或部分阙如。

(2)海马回、前联合或后联合全部或部分阙如。

(3)额回小，双额角分离，伴内侧凹陷，外侧面变尖。

(4)孟氏孔外侧延长。

(5)第三脑室增大并上抬。

(6)侧脑室体部增大变圆。

(7)侧脑室内侧壁分离，形成一个向前开放的角。

(8)脑沟沿脑室内壁呈放射状排列，顶枕裂与矩状裂不会聚，内侧裂与狭窄的半球下缘垂直。

(9)异常的矢状方向走行的胼胝体带，形成侧脑室体部与额角的内侧壁。

(10)大脑皮质形成异常，包括无脑回、巨脑回、多发小脑回及灰质异位症等。

(11)海马回形成异常伴开放扩张形颞角。

(12)完全交通性或多发分叶状半球间裂。

(13)胼周动脉与大脑内静脉因第三脑室上抬而向两侧分离。

（五）诊断

胼胝体发育不全或阙如单靠症状和体征难以诊断，气脑造影和 CT 扫描也只能靠第三脑室和侧脑室的形态间接判断。MRI 使其诊断变得清楚而容易。诊断时应注意发现是否合并有其他脑部畸形。

（六）治疗

有症状者可行对症治疗，有脑积水者可行分流术，目前无特殊治疗方法。

二、胼胝体脂肪瘤

脂肪瘤(lipoma)又称血管肌肉脂肪瘤，一般认为颅内脂肪瘤是先天性缺陷疾病。严格地说，颅内脂肪瘤不是真正的肿瘤而是异位的畸形病变，为颅内间叶组织发育障碍，实际上是一种错构瘤。Willis(1948)将它描述为多余的肿瘤样结构，由不适当的组织混合组成。脂肪瘤常伴有其他的发育障碍，例如胼胝体脂肪瘤常有胼胝体发育不全，肿瘤以脂肪为主，当伴发大量血管和纤维组织的增生时，有时还有肌肉和骨性组织等其他类型的间叶组织存在；无新生物的生物学特性。

(一)历史回顾

1956年Rokitansky最早报道首例胼胝体脂肪瘤的尸解报告，以后人们对颅内脂肪瘤的尸解有陆续报道，1939年Sosman报道首次生前诊断的胼胝体脂肪瘤，以后他对X线诊断本病进行了报告，1975年New和Scott首次描述了胼胝体脂肪瘤的CT表现，从此人们对本病有了进一步的认识。

(二)发生率

脂肪瘤临床上十分罕见，除胼胝体脂肪瘤外，大多数的颅内脂肪瘤通常是在尸体解剖时偶然发现。大宗尸解报告中颅内脂肪瘤的发现率为0.08%～0.64%。国外文献中报道颅内脂肪瘤占脑肿瘤的0.09%～0.37%，占先天性脑肿瘤的0.3%～3%。国内文献报道占脑肿瘤的0.01%～0.2%。综合国内外26组颅内肿瘤资料，计88421例，先天性脑肿瘤6802例，颅内脂肪瘤34例，占颅内肿瘤的0.0385%，占先天性脑肿瘤的0.5%。近年来CT检查的普及，颅内脂肪瘤的意外发现增加，Faerber和Wolport报告的6125例CT扫描中，发现5例脂肪瘤，占0.08%；Kazner的40000人次的CT扫描中，发现14例，占0.035%。自Rokitansky于1856年首次报道至1992年，文献中记载不足200例。

(三)发病机制

颅内脂肪瘤的发病机制目前尚不能肯定。关于其发病机制有以下几种观点：①颅内脂肪瘤为类似于错构瘤的先天性肿瘤，系脂肪发育过程中组织异位畸形，并随着人体发育而生长形成，多数学者支持这一观点。颅内脂肪瘤常伴有神经管发育不全的畸形，支持上述观点。②并存的畸形不是颅内脂肪瘤的发生原因，二者之间存在着遗传因素，颅内脂肪瘤是与遗传有关的蛛网膜异常分化形成的。③颅内脂肪瘤是结缔组织中脂肪组织、神经胶质脂肪变性而形成的。总之，其发生机制有待于进一步研究。

(四)病理

脂肪瘤多位于软脑膜下或脑池内，界限不清，借助大量纤维和血管与神经组织交织在一起。胼胝体脂肪瘤可为一薄层。弥漫地覆盖在胼胝体上或纵卧于胼胝体的大脑正中裂内，组织学检查以完全分化成熟的脂肪细胞为主，亦有胎性脂肪组织，细胞内可有泡沫状粉染物质，不易见到细胞核，大小不一，没有恶性征象。常伴有其他结构，例如大量纤维组织和血管。血管的大小不一，排列较紊乱，可见管壁增厚，平滑肌增大，纤维组织内可有大量胶原纤维形成束带状。血管周围的间叶细胞增大堆积。有些尚含有横纹肌、骨和骨髓组织等。

(五)临床表现

1.年龄与性别

本病可发生在任何年龄，以青少年发病最多见，50%以上发病年龄在30岁以下，文献中年龄最小者为3天，最大者为91岁。男女之比为2∶1。

2.发生部位

颅内脂肪瘤好发于神经系统不同部位相连处，含有丰富蛛网膜的部位，多见于中线部位或中线旁部位。最常见的部位是胼胝体，占28%～50%，其次为基底池或灰白结节、四叠体板，脑外侧各部及大脑凸部少见；位于岛叶者极为罕见，文献中迄今仅有3例记载。Hatashita于1983年首先报道第1例岛叶脂肪瘤。Kreiner(1935)复习文献和根据自己的观察，指出颅内脂肪瘤的好发部位依次是环池、四叠体区、视交叉池及漏斗部、脚间池、外侧裂池、桥小脑角池、小脑延髓池、侧脑室和第三脑室的脉络膜、胼胝体池。

3.症状与体征

颅内脂肪瘤多数很小，多在 2cm 以下，并且常在尸检或 CT 扫描时偶然发现。本病症状进展缓慢，病程较长，可达 10 年以上，偶可症状自行缓解。当脂肪瘤位于脑非重要功能区时一般不出现神经系统症状和体征。但 Kazner 报道 14 例患者，10 例有肿瘤引起的神经性症状。颅内脂肪瘤的临床表现缺乏特异性症状及体征。约 10%～50% 患者无症状。

(1)癫痫：这是颅内脂肪瘤最常见的症状，约占 50%，可为各种类型癫痫，但以大发作为主。其癫痫发作可能与肿瘤邻近结构出现胶样变性刺激脑组织或脂肪瘤包膜中致密的纤维组织浸润到周围神经组织，形成兴奋灶有关；也可能与胼胝体发育不良或脂肪瘤本身有关。Kazner(1980)报道的 3 例患者均有癫痫，其中 2 例为大发作，1 例为精神运动性发作伴头痛。孙四方(1989)报道的 3 例胼胝体脂肪瘤均有癫痫，其中 1 例为大发作，2 例为小发作，以后发展成大发作，发作前常有幻觉。

(2)脑定位征：颅内脂肪瘤很少引起脑定位征，有时可压迫周围结构而出现相应的定位体征。如胼胝体脂肪瘤压迫下丘脑，出现低血钠、肥胖性生殖无能等间脑损害表现；桥小脑角脂肪瘤可出现耳鸣、听力下降、眩晕、三叉神经痛、眼球震颤、共济失调等；鞍区脂肪瘤可引起内分泌紊乱及视力、视野改变等。延髓颈髓背侧脂肪瘤可表现为肢体麻木无力，延髓麻痹，量进行性加重，伴胸背肩颈枕一过性疼痛发作，大小便功能障碍，四肢肌张力增高，肌力下降，双侧病理征阳性；侧裂池或岛叶脂肪瘤可出现钩回发作、肢体无力等。

(3)颅内压增高症：脑室脉络丛脂肪瘤，可阻塞室间孔引起脑脊液循环受阻或四叠体区脂肪瘤压迫中脑导水管引起梗阻性脑积水而发生颅内压增高，如头痛、呕吐、视盘水肿等。

(4)其他症状：约 20% 的患者有不同程度的精神障碍，甚至痴呆，可能是由于肿瘤累及双侧额叶所致，表现为淡漠、反应迟钝、无欲、记忆力下降、小便失禁等。胼胝体脂肪瘤精神障碍可达 20%～40%，轻瘫占 17%，头痛占 16%。

(5)伴发畸形：本病常伴发神经管发育不全的其他畸形，以胼胝体脂肪瘤最多见，48%～50% 的胼胝体脂肪瘤伴有胼胝体发育不全或阙如。其他常见的畸形有透明隔缺失、脊柱裂、脊膜膨出、颅骨发育不全(额、顶骨缺损)、小脑蚓部发育不全等。少见的畸形有漏斗胸、硬腭高弓、心隔缺失、唇裂、皮下脂肪瘤或纤维瘤等。

(六)辅助检查

1.颅骨平片

典型的胼胝体脂肪瘤 X 线平片可见中线结构处"酒杯状"或"贝壳状"钙化影，这一典型征象可作为诊断颅内脂肪瘤的确诊依据。桥小脑角脂肪瘤有时可有内听道扩大及岩骨嵴缺损等。其 X 线断层片能清楚地显示脂肪瘤局部 X 线透过较多的透亮区。同时颅骨平片尚可显示合并的颅脑畸形，如颅骨发育不全、骨缺损等。

2.脑血管造影

颈内动脉造影时，胼胝体脂肪瘤可呈现大脑前动脉迂曲扩张，有时两侧大脑前动脉合二为一，胼缘动脉、胼周动脉也相应扩张，供应脂肪瘤的许多小分支成平行网状，大脑前动脉、胼缘动脉常被肿瘤包裹。桥小脑角脂肪瘤，在脑血管造影上可见小脑前下动脉及其分支迂曲扩张。脑血管造影还可同时显示并存畸形，如胼胝体发育不全、脑积水及静脉引流异常等。

3.CT 检查

脂肪瘤的 CT 表现为圆形、类圆形或不规则形的低密度区，CT 值为 -10～-110Hu。其边缘清楚，低密度灶周围可有层状钙化。强化后低密度区不增强，CT 值无明显增加。低密度区直径多在 2cm 左右。冠状扫描钙化层显示更清楚。钙化灶以胼胝体脂肪瘤多见，其他部位的脂肪瘤钙化少见。有时亦可发现多发性脂肪瘤，特别是在侧脑室脉络丛附近，25% 的胼胝体脂肪瘤患者在脉络丛可见第二个脂肪瘤。Nabawi 报道的 5 例胼胝体脂肪瘤有 1 例合并双侧脉络丛脂肪瘤。Kriener 研究的 5 例胼胝体脂肪瘤，合并有侧脑室脉络丛小肿瘤；孙四方(1989)的 3 例胼胝体脂肪瘤亦有 1 例双侧侧脑室三角部脉络丛脂肪瘤。脂肪瘤的 CT 其他表现包括胼胝体发育不良、侧脑室分离、侧脑室脉络丛肿瘤等。

4.MRI

MRI 是目前诊断脂肪瘤最好的方法。T_1 加权像及 T_2 加权像上均呈高信号，脂肪瘤壁上的钙化有时呈无信号影。

大脑半球间裂（胼胝体）脂肪瘤的 MRI 显示：①位于中线几乎对称的脂肪肿块，占据半球间裂的局部区域，通常在胼胝体附近；②在胼胝体压部周围示不同程度的延展，经脉络裂到脉络丛，沿大脑裂分布；③37%～50%同时伴有胼胝体发育不良；④11%同时伴有皮下脂肪瘤；⑤包围半球间动脉使其形成梭状扩张；⑥脂肪瘤外周壳状钙化或其中含致密骨。

（七）诊断与鉴别诊断

由于颅内脂肪瘤临床上没有特异性表现，单靠其表现诊断十分困难。对于长期癫痫发作合并智力障碍的患者，应行神经放射学检查。根据其好发部位，CT 上脂肪样低密度区及 MRI 上 T_1 及 T_2 加权像均为高信号，诊断多能确立。

本病尚需要与皮样囊肿、表皮样囊肿、畸胎瘤、蛛网膜囊肿、慢性血肿、颅咽管瘤、胼胝体胶质瘤等相鉴别。皮样囊肿、表皮样囊肿、蛛网膜囊肿均表现为 CT 无强化的低密度区，但 MRI 上 T_1 加权像为低信号，与脂肪瘤表现不同。上皮样囊肿的 MRI 表现与脂肪瘤均为 T_1 及 T_2 加权像高信号，但前者多有岩骨嵴骨质破坏，CT 扫描可发现。畸胎瘤 CT 表现为不均匀的囊性肿物，其肿瘤直径多在 2.5cm 以上。

（八）治疗

对于无症状的脂肪瘤一般不需要治疗。由于其生长缓慢、病程较长，多数人不主张直接手术治疗，对有头痛和癫痫者可给予对症治疗。不主张直接手术的理由有：①脂肪瘤组织中含有丰富的血管，弥散分布着致密的纤维组织，其胶质性包膜与周围脑组织粘连紧密，即使采用显微手术，也难以分离出肿瘤，不能达到全切除的目的；②颅内脂肪瘤所表现出的非特异性症状、体征，并非是脂肪瘤本身引起的，多为伴发的其他畸形引起，肿瘤切除后，不能圆满地改善症状；③颅内脂肪瘤生长缓慢，几乎不形成致命性颅内压升高。只有极少数患者有直接手术的指征，如引起梗阻性脑积水者、鞍区脂肪瘤引起视力、视野损害者、桥小脑角脂肪瘤引起耳鸣、耳聋者可考虑直接手术。合并脑积水者亦可以单行脑脊液分流术，解除颅内高压，缓解症状。胼胝体脂肪瘤完全切除十分困难，因为瘤内富含血管及致密纤维组织，后者覆盖胼周动脉及其分支上，而且大脑前动脉常常包裹在肿瘤内，囊壁与周围脑组织粘连，即使显微手术也难以保护这些血管，因此，多数情况下只能行肿瘤部分切除术。

（九）预后

文献中报告的手术疗效不能令人满意，大约半数患者术后仍有癫痫发作，甚至有人认为手术不能改善癫痫症状。Tahmouresie(1979)报道的 21 例脂肪瘤手术患者，10 例死亡，4 例无变化，1 例有严重神经功能缺失，仅 5 例术后有改善。孙四方(1989)报道 3 例经手术治疗胼胝体脂肪瘤，1 例术后癫痫无改善且遗有左侧轻偏瘫，1 例术后无变化，1 例术后癫痫不再发作并恢复原工作。Hatashita(1983)报道 1 例岛叶脂肪瘤经手术部分切除，术后患者恢复良好。由于脂肪瘤多数患者不出现致命性颅内压增高及致命性占位病变效应，故多数不必手术治疗。

第三节　Dandy-Walker 畸形

一、命名与历史

Dandy-Walker 畸形(Dandy-Walker malformation)又称 Dandy-Walker 囊肿，先天性四脑室正中、外侧孔闭锁或 Dandy-Walker 综合征。

1914 年，Dandy 首先报道 1 例尸解报告，发现颅后窝有一巨大四脑室并形成囊肿，脉络丛在囊内，正中孔和外侧孔闭锁，脑室系统扩大，小脑两半球分离。1917 年，Dandy 又报告同样的 1 例。1921 年，Dandy 指出第四脑室正中孔，外侧孔发育不良是引起本病的主要原因。1942 年，Taggart 和 Walker 报道 3 例先天性四脑室正中孔和外侧孔闭锁，支持 Dandy 阐明的发病机制。1954 年，Benda 报告 6 例，首先用本病的第一个报道者 Dandy 和其积极支持者 Walker 为本病命名。1972 年，Hart 将其正式命名为 Dandy-Walker 综合征。1982 年，French 综合各学者对本病的起因研究，归纳为四点：①胚胎时期四脑室出孔闭锁；②胚胎时期小脑蚓部融合不良；③胚胎时期神经管闭合不全，形成神经管裂；④脑脊液流体动力学的变化。

二、病因学与发生机制

关于 Dandy-Walker 畸形的病因仍有争议，一般认为是胚胎发生异常所致，即第四脑室正中孔、外侧孔发生闭锁为其主要原因。以往认为是第四脑室正中孔和外侧孔的闭锁阻断了脑脊液从第四脑室到蛛网膜下隙的循环，致使囊肿形成并长大。但是，仅部分 Dandy-Walker 畸形患儿有正中孔和外侧孔的闭锁，另一些患儿则无闭锁。而且，因宫内反应性胶质细胞增生而引起正中孔或外侧孔缩窄的病儿，并不产生典型的 Dandy-Walker 畸形的病理表现。这些病例表现为广泛性脑室扩张，而无囊肿形成或无小脑蚓部发育不全。文献中报告 300 例，仅有 6 例有家族史，故可认为本病为非遗传性疾病。关于 Dandy-Walker 畸形的发病机制，目前认为是在第四脑室正中孔形成以前起始的。推测是由于来自菱脑顶部的斜形唇不能完全分化，来自翼板的斜形唇的神经细胞不能进行正常增殖和移行，造成小脑蚓部发育不全和下橄榄核的异位。

三、病理学

Dandy-Walker 畸形的病理学改变以第四脑室和小脑发育畸形为特点，患儿均有第四脑室的囊样扩张，而其他脑室也可能有某种程度的扩张，但侧脑室的扩张程度与第四脑室囊肿的大小不成比例。仅 25% Dandy-Walker 畸形患儿小脑蚓部完全不发育，但显微镜检查在囊肿壁上可发现小脑组织。其余 75%患儿仅为后蚓部发育不全，前蚓部仍存留附在小脑幕上。第四脑室囊肿的大小与蚓部发育不全的程度不成比例。

第四脑室囊肿的壁包括由室管膜组成的内层和由软脑膜与蛛网膜组成的外层。内外两层之间往往可发现小脑组织。第四脑室正中孔大多是闭锁的。但并不是所有患儿都是如此，50%患儿一侧或两侧的外侧孔仍然开放。

50%以上的 Dandy-Walker 畸形患儿伴有其他脑部畸形，包括脑回结构异常、脑组织异位、中线结构发育不良（胼胝体、前连合、扣带回、下橄榄、脉络丛及大脑导水管发育不良等）、半球间裂囊肿。还有中线先天性肿瘤和脂肪瘤、畸胎瘤等，其中以胼胝体发育不良最常见（7.5%～17%）。还可伴有全身其他畸形，合并骨骼畸形者占 25%以上，包括多指、并指、颅裂、Klippel-Feil 综合征等。面部血管瘤占 10%。心脑血管异常为房室间隔缺损、动脉导管未闭、脑血管畸形、主动脉狭窄和右位心等。

四、临床表现

Dandy-Walker 畸形是脑积水的病因之一。本病很少见，约占所有脑积水的 2%～4%。本病多见于婴幼儿，生后即发现头大畸形，生后 2 个月即可发病。80%病例可在 1 岁以前得到诊断，约 17.5%在 3 岁以后甚至成年才得到诊断，文献中最大的一例是 59 岁。本病女性稍多于男性，占 53.5%～65%。其临床症状、体征包括：

（一）颅内压增高
表现为患儿兴奋性增强、头痛、呕吐等。

(二)脑积水征

头围增大、颅缝裂开、前囟扩大隆起，头颅扩大以前后径长为特点，即颅后窝扩大。

(三)小脑症状

步态不稳、共济失调、眼球震颤。

(四)其他

运动发育迟缓、展神经麻痹、智力低下、头部不能竖起、坐立困难、痉挛性瘫痪、癫痫发作。严重者可出现痉挛状态，双侧病理征阳性，还可压迫延髓呼吸中枢，导致呼吸衰竭而死亡。

五、辅助检查

(一)颅骨透光试验

颅骨透光试验适用于1岁以内的患儿。透光试验阳性，并有异常表现，透光区呈三角形，其侧部相当于小脑幕的附着处，尖端向上。

(二)颅骨X线平片

颅骨X线平片具有诊断价值。侧位片上可见颅后窝扩大、颅骨变薄、骨缝分离、蝶鞍扩大、颅骨周围距离比例小于6(即鼻根点到枕外粗隆距离与枕外粗隆到枕骨大孔后唇距离之比小于6，正常等于6左右)、窦汇抬高。

(三)放射性核素扫描

静脉法造影时在后前位观可见窦汇抬高，在中心处可见模糊黑团，称为Dandy-Walker独眼征。上矢状窦与两侧横窦形成的窦汇角呈倒Y字形，平均角度为110°，范围在88°～117°；而正常情况下呈倒T字形，平均角度162，范围135°～182°。脑室法造影扫描时，可见放射性核素充满囊肿，不充填蛛网膜下隙。

(四)脑室造影

脑室造影可见第四脑室明显呈囊状扩张，脑室系统对称性扩大，中线结构无侧移位，双侧脑室后角向上抬高，有时第四脑室极度扩张，可至枕骨内板向下突入椎管之内。

(五)CT

颅后窝大部分为脑脊液密度囊肿所占据，脑干前移，小脑半球分离，所见很小，被推向前外侧且移位，蚓部萎缩和消失，两侧侧脑室及第三脑室对称性扩大。还可发现其他合并畸形。

(六)MRI

Dandy-Walker畸形的MRI表现包括：

1.巨脑症伴脑积水。

2.颅后窝扩张，伴舟状脑及岩锥压迫性侵蚀。

3.天幕超过人字缝，伴有天幕切迹加宽，近于垂直。

4.小脑下蚓部阙如。

5.小脑后部的中间隔尚存在，为变异型Dandy-Walker畸形。

6.小脑半球发育不良；小脑上蚓部向上向前移位，进入天幕切迹。

7.小脑后部的中间隔阙如，为真正的Dandy-Walker畸形。

8.气球状第四脑室突入小脑后方的囊腔内，使小脑半球向前侧方移位，并压迫岩锥。

六、诊断与鉴别诊断

(一)诊断

本病的诊断以往主要依靠脑室造影，现在CT或MRI的应用使其诊断变得简单而又准确。典型的Dandy-Walker畸形的诊断标准为：

1. 第四脑室极度扩张或颅后窝巨大囊肿并与第四脑室交通。

2. 小脑蚓部与第四脑室顶部发育不良。

3. 合并脑积水。

变异型 Dandy-Walker 畸形为一种轻型的后脑畸形，其诊断标准为：

(1)第四脑室上部与小脑上蚓部相对正常，可见袋状憩室从下髓帆发出，其大小及形态不一。

(2)小脑溪加宽，下蚓部发育不全。

(3)一般无脑积水。

(二)鉴别诊断

本病主要需与颅后窝蛛网膜囊肿相鉴别。颅后窝蛛网膜囊肿与 Dandy-Walker 畸形的区别为：

1. CT 扫描示颅后窝有界限明确的低密度影，囊肿不与第四脑室相通，第四脑室可因受压而变形、移位，脑积水不如 Dandy-Walker 畸形明显。

2. 脑室造影示第四脑室不扩大，但可变形和移位。

3. 放射性核素静脉法扫描示窦汇不抬高。上矢状窦与两侧横窦交叉后，图像为倒 T 字形；脑室法扫描通常囊肿和蛛网膜下隙均填充有放射性核素。

4. 头颅 X 线平片示颅后窝不扩大，颅骨周围比例等于 6。

5. MRI 示窦汇与人字缝的关系正常，不发生逆转。

七、治疗与预后

主要为手术治疗，手术目的是控制颅内压增高，切除囊肿并在第四脑室和蛛网膜下隙之间建立交通。囊肿压迫去除后，症状立即得到缓解，但脑积水还会复发，并且 2/3 的患儿需要做脑脊液分流术。本病的手术方式概括起来有三种，即囊肿切除术、脑脊液或囊肿分流术以及囊肿切除加分流术。以往手术方法多采取侧脑室分流术或囊肿切除术，但问题并未得到很好的解决，术后容易复发，死亡率达 40%～50%。

最早 Dandy 等采用颅后窝减压囊肿彻底切除术，以打通脑室与蛛网膜下隙的通道，但失败率为 75%，且有 10% 的死亡率，原因为术后再度粘连及患儿对手术耐受差，且婴幼儿蛛网膜下隙未发育完全。1944 年，Walker 首次为 1 例 21 岁女性患者做颅后窝囊肿切除，8 个月后痊愈并恢复工作。1982 年，French 综合文献中 51 例行囊肿切除术者，死亡率达 11%，且只适用于大儿童或成人中、轻症患者。其后，不少学者采用侧脑室或囊肿分流术，也有人对晚期脑室极度扩张者行第三脑室造瘘术。1975 年，Udvarlzelyi 提出 3 岁以下者行分流术，3 岁以上者可先行囊肿切除术。1979 年，James 总结了 10 例手术治疗经验，6 例行脑室引流术，3 例行囊肿切除术，1 例行侧脑室及囊肿联合双分流术。结果 3 例颅后窝手术者，有 2 例在 1 月内复发，需作脑室分流术；6 例作脑室分流术者，术后有多次症状复发，最后行双分流术，症状很快消失。10 例中，有 4 例术后 2 周至 2 年死亡。死亡原因为分流装置故障 1 例，感染 2 例，侧脑室分流术后导致颅后窝囊肿上疝 1 例。存活者经追踪观察，除 4 例智力迟钝外，余良好。最后 James 指出，侧脑室囊肿双分流术是可取的，此法使颅后窝囊肿与幕上侧脑室同时得到减压，避免了单独侧脑室分流术导致小脑幕上疝的危险。1981 年，Samaya 报告 23 例，死亡 7 例，12 例做过 2 次以上手术，22 例作过分流术，8 例作过囊肿切除术。死亡 7 例中有 4 例为做过囊肿切除术。1985 年，Serlow 报道 7 例，其中 6 例做脑室和囊肿分流术，即双分流术，无死亡发生。为避免发生气体栓塞，宜用脑室-腹腔分流术。

第十章　功能性疾病

第一节　重症肌无力

重症肌无力(MG)是一种神经,肌肉接头处突触后膜上因乙酰胆碱受体(AChR)减少而出现传递障碍的自身免疫性疾病。临床上主要表现为骨骼肌无力,具有晨轻暮重或易疲劳性的特点。

一、病因

病因及自身免疫触发机制不详,因为80%MG患者存在胸腺异常,因此可能与胸腺的病毒感染有关。感冒、情绪激动、过劳、月经来潮、使用麻醉、镇静药物、分娩、手术等常使病情复发或加重。

二、发病机制

发病机制与自身免疫反应有关,证据包括:

1. 自身免疫攻击的靶是神经肌肉接头处突触后膜上的AChR,并有其相应的乙酰胆碱受体抗体和被AChR致敏的T细胞及AChRAb的B细胞。临床上约85%患者血清中也可以测到抗AChRAb,但抗体浓度与病情严重度不一定平行一致。

2. 已经从MG患者骨骼肌中提取和纯化出AChR,其分子结构、氨基酸序列等均已搞清。

3. 用AChRAb或特异性自身免疫性T细胞可做被动转移,包括由MG患者向动物或动物相互间转移。

4. 用从电鳗的器官提取并经纯化的AChR作为抗原与佐剂相混合,免疫接种于兔、猴、鼠等,可造成实验性自身免疫性重症肌无力模型,并在动物的血清中测到AChRAb。

5. 采用激素、免疫抑制剂等治疗可以使疾病缓解。

MG与胸腺的关系最为密切,约75%病例伴有胸腺增生,并出现淋巴细胞生发中心,15%病例伴有胸腺瘤。对胸腺的病理研究表明,胸腺内存在肌样上皮细胞,其表面表达类似骨骼肌神经肌肉接头处的AChR。

推测这种受体是在特定的遗传素质和病毒感染作用下而产生,机体免疫系统对其发生致敏,产生针对AChR的抗体。这种抗体与骨骼肌神经肌肉接头处的AChR发生交叉免疫反应(分子模拟),在补体参与下,破坏突触后膜,导致突触后膜溶解破坏等一系列形态学改变,从而导致神经传导障碍,引起肌无力症状。

此外,MG患者有时也可合并其他自身免疫性疾病如格林巴利综合征、多发性硬化、Graves病等。部分患者可检测到抗核抗体、抗DsDNA抗体、抗甲状腺细胞抗体、抗胃壁细胞抗体等自身抗体。

三、病理

受累骨骼肌的肌纤维间小血管周围可见淋巴细胞浸润。急性和严重病例中,肌纤维有散在灶性坏死,并有多核细胞和巨噬细胞浸润。部分肌纤维萎缩、肌核密集,呈视神经支配性改变。晚期病例,可见骨骼肌萎缩,细胞内脂肪性变。电镜检查见终板的突触前神经末梢中的囊泡数目和直径均无改变,但突触间隙变宽,突触后膜的皱褶变浅变少,所以突触后膜的面积和AChR数量减少。

四、分型

目前常用改良的 Osserman 分型，主要依据受累肌群、病程及治疗反应等，此分型不能反映肌群受累的严重程度，而只能反映肌群的选择性。

（一）Ⅰ型（眼肌型）

单纯眼外肌受累，但无其他肌群受累之临床和电生理所见。对肾上腺糖皮质激素治疗反应佳，预后佳。

（二）Ⅱ型（全身型）

有一组以上肌群受累，主要累及四肢，药物治疗反应好，预后好。

（三）ⅡA型（轻度全身型）

四肢肌群轻度受累常伴眼外肌受累，一般无咀嚼、吞咽、构音困难。对药物治疗反应及预后一般。

（四）ⅡB型（中度全身型）

四肢肌群中度受累常伴眼外肌受累，一般有咀嚼、吞咽、构音困难。对药物治疗反应及预后一般。

（五）Ⅲ型（重度激进型）

急性起病，进展较快，多于起病数周或数月内出现延髓性麻痹，常伴眼肌受累，多于半年内出现呼吸肌麻痹。对药物治疗反应差，预后差。

（六）Ⅳ型（迟发重症型）

潜隐性起病，进展较慢。多于2年内逐渐由Ⅰ、ⅡA、ⅡB型发展到延髓性麻痹和呼吸肌麻痹。对药物治疗反应差，预后差。

（七）Ⅴ型（肌萎缩型）

指重症肌无力病人于起病后半年即出现肌萎缩者。因长期肌无力而出现失用性、继发性肌肉萎缩者不属此型。

五、临床表现

本病见于任何年龄，多在30岁以前发病，女性多见。多数起病隐袭。临床主要表现是骨骼肌的易疲劳性和肌无力，突出特点为活动后加重、休息后减轻，即呈现晨轻暮重现象。查体可见受累肌群力弱，疲劳试验阳性，应用胆碱酯酶抑制剂后症状缓解。

最常受累的肌群为眼外肌，可表现为眼睑下垂，眼球活动障碍、复视，严重者眼球固定。在疾病早期，特别是儿童，可出现交替性眼外肌受累的表现，即先一侧眼睑下垂，几周后另一侧眼睑下垂，而原来一侧的睑下垂消失。面部表情肌受累表现为苦笑面容，甚至面具样面容。

四肢肌群以近端受累为重，表现为活动久后抬上肢梳头困难，骑自行车刚开始时能上车，但骑片刻后下车困难而跌倒于地，或走一段路后上台阶或上公共汽车困难。咀嚼、吞咽肌群受累可表现为在吃饭时，尤其在进干食时咀嚼费力，用餐时间延长；说话久后构音不清；吞咽可有困难，甚至呛咳。呼吸肌群，早期表现为用力活动后气短，重时静坐也觉气短、发绀，甚至需要呼吸机辅助呼吸。

应该强调的是，全身所有骨骼肌均可受累，但受累肌肉的分布因人因时而异，不是所有患者均先从眼肌受累开始，也有先从呼吸肌无力发病者。

当病情加重或治疗不当，导致呼吸肌无力或麻痹而致严重呼吸困难时，称为重症肌无力危象。分为3种：

（一）肌无力危象

由各种诱因和药物减量诱发。应用胆碱酯酶抑制剂后危象减轻。

（二）胆碱能危象

多在胆碱酯酶抑制剂用量过大所致，除呼吸困难表现外，尚有毒碱样中毒症状(呕吐、腹痛、腹泻、瞳孔缩小、多汗、流涎、气管分泌物增多、心率变慢等)，烟碱样中毒症状(肌肉震颤、痉挛和紧缩感等)以及中枢神经症状(焦虑、失眠、精神错乱、意识不清抽搐、昏迷等)。

（三）反拗性危象

不能用停药或加大药量改善症状者，多在长期较大剂量用药后发生。

上述三种危象可用以下方法鉴别：

1.腾喜龙试验

因 20 分钟后作用基本消失，使用较安全。将腾喜龙 10mg 溶于 10mL 生理盐水中，先静注 2mg，无不适时再注射 8mg，半分钟注完。若为肌无力危象，则呼吸肌无力于 0.5～1 分钟内好转，4～5 分钟后又复无力。若为胆碱能危象，则会有暂时性加重伴肌束震颤。若为反拗性危象，则无反应。

2.阿托品试验

以 0.5～1.0mg 静注，症状恶化，为肌无力危象，反之属胆碱能危象。

3.肌电图检查

肌无力危象动作电位明显减少波幅降低，胆碱能危象有大量密集动作电位，反拗性危象注射腾喜龙后肌电无明显变化。

六、辅助检查

（一）药理学试验

1.新斯的明试验

(1)药物用量及用法：甲基硫酸新斯的明 1.0～1.5mg，肌肉注射。儿童剂量酌减(10～12 岁：2/3 成人量；7～9 岁：1/2 成人量；3～6 岁：1/3 成人量；<3 岁：1/4 成人量)。为消除其 M-胆碱系不良反应，可同时注射阿托品 0.5～1.0mg。

(2)观察指标及时间：按患者受累肌群作多项观察。观察指标为外展内收露白(mm)，睑裂大小(mm)、上睑疲劳试验(秒)、上肢疲劳试验(秒)、下肢疲劳试验(秒)、复视评分，左右侧分别记分。每项指标在用药前及用药后每 10 分钟测定一次，记录此时与用药前数据的差值。试验结束后，每项求出注射后 6 次记录值的均值。

(4)注意事项：①餐后 2 小时行此试验；②有支气管哮喘和心律紊乱者慎用；③服用胆碱酯酶抑制剂者，应在服药 2 小时后行此实验；④晚期、严重病例，可因神经肌肉接头处突触后膜上乙酰胆碱受体破坏过重而致实验结果阴性。

2.腾喜龙试验

适用于病情危重、有延髓性麻痹或肌无力危象者。用腾喜龙 10mg 溶于 10mL 生理盐水中缓慢静脉注射，至 2mg 后稍停，若无反应可注射 8mg。症状改善者可确诊。

（二）电生理检查

1.神经重复电刺激检查

正常人低频重复电刺激(小于 5Hz)，其波幅或面积衰减不应超过 5%～L_5%，高频重复电刺激(大于 10Hz)时其衰减不应超过 30%。若低频重复电刺激波幅递减超过 15%以上为阳性。检测的阳性率因 MG 型别不同而异：Ⅰ型为 17.2%，ⅡA 型 85.1%，ⅡB 型 100%。应该注意服用胆碱酯酶抑制剂者，应停药 6～8 小时以上再进行检查。

2.单纤维肌电图检查

正常人颤抖为 15～20 微秒，若超过 55 微秒为颤抖增宽。检测的阳性率为 91%～94%。进行此检查时无须停用胆碱碱酶抑制剂。

（三）血清中 AChRAb 检测

一般采用 ELISA 检测，检出率为 85%～95%，约 10%～15% 全身型 MG 患者测不出。

（四）胸部影像学检查胸部计算机断层扫描（CT）

检查可发现前上纵隔区胸腺增生或伴有胸腺肿瘤，对于诊断及选择治疗方案均有帮助。

（五）其他

可进行自身抗体（如抗核抗体、SSA、SSB、抗 DsDNA 抗体，抗胃壁细胞抗体抗甲状腺抗体等）、血沉、类风湿因子、抗链"O"等的检查。

七、诊断与鉴别诊断

根据活动后加重、休息后减轻的骨骼肌无力，疲劳试验阳性，药理学试验阳性，诊断并不困难。本病眼肌受累者需与动眼神经麻痹、甲亢、眼肌型营养不良症、眼睑痉挛鉴别。延髓肌受累者，需与真、假延髓性麻痹鉴别。四肢无力者需与周期性瘫痪、感染性多发性神经炎、进行性脊肌萎缩症、多发性肌炎和 Lambert-Eaton 综合征等鉴别。Lambert-Eaton 综合征与本病十分相似，但新斯的明试验阴性，RNS 低频波幅递减，而高频时波幅递增。

八、治疗

（一）治疗原则

强调个体化治疗方案。权衡临床病情与治疗效果，不良反应的发生频率、治疗费用和方便性。

（二）治疗方案

1.胸腺摘除＋激素冲击＋其他免疫抑制剂

适用于胸腺有异常（胸腺瘤或胸腺增生）的 MG 患者。首选胸腺摘除，若摘除后症状改善不理想者，可以继续用激素冲击及其他免疫抑制剂联合治疗。

2.激素冲击→胸腺摘除→激素冲击

适用于已经用激素冲击治疗的 MG 患者，待激素减到小剂量后，摘除胸腺，之后若患者仍需药物治疗，可再用激素冲击。

3.单用免疫抑制剂（如硫唑嘌呤、环孢素 A 等）

若患者无胸腺摘除指征或不愿手术，且对激素治疗有顾虑或有激素治疗禁忌证者，可选用此方案。

4.大剂量免疫球蛋白/血浆交换

适用于肌无力危象患者或者不同意上述治疗的患者。欧洲神经病学联盟指南（2%）对 MG 治疗的推荐为：

（1）激素：当需要免疫抑制治疗时，口服激素是首选药物（临床实践观点）。

（2）硫唑嘌呤：对于需要长期使用免疫抑制治疗的患者，建议在激素减量的同时合用硫唑嘌呤，并尽量使激素用量最小，保持硫唑嘌呤的剂量（A 级推荐）。

（3）血浆交换及静脉注射丙种球蛋白：在病情严重患者及胸腺切除术前推荐使用血浆交换（B 级推荐），静脉注射丙种球蛋白及血浆交换对于治疗 MG 加重均有效（A 级推荐）。

（4）胸腺摘除：对于非胸腺瘤的 MG 患者，胸腺切除可作为增加病情缓解或改善可能性的一种选择（B 级推荐），一旦诊断胸腺瘤，不论 MG 是否严重，胸腺摘除均是适应证（A 级推荐）。

（5）环孢素：治疗 MG 有比较可靠的证据，但因其不良反应较严重而仅用于硫唑嘌呤无效或不能耐受者（B 级推荐）。

（6）霉酚酸酯：亦可用于硫唑嘌呤无效或不能耐受者（B 级推荐）。

（7）环磷酰胺：疗效较好，但由于不良反应较多而仅用于不能耐受激素或对激素加硫唑嘌呤、甲氨蝶呤、环孢素或霉酚酸酯无效的患者（B 级推荐）。

(8)他克莫司：可用于其他药物控制不良的患者(C级推荐)。

(三)肾上腺糖皮质激素

一般全身型 MG 多采用大剂量激素冲击治疗，常用药物为地塞米松及甲泼尼龙。单纯眼肌型 MG 可采用小剂量泼尼松口服。

治疗时的注意事项包括：

1.治疗早期病情可有一过性加重，严重时可出现危象，需要呼吸机辅助呼吸；

2.激素最好于早晨一次使用，大剂量快减，小剂量慢减，可采用隔日减量方法，减量速度必须根据病情而定；

3.加用辅助用药包括抑酸剂、补钙剂、补钾剂；

4.老年患者以及患有糖尿病，高血压、溃疡病者慎用或禁用；

5.用药 3～6 个月后明显缓解；

6.为了防止激素减量中病情复发，在激素冲击治疗同时加用免疫抑制剂。

(四)免疫抑制剂

1.硫唑嘌呤

开始每天 50mg，每周增加 50mg，直至达到治疗剂量[通常 2～3.5mg/(d·kg)]，可较长时间应用。服药前应查血白细胞，用药中定期复查血常规，若血白细胞低于 $3.0×10^9$/L 停药。起效时间为 4～12 个月，最大效应需 6～24 个月。

2.环孢素 A

应用剂量为 2～5mg/kg，分两次应用，开始用小剂量，逐渐加量。疗程为 3 个月～1 年。起效时间为 1～2 个月，显效时间为 3～5 个月。用药过程中注意监测肾功能和高血压，并测定血中环孢素 A 浓度，调整在 100～150ng/mL。

3.环磷酰胺

可以静脉用药治疗(200mg 加入 10%葡萄糖 250mL 中，1 次/2 日，10 次为一疗程)或口服治疗[1.5～5mg/(kg·d)，口服]。70%～80%的患者有效。用药后 1 个月起效，最大改善在 1 年之内。常见的不良反应包括严重的骨髓抑制、肝脏毒性、脱发、全血细胞减少、恶心呕吐、关节痛、头晕、易感染、膀胱纤维化、肺间质纤维化和出血性膀胱炎等。

4.霉酚酸酯

主要用于器官移植后，近期研究发现对 MG 疗效较好。成人剂量 1g，每天 2 次，较少受其他因素影响，除胃肠道不适外，其他不良反应较少。

5.他克莫司

是与环孢素结构类似的大环内酯类药物，比后者强 10 倍以上，初步研究发现疗效较好且起效较快，成人用法是最初 3mg/d，病情稳定改善后可减量到 1～2mg/d，主要不良反应是高血糖和肾功能异常，也需注意其血药浓度可受多种药物影响。

6.单克隆抗体抗

CD20 的单抗 rituximab 已用于治疗难治性 MG。

(五)血浆置换

在 3～10 天内血浆置换 3～5 次，每次置换 5%体重(50mL/kg)的血浆。每次置换大约可清除 60%的血浆成分，这样经过 3～5 次置换可以清除 93%～99%的血 IgG 和其他物质。置换第一周内症状有改善，疗效可持续 1～3 个月。不良反应包括低血压或高血压、心动过速、发热、寒战、恶心、呕吐、柠檬酸盐导致的低钙血症、低蛋白血症、血小板减少导致的凝血异常、出血和与插管有关的静脉血栓形成。

(六)大剂量免疫球蛋白

剂量为 0.4g/(kg·d)，静脉点滴，连用 5 天，IgG 半衰期为 21 天左右(12～45 天)，治疗有效率为 50%～87%，用药后 4 天内起效，8～15 天效果最显著，并持续 40～106 天左右。

（七）胸腺摘除手术

药物疗效欠佳、伴有胸腺异常(胸腺增生或胸腺瘤)、发生危象的病人，可考虑胸腺切除术。疗效以病程较短的青年女性患者较佳。胸腺切除术后2～5年内，大约有34%～46%的患者完全缓解，33%～40%的患者明显改善。对于胸腺瘤患者，手术目的是切除肿瘤，对MG改善帮助可能不大，手术后依据病理结果决定是否放疗。儿童MG患者胸腺摘除应从严掌握。手术方式采用纵隔镜下微创扩大胸腺切除术或传统的胸腺切除及纵隔异位胸腺清除术。

（八）胆碱酯酶抑制剂

只能起缓解症状的作用。常用的药物有溴吡斯的明及新斯的明。前者起效30分钟，1～2小时作用最大，持续4～6小时，剂量为60mg，每天3次，可增加到120mg，每3小时一次，有进食障碍者，应饭前1小时服药。后者只用于药理学试验。对心动过缓、心律不齐、机械性肠梗阻以及哮喘患者均忌用或慎用。

（九）危象的治疗

MG危象是临床严重情况，若处理不当可能导致患者死亡。多种因素可以导致危象的发生包括感染(特别是肺部感染)、电解质紊乱，不适当使用非去极化肌肉松弛剂、应用能加重无力的药物(如氨基糖苷类抗生素、β受体阻滞剂、奎宁、苯妥英等)、胆碱酯酶抑制剂停药等。由于MG危象发生非常迅速，因此对很可能发生MG危象的患者应严密观察肺功能、血气分析等。一旦发生MG危象，应给予如下处理：

1.保持气道通畅，维持通气和氧合

首先要保持气道通畅，给氧，监测患者的通气和氧合状况。然后才区分危象类型及查找可能诱因，随时准备气管插管及呼吸机辅助呼吸。对于需要较长时间呼吸机辅助呼吸的患者宜及早气管切开。

2.正确迅速使用有效抗危象药物

(1)肌无力危象：甲基硫酸新斯的明1～2mg肌注，好转后根据病情2小时重复一次，日总量6mg，酌情用阿托品0.5mg肌注。

(2)胆碱能危象：立即停用抗胆碱酯酶药物，并用阿托品0.5～1.0mg肌注，15～30分钟重复一次，至毒碱样症状减轻后减量。

(3)反拗性危象：停用一切抗胆碱酯酶类药物，至少3天。以后从原药量的半量开始给药。

3.综合治疗和对症处理

在呼吸机辅助呼吸的前提下，可考虑同时应用激素冲击或血浆交换或大剂量免疫球蛋白治疗，这样能有效缓解病情，及早脱机，加速康复。治疗过程中密切生命体征监测，维护重要生命器官功能。

九、病程与预后

MG是一种慢性疾病，病情易波动，需要较长时间免疫治疗，除非发生危象，一般不会致命。由于该病对各种免疫治疗反应良好，治疗后可得到有效控制。

十、预防

平素应避免过劳、外伤、感染、腹泻、精神创伤等各种诱因，并避免使用各种安定剂、抗精神病药物、局部或全身麻醉药、吗啡类镇痛药、碘胺类药物，避免使用氨基糖苷类抗生素。应避免灌肠，以防猝死。

第二节　成人脑积水

一、高颅压性脑积水

高颅压性脑积水和正常颅压脑积水一样均是人为的临床上分类。两者均可由脑室系统或脑表面的蛛网膜下腔阻塞引起，只是表示脑脊液循环系统阻塞程度和脑组织顺应性不同，不能说明产生脑积水的病因。高颅压性脑积水实质上是由于脑脊液循环通路上的脑室系统和蛛网膜下腔阻塞，引起脑室内平均压力或搏动性压力增高产生脑室扩大，以致不能代偿。

其病因如下：阻塞脑室系统的常见肿瘤；

1.侧脑室

脉络丛乳突状瘤、室管膜瘤、室管膜下巨细胞型星形细胞瘤、胶质瘤、转移癌和脑膜瘤、透明隔神经细胞瘤。

2.第三脑室内的肿瘤

脑室内有星形细胞瘤、室管膜瘤、脉络丛乳头状瘤、脑膜瘤及胶样囊肿和寄生虫性囊肿。第三脑室前后区：松果体区肿瘤、生殖细胞瘤、颅咽管瘤、垂体腺瘤、异位松果体瘤、下丘脑和视神经胶质瘤、脊索瘤、畸胎瘤、鞍结节脑膜瘤和转移癌。

3.中脑导水管本身的肿瘤少见，但该部位胶质瘤多产生继发性导水管阻塞，中脑导水管阻塞最常见的病因是先天性中脑导水管阻塞。

4.第四脑室

室管膜瘤、髓母细胞瘤、脉络丛乳头状瘤、血管网状细胞瘤、表皮样囊肿和寄生虫性囊肿。小脑肿瘤可阻塞第四脑室，产生脑积水，如小脑星形细胞瘤、血管网状细胞瘤和转移癌。桥小脑角肿瘤压迫第四脑室，如听神经瘤和脑膜瘤。蛛网膜下腔阻塞原因有：头外伤性和动脉瘤性蛛网膜下腔出血，各种细菌性脑膜炎、脑膜癌瘤病及其他一些蛛网膜下腔和部分脑凸面占位性病变，包括半球胶质瘤、胶质瘤病、硬膜下血肿和蛛网膜囊肿等。

（一）临床表现

蛛网膜下腔出血和脑膜炎并发的高颅压性脑积水，常在发病后2～3周内发生，这些病人多能预料，有些特殊病因的脑积水病人可只有脑积水症状而没有局部定位症状，特别是脑室内肿瘤。

脑积水症状、体征有头痛、恶心、呕吐、共济失调和视物不清。头痛以双额部疼痛最常见。由于卧位时，脑脊液回流较少，故头痛在卧位或晨起时较重，坐位时可缓解，病情进展，夜间有痛醒，出现全头持续性剧痛，颈部疼痛，多与小脑扁桃体凸入枕大孔有关。恶心、呕吐常伴有头痛，与头部位置无关，其特点是在早晨头痛严重时呕吐，这可与前庭性呕吐区别，共济失调多属躯干性，站立不稳，宽足距，大步幅，而小脑半球病变产生的脑积水，可表现肢体性共济失调。

视力障碍，包括视物不清，视力丧失和外展神经麻痹产生的复视，后期病人可有近期记忆损害和全身不适。视乳突水肿是颅高压的重要体征，外展神经麻痹提示颅内高压而不能做定位诊断，中脑顶盖部位受压有上视和调节受限。脑积水本身可伴有躯体性共济失调，也可提示小脑蚓部病变。其他局灶性体征可能预示特殊病变位置。

（二）诊断

对有颅高压脑积水临床表现的病人头颅CT扫描是重要的检查方法，在平扫同时应做增强扫描，这既可观察脑室扩大的程度，也可进一步明确病因。核磁共振检查对脑积水的诊断和鉴别诊断均有意义，尤其是对低级星形细胞瘤、脑室内囊肿的诊断更有意义，同时，MRI可作为脑脊液动力学的检查，这对局限脑室扩大者，可与囊肿区别。

（三）治疗

对颅高压性脑积水引起视力急剧减退或丧失者，应急症处理，行脑脊液分流术，暂无分流条件，应在病房重症监护室内行脑室穿刺，持续外引流。常用穿刺部位：在鼻根后10cm，中线右侧旁开3cm(即额部)，头皮局部浸润麻醉，颅骨钻孔或锥孔，穿刺额角，可以留置穿刺针，置入硅胶管更好，并在出头皮切口以前在头皮下穿行3～5cm，这可减少颅内感染。这种引流可持续5天。

在脑积水病人病情允许情况下，应选择脑室分流术或切除颅内原发病变解除脑积水。近年来，随着神经影像的发展和显微外科技术的进步，更多地提倡切除原发病灶解除梗阻性脑积水。

曾有文献提出，肿瘤引起的梗阻性脑积水，可在肿瘤切除前做脑室分流术，可防止出现术前颅高压和术后脑室系统阻塞不缓解产生的危险，但是，也有研究表明：对肿瘤产生的脑积水，在肿瘤切除前分流与否，术后结果相近似，并且，小脑中线部位肿瘤较大时，分流后有出现小脑幕裂孔上疝的可能。

二、正常颅压性脑积水

正常颅压脑积水是指脑室内压力正常，有脑室扩大。临床表现步态不稳，反应迟钝和尿失禁为主要症状，在分流治疗后对步态不稳和智力障碍有一定效果。

（一）病因

该病因可分为两类，一类是有明确病因的，如蛛网膜下腔出血和脑膜炎等。另一类是散发性无明显病因。该病主要的病理改变是脑室系统扩大，脑凸面或脑底的蛛网膜下腔粘连和闭塞。最常见的病因是蛛网膜下腔出血，其次是颅内肿瘤，也有家族性正常颅压性脑积水。Page氏病有时产生脑底面的蛛网膜下腔广泛性阻塞。脑膜感染，如结核性脑膜炎，在病变后期易产生蛛网膜粘连；外伤性蛛网膜下腔出血和颅内手术出血流入蛛网膜下腔等均可产生脑积水。

最近，有人认为，中脑导水管狭窄也是一种较常见的病因。

（二）病理生理

正常颅压情况下，脑室扩大的机理尚不能完全清楚。目前，主要是脑脊液动力学变化学说。

1.脑内压力梯度形成，在蛛网膜颗粒内阻塞时，并不产生脑积水，而是发生良性颅压增高。脑脊液在脑室系统和蛛网膜下腔流动阻力增加时，产生脑室扩大——脑积水。因而提出脑室和脑皮质表面压力梯度形成，是产生脑室扩大的原因。已有人用白陶土诱导的猫脑积水实验模型证明了这种压力梯度形成学说。

2.脑脊液搏动压增高，有人测定正常颅内脑积水平均脑脊液压不增高，但可有脑脊液搏动压增高，使脑室扩大。提出在正常情况下，脑实质中的小静脉、细胞间隙蛋白质和脂质有类似海绵样的弹性物质，其中的液体成分在颅压升高时可被挤出。在一定程度的压力下脑实质可被压缩，这种压力称脑组织生物弹性值。在该值以下的脑内压力只作用于脑组织内，而没有任何脑实质内的液体挤出，但脑室周围承受的压力比脑实质内的压力要大，这就产生脑室扩张。

3.密闭弹性容器原理，有人提出，正常颅压脑积水病人最初颅压增高，产生脑室扩大，根据Lapace原理，即在密闭弹性容器的液体压力(P)与容器壁的面积(A)的乘积等于容器壁承受力(F)，(F＝P·A)。这样，一旦脑室扩大后，虽然脑压恢复到正常，但作用于脑壁的压力仍增加。也有提出正常颅压脑积水是由于脑组织顺应性改变所表现的脑室扩大。Welch等报告，高血压动脉硬化脑血管病比同龄组病人高3倍以上，推测脑血管壁弹性的变化使脑组织顺应性增加，并可出现脑表面的压力梯度发生明显改变。

目前，研究正常颅压脑积水的脑组织病理生理改变主要有：①脑组织受压产生的脑血流减少。②脑组织内神经生化物质异常，如胶质纤维蛋白增加和血管肠肽类的减少。③继发性神经元损害。

（三）临床表现

主要症状是步态不稳，记忆力障碍和尿失禁。多数病人症状呈进行性逐渐发展，有些在病情出现后，其病程为数月或几年。病人没有明显头痛，但有行为改变、癫痫或帕金森病。查体时，虽然眼外肌活动充分，但可有眼震、持续恒定走路困难，肢体活动缓慢，腱反射略增高，可有单侧或双侧 Babinski 氏征，晚期可出现摸索现象和强握反射。步态不稳常是首要的症状，多先于其他症状几个月或几年，有些病人步态不稳和智力改变可同时发生，也有在其他症状以后发生。其表现有从轻度走路不稳，到不能走路，甚至不能站立，并常有摔倒病史。病人抬腿困难，不能做抗重力活动，步幅小，步距宽，走路失衡，不能两足先后连贯顺序活动。Romberg 氏试验表现摇摆，但没有小脑共济失调。智力障碍在每个病人中差异较大，近期记忆丧失是最明显的特点，病人常表现呆滞，自发性或主动性活动下降，谈话、阅读、写作、爱好和创造性减弱，对家庭不关心、淡漠或冷淡、孤僻、工作效率差。有人把这些复杂活动异常，称为意志丧失性格。有试验发现，病人运用词汇能力基本保留，而非词汇运用能力，如画画、拷贝、表格排列以及难题的测试都有很大程度障碍，随着病情进展，对周围人提出的问题无反应，只做简短或部分回答，自主活动缓慢或延迟。在某些早期病人智力损害中，有焦虑和复杂性智力功能紊乱，如狂妄、幻想和语无伦次，也可有行动缓慢、动作僵硬，酷似 Parkinson 氏症状，尿失禁在某些病人表现很急，但多数病人表现为对排尿知觉或尿起动作的感觉减退，大便失禁少见。

（四）影像学检查

头颅 CT 检查是正常颅压脑积水检查重要手段，它可确定脑室扩大和皮层萎缩的程度及引起脑积水的病因，同时，也是观察术后分流效果及并发症的手段。典型的 CT 扫描表现为脑室扩大而皮层萎缩不明显。MRI 影像可从矢、冠、水平全方位观察较小的颅内病变并优于 CT，同时，通过 MRI 可观察脑脊液的动力学变化，对脑积水进行评价。脑室周围 T_1 加权像低信号改变可表明脑积水呈进展趋势。

（五）腰椎穿刺

病人侧卧位时，脑脊液压力通常不高于 24kPaH$_2$O(180mmH$_2$O)，在不伴有颅内其他病变时，脑脊液的糖、蛋白和细胞计算均在正常范围内。腰穿放液后，如症状改善可提示分流有效。

同位素脑池造影：用放射性同位素腰穿注入蛛网膜下腔，在进入脑和脑室时照像观察。最常用的是碘[131]I 标记人体血清蛋白(RISA)，近来有用钢——二乙胺五醋酸(DTPA)作标记物，约 500UC 注入蛛网膜下腔，分别在 4 小时、24 小时、48 小时和 72 小时扫描观察。扫描可见到三种情况：

1. 正常型

放射性同位素在大脑凸面，而不流入脑室内。

2. 正常颅压脑积水

放射性同位素进入脑室内并滞留，72 小时内脑凸面不能显示。

3. 混合型

多数病人为此型，即脑室和脑凸面在分期扫描均可显示。由于放射性同位素扫描对判断分流效果没有肯定的关系，这种检查对评价正常颅压脑积水没有太大的帮助，目前临床并不常用。

（六）其他检查

颅骨平片一般无慢性颅高压征象；脑电图可见持续性广泛慢波；在正常颅压脑水病人中[131]Xe 可显示脑血流量的减少，脑血管造影侧位像可见大脑前动脉格外伸直，大脑中动脉侧裂点向外移位。有脑萎缩时，在毛细血管期见到小血管与颅骨内板之间距离增宽，气脑造影见全部脑室和不同程度的脑池扩大，以上这些在脑积水的临床检查中已不常用。

鉴别诊断：正常颅压脑积水主要与脑萎缩相鉴别。两者症状相似，前者可有自发性蛛网膜下腔出血史(如突然剧烈头痛、恶心、呕吐)、头外伤、脑膜炎和脑瘤术后等病史。病人症状多在发病后几周到几个月内出现，多数小于一年，后者发病年龄多在 50 岁左右，症状发展缓慢，有些见于腔隙性脑梗死或脑出血后病人，多数无明显病因。有时两种病可同时出现，脑活检对 Aezheimer 氏病及其他脑病有鉴别诊断价值。

(七)治疗

根据正常颅压性脑积水基本发病机制是脑脊液循环途径阻塞，脑脊液聚积于脑室系统，从理论上讲，分流手术会有一定临床效果。目前，多以侧脑室腹腔分流术为首选，而脑室右心房分流术只有在病人因腹部病变不适合行腹腔分流时才实行，而其他的分流术临床应用甚少。根据正常颅压脑积水的脑压特点选择 $60\sim90mmH_2O$ 中压分流管为宜。术前应对分流效果给以估计，谨慎评价手术指征，达到手术最大效果。一般而言，对有明确病因者，如蛛网膜下腔出血、脑膜炎、外伤、颅脑手术后发病者，比非明确病因者手术效果好；病程短者(半年以内)比病程长者效果好；年轻者比年老者手术效果好。

(八)分流指征判定

1.临床症状评价

走路不稳是评价分流效果的重要指征。步态不稳先于智力障碍者，对分流手术反应良好，而单纯以智力障碍为主要症状者，分流效果较差。

有人认为，有74%的走路不稳者分流后可恢复，并把走路不稳作为正常颅压脑积水分流指征的基本条件，87.5%病人分流后症状明显恢复。也有作者将脑室扩大和步态不稳作为分流的标准，83%的病人在分流后可取得良好效果。

2.颅压测定

正常颅压脑积水病人几次腰穿测压均在正常值上限者，24 小时连续监测颅压有波动性升高或腰穿放液后病人症状改善者，分流后多有明显的效果。有报告连续性监测颅内压有 B 波频繁活动，24 小时 B 波活动多于 50%者，分流术后可明显改善症状。

3.腰椎灌注试验

以腰椎穿刺连接一个三通管，管的两头分别接压力连续描记仪和注射器，以脑脊液正常分泌两倍的速度(每分钟约 1.5mL)向腰部蛛网膜下腔注入盐水，正常时压力上升每分钟不高于 $20mmH_2O$，而正常颅压脑积水因脑底的蛛网膜下腔阻塞和吸收功能减退，其压力上升高于此值。也用腰穿灌注同时做脑室引流方法预测分流术效果，其方法是先做侧脑室穿刺置管确定脑脊液流出初压，然后以该压力值向腰穿灌注生理盐水，如果脑脊液流出阻力大于每分钟每 mmHg12.5mL，则分流术可有较好效果。

4.头颅 CT 扫描

脑沟变浅，脑回缩小，蛛网膜下腔不宽，而脑室扩大明显和脑室周围水肿严重者分流后效果明显。

(九)分流失败分析

对正常颅压脑积水选择合适压力的分流管至关重要，只有分流后使脑压尽可能降低才能达到脑室缩小、症状改善的效果。但脑压下降过度则会引起术后一些合并症。

1.硬膜下积液

分流后发生硬膜下积液的机制有：

(1)分流后因颅压下降，由于虹吸效应引起颅压持续下降或皮质小静脉撕裂。

(2)分流管压力过低使颅压下降太低。

(3)脑脊液沿分流管周围渗入蛛网膜下腔。预防方法：应选择合适压力和附有抗虹吸装置的分流管，术中封闭分流周围的蛛网膜下腔防止脑脊液外渗。也有人提出，分流后的硬膜下积液并非与分流后虹吸现象和沿分流管外渗有关,硬膜下积液多发生在腰椎腹腔分流后和分流脑室的对侧,80%的病情可得到缓解。如CT扫描显示脑室扩大或有临床症状加重,则需结扎或更换较高压力分流管。

2.分流不足

分流后脑室缩小不明显或临床症状不缓解提示分流不足,可用腰穿测压估计分流功能,如果脑脊液的压力接近分流管的压力,可推测分流管功能正常。此时,如脑室仍扩大,临床症状不改善,可换低压分流管。另外,正常颅压脑积水由于脑损伤的病因不同,并且是某些疾病过程的最后结果,有些病人因分流不足或分流过度而加重病情,因此,分流失败并不可认为原始诊断有误。除此以外,尚有以下并发症:分流管阻塞或分流无效、感染,引流过度引起的硬膜下血肿、癫痫和脑内血肿等。

正常颅压脑积水的治疗一般过程见如下。

对痴呆、步态不稳、尿失禁和脑室扩大或只有步态不稳和脑室扩大的病人腰穿:如脑脊液压力高于24kPa(180mmHg),无需进一步检查,可行分流手术。

抽出20mL以上脑脊液,如走路不稳好转,则可行分流手术,症状不改善,则另行考虑。

24小时颅内压监测,如有搏动性升高活动优势,可行分流手术。

如腰穿灌注试验阳性或放射性同位素和碘苯酯等脑脊液动力检查,脑室没能显影,则可行分流治疗。

分流效果评价:腰穿或颅内压监测确定颅压下降,三个月后复查CT,如症状无改善,脑室仍扩大,则可考虑更换较低压分流管

第三节 儿童脑积水

一、发病机理

儿童脑脊液产生过程和形成量与成人相同,平均每小时20mL,但其脑积水临床特点有所不同。儿童脑积水多为先天性和炎症性病变所致,而成人脑积水以颅内肿瘤、蛛网膜下腔出血和外伤多见。从解剖学上看,脑脊液通路上任何部位发生狭窄或阻塞都可产生脑积水。从生理功能上讲,脑积水是由于脑脊液的吸收障碍所致,这种脑脊液的形成与吸收失衡,使脑脊液增多,颅内压增高使脑组织本身的形态结构改变,产生脑室壁压力增高,脑室进行性扩大。有人用腰穿灌注方法研究交通性脑积水病人发现,在正常颅内压范围内,高于静息状态下的颅内压,脑脊液的吸收能力大于生成能力,称脑脊液吸收贮备能力。脑室的大小与脑脊液吸收贮备能力无关,而是脑室扩张引起,脑组织弹性力增加,继而产生脑室内脑脊液搏动压的幅度增大,这种搏动压产生脑室的进行性扩大。脑组织的弹性力和脑室表面积的增加与脑室扩张密切相关,另外,瞬间性脑室内搏动压增高冲击导水管部位,出现脑室周围组织损伤,产生继发性脑室扩大。

正常颅压性脑积水主要原因是脑室内和蛛网膜下腔之间压力差不同,而非颅内压的绝对值增高,该类脑积水阻塞部位在脑脊液循环的末端,即蛛网膜下腔,这种情况虽有脑脊液的生成和吸收相平衡,但是,异常的压力梯度作用在脑层表面和脑室之间,仍可发生脑室扩张,如果损伤在脑脊液吸收较远的部位,矢状窦内,脑皮层没有压力梯度差,脑室则不扩大。这种情况表现在良性颅高压病人,此时,有脑脊液的吸收障碍和颅内压升高,没有脑室扩大。上矢状窦压力升高可产生婴幼儿外部性脑积水,此时,表皮层表面的蛛网膜下腔扩大,这是由于压力梯度差不存在于皮质表现,而是在脑室内和颅骨之间,产生颅骨的扩张,临床上巨颅症的患儿常伴有蛛网膜下腔扩大。

有报告,儿童的良性颅高压和脑积水多与颅内静脉压升高有关,良性颅高压病人全部为

3 周岁以上，颅骨骨缝闭合儿童。在婴幼儿中，即使脑内严重积水，脑室扩大明显，前囟穿刺压力仍在 20～70mmH₂O 的正常范围之内，在容纳异常多的脑脊液情况下，颅内压变化仍很小，这与婴幼儿脑积水的颅骨缝和前囟未闭有关，有人认为这种代偿能力对保护婴幼儿的智力有重要意义。也提示婴幼儿脑积水不能以颅内压改变作为分流治疗的指征。脑积水一旦开始则会继发脑脊液的循环和吸收障碍。另外，多数伴有脊柱裂的脑积水患儿多由于原发性导水管狭窄引起，阻塞主要的部位在第三脑室下部，尤其是出口处，伴随脑室扩张，从外部压迫中脑，产生中脑的机械性扭曲，产生继发性中脑导水管阻塞。这种现象在脊髓畸形和其他原因的脑积水患儿中均可发生。交通性脑积水的儿童在分流一段时间后，由于脑组织本身的变化也会发生中脑导水管阻塞。

二、病理

脑积水的程度决定脑组织形态变化。由于枕、顶部脑室弧形凸度较大和额角的核团较多、组织较韧等形态结构特征，积水后的顶部脑组织选择性变薄。先天性脑穿通畸形的脑积水表现脑内局部囊性扩大，在囊壁的顺应性超过脑室顺应性时，囊性扩大更加明显，这时病人可表现局灶性神经功能缺失和癫痫发作。

儿童脑积水活检发现，在早期阶段，脑室周围水肿和散在轴突变性，继而水肿消退，脑室周围胶质细胞增生，后期，随着神经细胞的脱失、脑皮质萎缩，并出现轴突弥散变性。同时，脑室周围的室管膜细胞易受到损伤，早期室管膜细胞纤毛脱落，呈扁平状，以后细胞连接断裂，最后室管膜细胞大部分消失，在脑室表面胶质细胞生长，这些变化往往同脑室周围水肿和轴索髓鞘脱失伴行，胼胝体的髓鞘形成延迟。皮层的神经原受累，锥体细胞树突分枝减少，树突小棘也少，并出现树突曲张，这些组织学变化导致儿童的智力低下，肢体的痉挛和智能的改变等临床表现。

脑脊液的生化分析有助于判断脑积水的预后。免疫电泳测定脑脊液中的总蛋白增加，提示脑室内外梗阻，同时，也与脑室周围白质损伤和血脑屏障破坏有关，而没有变性疾病；脑脊液中脂肪酸的浓度与颅高压成比例升高，梗阻性脑积水解除后，脂肪酸浓度下降，如术后持续性升高，多提示预后不佳。黄嘌呤和次黄嘌呤在脑脊液中的浓度能反应颅高压性脑室扩大后脑缺氧的情况，在颅高压纠正后，次黄嘌呤浓度下降；神经节苷脂与儿童脑积水后严重智力障碍有关，智力正常的脑积水儿童，脑脊液中的神经节苷脂正常，环磷腺苷与脑积水儿童脑室内感染有关。

三、临床表现

与成人相比，儿童脑积水的临床表现是根据病人的发病年龄而变化。在婴儿急性脑积水，通常颅高压症状明显，骨缝裂开，前囟饱满、头皮变薄和头皮静脉清晰可见，并有怒张，用强灯光照射头部时有头颅透光现象。叩诊头顶，呈实性鼓音即"破罐音"称 Macewen 氏征。病儿易激惹，表情淡漠和饮食差，出现持续高调短促的异常哭泣，双眼球呈下视状态，上眼睑不伴随下垂，可见眼球下半部沉落到下眼睑缘，部分角膜在下睑缘以上，上睑巩膜下翻露白，亦称日落现象。双眼上、下视时出现分离现象，并有凝视麻痹、眼震等，这与导水管周围的脑干核团功能障碍有关。由于脑积水进一步发展，脑干向下移位，外展神经和其他颅神经被牵拉，出现眼球运动障碍在 2 周岁以内的儿童，由于眼球活动异常，出现弱视。视乳头水肿在先天性脑积水中不明显并少见，但视网膜静脉曲张是脑积水的可靠征。

运动异常主要有肢体痉挛性瘫，以下肢为主，症状轻者双足跟紧张，足下垂，严重时呈痉挛步态，亦呈剪刀步态，有时与脑性瘫痪难以区别。由于三室前部和下视丘，漏斗部受累，可出现，各种内分泌功能紊乱，如青春早熟或落后和生长矮小等及其他激素水平下降症状。另外，脊髓空洞症伴有脑积水者多出现下肢活动障碍，而脊髓空洞症状伴脊髓发育不全时，常有脊柱侧弯。

四、诊断

在婴幼儿期间，脑积水的诊断是头颅异常增大，头围的大小与年龄不相称为主要体征。定期测量婴儿的头围将有助于早期发现脑积水，并能在典型的体征出现前明确诊断，及时治疗。典型的体征是头大脸小、眼球下落，常有斜视。头部皮肤光亮紧张，前额静脉怒张，囟门和骨缝呈异常的进行性扩大。除智力发育迟缓外，因为日复一日的很微小变化，父母可能注意不到非正常的迹象。病情进行性发展，即所谓活动型脑积水，如不采取措施，许多婴儿将死亡。自然生存者转变静止型脑积水，表现为智力迟钝，出现各种类型痉挛，视力障碍，包括失明和许多其他异常。

在新生儿，虽然有脑室扩大或脑积水，前囟仍可陷入，特别是出生后体重较轻的婴儿，由于病儿脱水，可有头颅小于正常。另外，早产儿易有脑室内出血，常在新生儿期过后6～14周内脑室扩大，头围异常增大，但这个过程也有自限性。

儿童的头围异常增大虽是脑积水的重要体征，但是，两者之间没有绝对关系，尚要了解包括胎儿围产期在内的临床全过程后，对脑室扩张连续观察，B超是观察脑积水病人简单易行，无创伤和可重复的可靠方法，它能精确测量两个额角及整个侧室的大小，出生前胎儿的宫内超声检查脑积水仍是一种有效的早期诊断方法。

在进行性脑积水诊断确立后，可做头颅CT和核磁共振(MRI)的神经影像学检查，除外颅内肿瘤、先天性畸形和脑脊液阻塞性病变，水溶性造影剂和放射性同位素扫描有助于阻塞性脑积水的诊断，但一般要限制应用。

五、先天性脑积水

国外资料报告，先天性脑积水的发病率约在4～10/10万，是最常见的先天神经系统畸形疾病之一，所有先天性脑积水几乎都是由于脑脊液通道阻塞所致，尤其是中脑导水管和第四脑室出口部位的阻塞。先天性脑积水可伴有其他神经系统畸形，以脊柱裂多见。该病可存在以下情况：单纯性脑积水；伴有软骨发育不全的全身性疾病、胼胝体发育不全或Dandy-walker综合征等神经系统疾病，其病因多样复杂，其中散在发病、宫内感染、出血和血管内疾病占绝大多数，这类病因的死胎率可达24%～60%。小部分是由遗传所致，如X染色体遗传产生的导水管狭窄。另外，也有人认为母亲的年龄，孕期的精神状态和环境对发病有一定关系。有家族脑积水的儿童中，男女之间均有同样高的发病率。先天性脑积水可与各种其他先天性疾患或遗传疾病并发，但病因关系尚未证实。

（一）宫内胎儿脑积水

由于宫内胎儿临床观察困难，应用超声波技术做产前检查，是胎儿宫内脑积水的诊断可行性方法，这对脑积水的早期诊断有一定意义。研究证明：胎儿宫内脑积水的病因有异质性，约75%的宫内脑积水胎儿合并中枢神经系统疾病，约有2/3患脑积水的胎儿出生后死亡。只有7.5%的宫内脑积水的胎儿出生后可正常生长发育。超声波产前检查出胎儿宫内脑积水后，MRI和CT扫描有助于进一步确定诊断：宫内胎儿脑积水常引起严重的神经系统功能的损害。如智力低下，语言障碍和发育异常，出生后的早期分流能防止和减轻神经系统继发损害，对宫内脑积水的胎儿，一旦离开母体能生存时，应行剖宫产术使胎儿娩出，给予及时分流治疗。目前尚未见有关胎儿脑积水在宫内治疗的报告。Click等人报告11例宫内胎儿脑积水，1例出生后进行性发展，1例出生后脑积水消失，8例脑室扩大但无明显进展。

（二）宫内感染与先天性脑积水

母亲妊娠期间弓形体感染是胎儿脑积水常见病因，该病原体感染母体后穿过胎盘到胎儿中枢神经系统，产生脑实质内的血管炎性肉芽肿和室管膜炎，血管闭塞和导水管阻塞，产生脑积水，多与妊娠 3 个月时弓形体感染有关。并伴有其他神经系统损害。CT 扫描见胎儿脑积水的同时，多伴有脑组织结构缺损。柯萨奇病毒感染脑膜炎产生的蛛网膜粘连也是脑积水病因之一。病毒感染发生的先天性脑积水可伴有其他中枢神经系统缺陷和颅内钙化，但不如弓形体感染常见。

（三）X 染色体基因缺失阻塞性脑积水

1949 年 Bicker 和 Aclams 首先发现在先天性脑积水部分病人，是由于隐性遗传性 X 染色体基因缺失产生的中脑导水管狭窄或阻塞。脑室扩大与智力障碍不成比例，在没有脑积水的家族男性中也可有智力低下，脑积水分流后，智力障碍无明显恢复。约有 25% 至 50% 的病人中，由于神经功能缺失，产生拇指内收肌屈曲畸形。因为属于 X 染色体隐性遗传性疾病，所以家族中 50% 男性发病，遗传基因咨询预防重于治疗。

（四）脑积水与脊髓发育不全

先天性脑积水多与中枢神经系统发育异常有关，最常见是合并脑髓膜膨出。Chiari Ⅱ 畸形为典型引起脑积水的病因。以往认为，该病形成原发性导水管狭窄是脑积水的原因，目前多认为，由于原发性脑室扩大，压迫中脑扭曲，引起导水管继发性改变。Yamacla 报告 54 例脑脊膜膨出新生儿脑室造影表明，所有病儿中脑导水管均开通。而枕骨大孔水平的第四脑室下段疝入椎管内引起出口处狭窄或阻塞，其狭窄程度与脑室扩大相一致。并认为这是由于小脑扁桃体粘连阻塞枕骨大孔所致。脑积水与脑脊膜膨出有关，统计表明胸椎病变有 95% 脑积水，腰骶椎约 60%。

（五）脑积水与 Dandy-Walker 畸形

1941 年 Dandy 等首先描述后颅窝囊肿和小脑蚓部畸形与脑积水的关系，以后 Taggart 和 Walker 报告第四脑室中孔和侧孔闭锁，因此，第四脑室囊状或憩室样扩大，缺乏第四脑室中孔和两侧孔及伴有闭塞或全部闭塞，导水管及各脑室均明显扩大为基本特征称 Dandy-Walker 畸形。该病约占儿童先天脑积水的 2%～4%，但有些病也可没有脑积水。有些 Dandy-Walker 畸形也可发生其他发育异常，如胼胝体发育不全、腭裂、眼畸形和心脏病等，病人脑积水可在出生时存在，但多在出生后一周岁时发病，这与扩大的第四脑室与蛛网膜下腔之间不能充分交通有关。脑室造影和同位素扫描证明，约 80% 的病人属于交通性脑积水。为此在治疗方面用切除囊肿壁的方法不能缓解脑积水，而多数病人采取侧脑室分流方法。如发生小脑扁桃体上疝尚需要做囊肿分流术。

（六）非遗传性导水管狭窄

在先天性脑积水中，有些发生在儿童期或以后出现导水管狭窄性脑积水。多为散发性，病因不清。通常组织学上可见导水管分叉或有胶质增生，分叉的导水管形成两个狭小的管腔，中间被正常组织分开，管腔不规则，多伴有脊髓发育异常。神经胶质增生表现为纤维胶质过度增生，围绕在导水管内，并伴有导水管内室管膜细胞脱落，这种改变在导水管腹侧端明显。也有人提出，病变可能在胎儿时期已经发生。散发性导水管狭窄，也可在儿童期或青春期出现进行性脑积水，临床表现有头痛、呕吐和视乳突水肿等颅高压症状。如有头围增大，提示在儿童早期已有无症状脑积水存在。诊断依据主要为影像学显示第四脑室大致正常而第三脑室扩大。

（七）外部性脑积水

随着 CT 和 MRI 影像学的发展，临床发现有些头颅较大的儿童，伴有明显的蛛网膜下腔扩大，没有或仅有轻度脑室扩大，这种现象称外部性脑积水。这与颅外静脉阻塞引起颅内静脉压力增高，产生蛛网膜颗粒水平的脑脊液吸收障碍有关。绝大部分为良性病程，在出生后 12～18 个月，病情转归，一般不需要手术治疗，如有颅压增高症状可用多次腰穿放液缓解症状，但有必要用 B 超连续观察网膜下腔和脑室变化。也有报告认为外部性脑积水是交通性脑积水的早期阶段。总之该病原因不十分清楚。

六、获得性脑积水

儿童获得性脑积水是指出生后有明确病因产生的脑积水，常见以下几种情况：

(一) 脑室出血后脑积水

在脑室内出血的儿童中，有较高的脑积水发生危险，发病率约为25%~74%，早产儿脑室内出血发病率高于正常儿童，患呼吸窘迫症的婴儿脑室内出血发病率更高。

出血部位多在侧脑室内室管膜下或脑实质出血破入脑室，继而发生闭塞性蛛网膜炎，引起交通性脑积水。严重的脑室内出血也可因凝血块和碎组织阻塞脑室系统发生梗阻性脑积水。

出血后脑积水的病儿常有脑室扩大，但病情趋向稳定，有些病儿即使脑室扩大，颅压也可不高。对进行性脑室扩大，颅压较高和临床症状恶化者，可考虑为进行性脑积水。

(二) 感染性脑积水

颅内感染后，特别是细菌性脑膜炎如结核性脑膜炎，在任何年龄的儿童中均可引起脑积水。脑脊液循环阻塞部位多在脑底蛛网膜下腔，少数化脓性脑室炎，可见脑室内分隔成腔，有些腔隔可互相交通，内含脑脊液。

形成多腔脑室，有些即使感染已控制，但腔隔化仍可持续发展，当腔隔内脑脊液回流受阻塞时出现多腔性脑积水。这种情况，单纯CT扫描很难发现，脑室造影可做出诊断。如果分隔大而少、互不相通可做各腔分流，或在安置分流管时，穿破分隔使各腔相通。也有报告在分流术前用脑窥镜剥离分隔，但由于小儿脑皮质层薄，扩大脑室分流后有使皮层塌陷的危险。

(三) 外伤后脑积水

一般性头颅外伤引起的脑积水，其机制是颅内出血后引起脑底或凸面蛛网膜下腔粘连或腔室阻塞。

(四) 与肿瘤有关的脑积水

中枢神经系统肿瘤阻塞脑室系统产生的脑积水依病变性质而定。典型病例为三脑室前胶质瘤可阻塞Monor氏孔发生脑积水，相应的鞍上区肿瘤，如视神经胶质瘤、颅咽管瘤向上发展也可阻塞Monor氏孔，产生双侧脑室脑积水。丘脑或下丘脑肿瘤可发生第三脑室阻塞；松果体区肿瘤或鞍上肿瘤向后生长到导水管部位使之阻塞。中脑导水管周围较小胶质瘤和大脑大静脉瘤也可阻塞中脑导水管。常见阻塞第四脑室的脑瘤有：小脑的髓母细胞瘤、星形细胞瘤和室管膜细胞瘤，脑干外生性肿瘤突到第四脑室内，有时可产生脑积水。由脑瘤产生梗阻性脑积水，理想的方法应切除肿瘤解除梗阻。但在少数病例中，即使肿瘤切除后，脑室系统畅通、颅内压不高，病人仍可表现持续性脑积水，其机理尚不清楚，推测与术后无菌性脑膜炎有关。在后颅凹肿瘤切除术中，约有19%~25%的病儿有持续性脑积水。曾有人建议，对后颅凹肿瘤有脑积水者，术前常规做分流手术，以便在切除肿瘤前解除颅高压，稳定病情。目前随着对后颅窝肿瘤诊断和治疗技术的提高，人们对常规术前分流提出异议，美国儿童神经外科协会研究132例后颅凹肿瘤病儿，发现术前分流没有益处，认为术前分流有造成肿瘤转移、颅内出血和小脑幕裂孔上疝的危险。但是对有脑积水威胁病人生命，需延迟手术及肿瘤切除仍不能缓解脑积水者，术前分流仍是合理治疗。

(五) 颅骨异常性脑积水

在颅软骨发育异常的巨颅症儿童中，常不伴有脑室扩大即脑积水。但是脑凸面蛛网膜下腔有扩张，仅有脑室轻度或中度扩大，属于外部性脑积水，目前认为，这种脑积水与颅底骨增生，包绕出颅静脉，引起静脉压升高有关，但随着颅底骨的增长，出颅静脉可开放，因此，该类型脑积水可有一定自限性，绝大多数病人无需分流。

在少数颅骨软骨发育不良的病人中，由于颅底变形，枕骨大孔狭窄，第四脑室出口阻塞，产生非交通性脑积水，有严重的颅高压，则需要分流治疗。颅底骨过度生长的骨硬化病人也可产生类似的外部性脑积水。

七、治疗

(一)药物治疗

1.抑制脑脊液分泌药物(如乙酰唑胺,每日 100mg/kg)

是通过抑制脉络丛上皮细胞 Na^+-K^+-ATP 酶,减少脑脊液的分泌。

2.利尿剂(速尿,每日 1mg/kg)

以上方法对两周岁以内有轻度脑积水者应首选,约有 50%的病人能够控制病情。

3.渗透利尿剂

山梨醇和甘露醇。前者易在肠道中吸收并没有刺激性,半衰期为 8 小时,每天 1～2g/kg。该药多用于中度脑积水,作为延期手术短期治疗。另外,除药物治疗外,对于脑室出血或结核和化脓感染产生的急性脑积水,可结合反复腰椎穿刺引流脑脊液的方法,有一定疗效。对任何试图用药物控制脑积水者,都应密切观察神经功能状态和连续检查脑室大小变化。药物治疗一般只适用于轻度脑积水,虽然,有些婴儿或儿童没有脑积水症状,但病人可有进行性脑室扩大,这样一些儿童虽然有代偿能力,但终究也会影响儿童的神经系统发育。药物治疗一般用于分流手术前暂时控制脑积水发展。

(二)非分流手术

1918 年 Dandy 首先用切除侧脑室脉络丛方法治疗脑积水,但是,由于产生脑脊液并非只限于脉络丛组织,而且第三脑室和第四脑室脉络丛没有切除,手术效果不确切,故停止使用。第三脑室造瘘术是将第三脑室底或终板与脚间池建立直接通道用来治疗中脑导水管阻塞。有开颅法和经皮穿刺法,前者由 Dandy 首先施行。术中将第三脑室底部穿破与脚间池相通或将终板切除使第三脑室与蛛网膜下腔形成直接瘘口。经皮穿刺法是 Hoffman 等人(1980)首先用定向方法进行三脑室底切开,术中先做脑室造影显示出第三脑室底,在冠状缝前方做颅骨直径 10mm 孔,用立体定向方法导入穿刺针,当第三脑室底穿开时可见造影剂流入脚间池,基底池和椎管内。由于这类病人蛛网膜下腔和脑池中缺乏脑脊液,因而手术不能使造瘘口足够大,常有术后脑脊液循环不充分,脑积水不能充分缓解,目前应用这种方法不多。

(三)脑室分流术

Torkldsen 首先报告用橡皮管做侧脑室与枕大池分流术,主要适用于脑室中线肿瘤和导水管闭塞性脑积水。以后 Dandy 对中脑导水管发育不良的患者施行扩张术,用橡皮导管从第四脑室向上插到狭窄的中脑导水管,由于手术损伤导水管周围的灰质,手术死亡率高。内分流术是侧脑室和矢状窦分流,这种方法从理论上符合脑脊液循环生理,但在实际中应用不多。

脑室颅外分流:该手术方法原则是把脑脊液引流到身体能吸收脑脊液的腔隙内。目前治疗脑积水常用的方法有脑室腹腔分流术、脑室-心房分流术和脑室腰蛛网膜下腔分流术,由于脑室心房分流术,需将分流管永久留置于心脏内,干扰心脏生理环境,有引起心脏骤停危险及一些其他心血管并发症,目前,只用于不能行脑室腹腔分流术病人。脊髓蛛网膜下腔脑室分流只适用于交通性脑积水。目前仍以脑室腹腔分流是首选方法。另外,既往文献报告,脑室胸腔分流、脑室与输尿管、膀胱、胸导管、胃、肠、乳突和输乳管分流等方法,均没有临床应用价值,已经放弃。

脑室分流装置由三部分组成。①脑室管;②单向瓣膜;③远端管。但脊髓蛛网膜下腔一腹腔分流则是蛛网膜下腔管。近几年来一些新的分流管配有抗虹吸、贮液室和自动开闭瓣等附加装置。

手术方法:病人仰卧头转向左,背下垫高,暴露颈部,头部切口,从右耳轮上 4～5cm 向后 4～5cm,头颅平坦部切开 2cm 长口,牵开器拉开,钻孔,将脑室管从枕角插入到达额角约 10～12cm 长。一般认为分流管置入额角较为理想,其理由为额角宽大无脉络丛,对侧脑脊液经 Monor 氏孔流向分流管压力梯度小。并将贮液室或阀门置入头皮下固定。远导管自颈部和胸部皮下组织直至腹壁。腹部切口可在中腹部或下腹部正中线旁开 2.5～3.0cm 或腹直肌旁切开。把远端侧管放入腹腔。另有，用套管针穿刺腹壁，把分流管从外套管内插入腹腔。腹部管上端通过胸骨旁皮下组织到达颈部，在颈部与阀门管相接。

禁忌证：①颅内感染不能用抗生素控制者；②脑脊液蛋白过高，超过 50mg% 或有新鲜出血者；③腹腔有炎症或腹水者；④颈胸部皮肤有感染者。

八、分流术常见并发症及其处理

(一)分流系统阻塞

为最常见并发症，可发生在从手术室到术后数年的任何时间内，最常见于术后 6 个月。

1.分流管近端(脑室端)阻塞

可因血凝块阻塞、脉络丛粘连或脑组织粘连所致。

2.分流管远端(腹腔端或心房端)阻塞

常见原因有：①导管头端位置放置错误(如位于皮下)，未进入腹腔；②多次置换分流管及腹腔感染易形成腹腔假性囊肿，发生率为 1.7%～4.5%，可出现腹痛、分流装置处皮下积液。③导管头端裂隙被大网膜、血凝块等堵塞。

3.脑室内出血、脑室炎和脑手术后的脑脊液蛋白或纤维素成分增高，可阻塞分流管阀门；导管连接处脱落等也是分流阻塞的常见原因。

一旦发生分流阻塞，病人的脑积水症状、体征就会复发，CT 检查示脑室再度扩大。主要表现为头痛、恶心、呕吐和嗜睡。起病的症状多种多样，可突然剧烈起病，也可缓慢起病，颅内压快速、严重升高可导致病人昏迷。慢性症状包括易激动，在学校的表现变差或生理发育期迟缓等。偶见新发癫痫或癫痫次数增加。

分流系统阻塞引起的体征与临床颅内压增高和分流管功能异常有关。对于脑室分流术后影像学检查显示脑室缩小的病人，复查显示脑室再次扩大时，提示分流系统阻塞。对于没有先期影像学资料的病人，虽然可能存在分流管阻塞，但脑室正常或轻度增大，此时判断是否存在分流系统阻塞较为困难。这种情况多见于处于生长发育期的病儿，由于先天畸形的因素，看似正常的脑室其实不正常。此时应先判断分流系统阻塞部位，再更换分流装置或加以矫正。判断方法：穿刺贮液囊抽不出脑脊液或压下阀门后不能再充盈，提示脑室端不通；若难于压瘪阀门，代表阀门本身或腹腔或心房端梗阻。对于因脑脊液蛋白及纤维素含量过高引起的分流系统阻塞应注意预防，如控制出血、炎症等，先进行脑脊液外引流，待化验正常后再进行分流术。疑有腹腔假性囊肿者，经腹部 B 超确诊后，应拔除引流管，切除假性囊肿，在腹腔其他部位重置引流管；若假性囊肿为感染所致，应在感染控制后再行分流术。

(二)感染

感染仍然是脑脊液分流术后主要的并发症之一。感染可造成病人的智力损害、脑室内形成分隔腔，甚至死亡。尽管经过几十年的努力，许多医疗中心报道的感染率仍为 5%～10%。

依据受累部位将感染分为：伤口感染。脑膜炎、腹膜炎、分流管感染。多数感染发生在分流术后 2 个月内。

临床表现与感染的部位有关，伤口感染有发烧、切口或分流管皮下红肿，感染时间长时可有伤口流脓。对于慢性伤口感染，分流管可外露。婴幼儿皮肤薄，分流管易将皮肤磨破造成伤口感染。切口的脑脊液漏常引起污染，后形成感染。

脑膜炎或脑室炎的病人有发烧。头痛、易激惹和颈强直。腹膜炎比较少见，典型的表现有发烧、厌食或呕吐和腹部压痛。

常规血液检查常为多形核白细胞增高。对于脑室外腹腔分流术的病人做血培养无明确的意义，但对发烧的病人应做血培养。同时应做尿或其他感染部位如伤口的细菌培养。头颅 CT 或 MRI 检查可以明确脑室的大小，不仅可以判定分流管是否有阻塞，而且可以决定是否取出分流管或做脑室外引流。

对于所有没有伤口感染或皮下分流管外露的病人,应穿刺分流储液泵抽取脑脊液做细胞计数、革兰氏涂片或培养以明确感染的诊断。一旦确诊,应立即去除分流装置,改作脑室外引流,或经腰穿引流,并全身抗感染治疗或抗生素脑室内、鞘内用药。此外,还虚考虑真菌感染可能。待感染控制后,重行分流术。术中严格无菌操作是预防感染的关键环节。

(三)分流过度或不足

1.分流过度

儿童多见。病人出现典型的体位性头痛,立位时加重而卧位后缓解。CT扫描显示脑室小,脑脊液测压可低于 0.59kPa(60mmH$_2$O)。此时最有效的治疗方法是将低压阀门更换成高压阀门(较原先高出 0.196~0.294kPa(20~30mmH$_2$O))。

2.慢性硬膜下血肿或积液

多见于正压性脑积水病人术后,原因多为应用低阻抗分流管导致脑脊液引流过度、颅内低压。常无明显的临床表现,复查CT或MRI时显示皮质塌陷和硬膜下血肿或积液。应用较大阻抗的分流装置或加装抗虹吸阀,避免过度引流,有可能预防本并发症。轻度硬膜下血肿或积液,可保守治疗;明显的或有症状的硬膜下血肿或积液,应进行手术治疗,前者可行钻孔引流,后者可行积液腹腔分流术。

3.分流不足

病人术后症状无改善,影像学检查发现脑室扩大依然存在或改善不明显。主要原因是使用的分流管阀门压力不适当,导致脑脊液排出不畅。需更换合适压力的阀门。术前判断病人的实际需要,选择合适压力的阀门是预防本并发症的关键。

(四)裂隙脑室综合征

裂隙脑室综合征发生率为 0.9%~55%,可以发生在交通性或非交通性脑积水病人的术后。裂隙脑室综合征是指分流手术后数年(平均为 4.5~6.5 年)出现颅内压增高的症状,如头痛、恶心、呕吐以及共济失调、反应迟缓、昏睡等,CT检查可发现脑室形态小于正常,检查分流管阀门为按下后再充盈缓慢,提示分流管脑室端阻塞。

发病机制是由于脑脊液长期过度引流所致:当脑脊液大量引流后,脑室缩小,分流管脑室端发生功能性阻塞。在脑室顺应性较好时,脑脊液积聚可引起脑室的扩大,从而解除了阻塞,恢复分流管功能;长期反复的分流管功能性阻塞可导致脑脊液向脑室周围室管膜下渗出和沿分流管外渗,受损的室管膜纤维化、室旁充血和胶质增生等,使得患者的脑室顺应性逐渐降低,这时尽管脑脊液不断产生,颅内压不断增高,但脑室不再扩大,分流管阻塞不能解除,而导致高颅内压。

使用抗虹吸装置、更换分流管对预防裂隙脑室综合征并无积极意义。有报道颞肌下减压可缓解病人的症状,减少其发生率。

(五)其他并发症

1.脑室端的并发症

分流管脑室端误插入视神经通路旁时,可引起单眼失明,同向偏盲或双颞侧偏盲等。也有脑室端移到视交叉背部和脑干等处的报道。应用神经内镜,在直视下放置分流管,可以避免误插。如分流术后出现视乳突水肿等急性颅内高压症,或出现视野、视力改变,应考虑脑室端分流管移位可能。一旦明确诊断,需重置分流管脑室端。

2.腹腔端的并发症

(1)脏器穿孔:多为结肠穿孔,可引起腹膜炎、脑膜炎或脑脓肿;也可刺破胃、阴道、膀胱等,可以不表现腹膜刺激征,而仅表现为分流管堵塞,或由于脑脊液流失引起的水,电解质失衡。如发现脏器穿孔,应立即手术拔除分流管,并更换分流方式。

(2)分流管移位:可移位至胸、腹壁及颈部皮下,或头皮帽状腱膜下。偶见穿破横膈,移到胸腔、心包，引起胸腔积液，甚至刺破心脏，造成心脏功能障碍。分流管移到皮下或帽状腱膜下时，可致分流管堵塞，应更换分流管或行分流矫正术；若胸部 X 线平片证实分流管移到胸腔或心脏，需立即手术取管。为预防移位可在分流管易活动处加以固定。

（3）其他：脑脊液肚脐漏，分流管腹腔端缠绕并引起肠梗阻等。

3. 癫痫

发生率约为 5%，额角穿刺者多于枕角穿刺者。应用抗癫痫药物控制发作，同时应排除颅内出血、炎症、脑积水复发颅内压增高等可能原因，并作相应处理。

第十一章　神经系统感染性疾病

第一节　脑蛛网膜炎

脑蛛网膜炎是一种继发于颅内非化脓性感染的组织反应性改变，以蛛网膜增厚、粘连和囊肿形成为主要特征。脑蛛网膜因浆液性炎症发生增厚、粘连和囊肿，引起对脑和颅神经的压迫和供血障碍。好发于中青年。其主要病理改变是局限性或弥漫性蛛网膜与软脑膜的慢性反应性炎症，蛛网膜增厚、粘连，部分脑组织、脑血管、室管膜和脉络丛也可有不同程度的炎症改变。因此，以往文献中又称浆液性脑膜炎、局限性粘连性蛛网膜炎、假性脑瘤和良性颅内压增高症。

一、病因与分型

（一）病因

1.感染

（1）颅内感染细菌、真菌、病毒和各种寄生虫病等引起的各种类型脑膜炎、脑脊髓膜炎脓肿等均可引起蛛网膜炎，其中最常见为结核性感染。

（2）颅脑邻近病灶感染蝶窦、额窦等的感染灶易引起视交叉部位的蛛网膜炎，中耳炎与乳突炎易引起颅后窝蛛网膜炎，尚有扁桃体炎、上呼吸道感染等，亦可引起蛛网膜炎。

（3）全身感染可由感冒、风湿热、盆腔炎、败血症等引起。

2.外伤

颅脑损伤、颅脑手术后等。

3.颅内原发病灶并发症

如脱髓鞘疾病、脑血管硬化等血管病变及脑表浅肿瘤。

4.医源性因素

鞘内注射某些药物，如抗生素、抗肿瘤药物、造影剂。麻醉剂等均可引起蛛网膜炎。

（二）分型

1.根据不同病程中组织形态学改变分为三型

（1）炎症型：主要在急性期，表现为炎性细胞浸润，有轻度纤维增殖。

（2）纤维型：多见于亚急性期，主要以网状层纤维增殖为主要表现。

（3）增殖型：主要为内皮细胞增殖，多见于慢性期，此型多见。

2.根据手术所见分为三型，

（1）斑点型：蛛网膜上散在白色斑点或花纹。

（2）粘连型：蛛网膜呈不规则增厚，并与软脑膜、脑表面及血管、神经呈片状或条索样粘连。

（3）囊肿型：在蛛网膜粘连的基础上形成囊肿，内含无色透明脑脊液，或黄绿色囊液，囊内可有间隔，囊肿增大可出现占位效应。

上述三型可同时存在，或以某一型为主要表现。

二、临床表现

（一）起病方式

可呈急性、亚急性和慢性起病。

（二）类症表现

急性、亚急性的患者可有不同程度的发热、全身不适及脑膜刺激征等症状，慢性起病者炎症表现不明显。

（三）脑部受损表现

脑蛛网膜炎的部位不同，临床表现也不同。

1.视交叉区蛛网膜炎

这是颅底蛛网膜炎最常见的受累部位，表现为额部及眶后疼痛，视力、视野障碍，视盘呈炎性改变、水肿，原发性或继发性萎缩，累及丘脑下部时可有垂体机能异常，如嗜睡、轻度尿崩、性机能减退等。多数颅内压正常。

2.颅后窝蛛网膜炎

约占脑蛛网膜炎的 1/3，又分为三亚型。

（1）中线型：最常见，侵犯枕大池区，粘连阻塞中孔、侧孔或枕大孔，引起梗阻性脑积水导致颅内压增高症，病程发展快，一般病情较重。累及延髓时可发生真性球麻痹。

（2）小脑凸面型：病程可达 1～3 年，表现为慢性颅内压增高征及小脑体征。

（3）桥小脑角型：出现桥小脑角综合征，如眩晕、眼震、病侧耳鸣及耳聋、周围性面瘫、颜面疼痛及感觉减退、共济失调等。如累及颈静脉孔区，可出现病变侧颈静脉孔综合征，即同侧舌咽、迷走及副神经受累。颅内压增高较少。病程较缓慢，可长达数年。

3.大脑半球凸面蛛网膜炎

病变发展慢，可反复发作，可长达数月或数年，主要累及大脑半球凸面及外侧裂，表现为头痛、精神症状及癫痫发作。无或轻度偏瘫、偏侧感觉障碍及失语等。

4.混合型

以上各型蛛网膜炎可混合存在，如大脑凸面、颅底和环池等广泛粘连，引起交通性脑积水，主要表现颅内压增高征，局灶性体征不明显。

（四）脊髓受损表现

脑蛛网膜炎可并发脊髓蛛网膜炎，出现相应的脊髓症状。

三、辅助检查

（一）腰椎穿刺

早期可压力正常，多数患者脑脊液压力有轻度升高，有脑积水者压力多显著增高。急性期脑脊液细胞数多稍有增加（50×10^6/L 以下），以淋巴细胞为主，慢性期可正常。蛋白定量可稍增高。

（二）CT 扫描

可显示局部囊性低密度改变，脑室系统缩小、正常或一致性扩大。通过扫描可排除其他颅内占位性病变。

（三）MRI 扫描

对颅底颅后窝显示比 CT 更清晰，排除颅内占位性病变，有助于本病的诊断。

四、诊断

单独依靠临床表现诊断不易，需结合辅助检查、综合分析才能明确诊断。在诊断时，应了解患者是否有引起蛛网膜炎的原发病因如颅内外感染、颅脑损伤及手术蛛网膜下隙出血等病史。症状常有自发缓解或在感冒、受凉和劳累时加重或复发，局灶体征轻微或呈多灶性，症状多变等特点。

五、鉴别诊断

(一)颅后窝中线区肿瘤

颅后窝中线型蛛网膜炎须与该区肿瘤相鉴别,包括小脑蚓部肿瘤、第四脑室肿瘤。该区肿瘤儿童多见,且常为恶性髓母细胞瘤,症状发展快、病情严重,可出现脑干受压征、小脑体征、脑积水及双侧锥体束征。

(二)桥小脑角区肿瘤

桥小脑角型蛛网膜炎应与该区肿瘤相鉴别,该区肿瘤多为听神经瘤、脑膜瘤及表皮样囊肿。听神经瘤及脑膜瘤,可早期出现听神经损害症状,随后出现面神经、三义神经及小脑损害症状;表皮样囊肿早期多出现三叉神经痛症状。颅骨 X 线片,听神经瘤可出现内听道口破坏与扩大,脑膜瘤可有岩骨破坏及钙化。CT 或 MRI 扫描可确定诊断。

(三)鞍区肿瘤

视交叉部位的蛛网膜炎须与该区肿瘤相鉴别,该区最常见肿瘤为垂体腺瘤、颅咽管瘤及脑膜瘤。垂体腺瘤绝大多数早期出现内分泌障碍,眼底及视野改变比较典型;颅咽管瘤多见于儿童,X 线平片鞍上可有钙化;鞍结节脑膜瘤,表现为视神经慢性受压的视力减退和视野障碍,后期出现原发性视神经萎缩。这些病变经 CT 和 MRI 扫描,各有病变特点,鉴别不难。

(四)大脑半球凸面肿瘤

大脑半球凸面蛛网膜炎与大脑半球表浅胶质瘤、血管瘤、转移瘤及结核球等病变相鉴别,这些病变绝大多数可通过 CT 或 MRI 扫描,做出明确诊断。

六、治疗

(一)非手术治疗

1.抗感染治疗

可根据感染灶的部位和感染性质,选择恰当的抗生素治疗。对于结核引起的蛛网膜炎应常规给予抗结核药物治疗。激素也有明显的抗炎作用,并且对预防和治疗蛛网膜粘连均有较好的疗效,尤其在蛛网膜炎的早期,在应用抗生素的同时,应给予激素治疗,包括适量鞘内应用地塞米松。

2.降低颅内压力

根据颅内压增高的程度,选择口服或静脉应用脱水剂。重复腰椎穿刺,每次缓慢放液10~20mL,也有降低颅内压与减轻蛛网膜粘连的作用。

3.其他药物

适当选择改善脑组织营养及血运的药物,如 ATP、辅酶 A、维生素 B、维生素 C、烟酸、地巴唑、654-2、曲克芦丁等。

(二)手术治疗

1.开颅蛛网膜粘连松解切除术

对颅后窝中线型蛛网膜炎有第四脑室正中孔和小脑延髓池粘连者,可手术分离、松解、切除,疏通正中孔,必要时可切开下蚓部,保证正中孔通畅。对脑桥小脑角和小脑半球的蛛网膜粘连和囊肿,可行剥离松解、切除。对于视交叉部位的蛛网膜炎,经非手术治疗效果不佳或病情恶化者,可开颅行粘连及囊肿分离,切除绞窄性纤维带和压迫神经的囊肿,有效率为30%~40%,故术后仍应继续各种综合治疗。

2.脑脊液分流术

对于枕大池广泛粘连,无法剥离,可试行第四脑室枕大池分流术,或先行枕肌下减压术,最后再作脑室腹腔分流术。弥漫性蛛网膜炎导致梗阻性或交通性脑积水明显者,可行脑室腹腔分流术。

3.单纯蛛网膜囊肿切除术

适用于蛛网膜囊肿引起癫痫、颅内压增高或其他神经功能障碍者。

4.腰椎穿刺

术后应反复腰椎穿刺释放脑脊液，并应用激素。每次 10～20mL，亦可同时注入滤过氧或空气 10～20mL。

七、预后

各种治疗方法均有一定疗效，但病灶完全消退者少见。可自行缓解或治疗后好转又复发。因此，患者可能长期存在一些症状，时轻时重。一般不会影响生命。

第二节　脑脓肿

脑脓肿是指各种病原菌侵入颅内引起感染，并形成脓腔，是颅内一种严重的破坏性疾患。脑脓肿由于其有不同性质的感染、又生长于不同部位，故临床上表现复杂，患者可能是婴幼儿或老年，有时有危重的基础疾病，有时又有复杂的感染状态。因此，对脑脓肿的判断，采用什么方式治疗，以何种药物干扰菌群等，许多问题值得探讨。

一、流行病学趋向

在 21 世纪开始之初，有人将波士顿儿童医院的神经外科资料，对比了 20 年前脑脓肿的发病、诊断和疗效等一些问题，研究其倾向性的变化。他们把 1981～2000 年的 54 例脑脓肿病例和 1945～1980 年的病例特点进行了比较，发现婴儿病例从 7%增加到 22%，并证实新出现以前没有的枸橼酸杆菌和真菌性脑脓肿，前者现在见于新生儿，后者则是免疫抑制患者脑脓肿的突出菌种。过去的鼻窦或耳源性脑脓肿从 26%下降到现在的 11%，总的病死率则呈平稳下降，从 27%降至 24%。

过去罕见的诺卡菌脑脓肿、曲霉菌脑脓肿发病率也有增加，而免疫缺陷(AIDS)患者的神经系统弓形虫病则报道更多，其中少数也形成脑脓肿，甚至多发性脑脓肿。这表明一些原属于机会性或条件性致病菌(病原生物)现在变得更为活跃。另一方面，在广谱抗生素和激素的广泛使用中，耐药人群普遍增加，同时，大量消耗病、恶性病患者的免疫功能受损、吸毒人群增加等，脑脓肿的凶险因素在增加，脑脓肿菌群变化的概率也在上升。

二、病原学

(一)脑脓肿病菌的变化

脑脓肿的病原生物虽有细菌、真菌和原虫，但主要病原是细菌。在过去 50 年中，脑脓肿的致病菌有较大的变化，抗生素应用以前，金黄色葡萄球菌占 25%～30%，链球菌占 30%，大肠杆菌占 12%。20 世纪 70 年代葡萄球菌感染下降，革兰氏阴性杆菌上升，细菌培养阴性率达 50%以上。认为此结果与广泛应用，抗生素控制较严重的葡萄球菌感染有关。国内的这方面变化也类似。天津科研人员调查，从 1980～2000 年的细菌培养阳性率依次为链球菌 32%，葡萄球菌 29%，变形杆菌 28%，与 1952～1979 年的顺序正好相反，这主要与耳源性脑脓肿减少有关。

其次，20 世纪 80 年代以来厌氧菌培养技术提高，改变了过去 50%培养阴性的结果。北京研究人员曾统计脑脓肿 16 例，其中厌氧菌培养阳性 9 例，未行厌氧菌培养 7 例，一般细菌培养都阴性。厌氧菌培养需及时送检，注意检验方法。目前，实际培养阳性率仍在 48%～81%。

(二) 原发灶与脑脓肿菌种的关系

原发灶的病菌是脑脓肿病菌的根源。脑脓肿的菌种繁多，南非最近一组 121 例脓液培养出细菌 33 种，50% 混合型。但各种原发灶的病菌有常见的范围。耳鼻源性脑脓肿以链球菌和松脆拟杆菌多见；心源性则以草绿色链球菌、厌氧、微需氧链球菌较多；肺源性多见的是牙周梭杆菌诺卡菌和拟杆菌；外伤和开颅术后常是金黄色葡萄球菌、表皮葡萄球菌及链球菌（详见表 11-1）。事实上，混合感染和厌氧感染各占 30%～60%。

表 11-1　原发灶、病原体、入颅途径及脑脓肿定位

原发灶、感染途径	主要病菌	脑脓肿主要定位
1. 邻近接触为主		
中耳炎、乳突炎；邻近接触；血栓静脉炎逆行感染	需氧或厌氧链球菌、松脆拟杆菌(厌氧)、肠内菌群	颞叶(多)、小脑(小)(表浅、单发多)；远隔脑叶或对侧
筛窦炎、额窦炎(蝶窦炎)	链球菌、松胞拟杆菌(厌氧)、肠内菌群、金色葡萄球菌、嗜血杆菌	额底、额板(垂体、脑干、颞叶)
头面部感染(牙、咽等)	牙周梭杆菌、松脆拟杆菌(厌氧)、链球菌	额叶多(多位)
2. 远途血行感染		
先天性心脏病(心内膜炎)	草绿链球菌、厌氧菌、微需氧链球菌(金色葡萄球菌、溶血性链球菌)	大脑中动脉分布区(可见各种部位)深部，多发，囊壁薄
肺源性感染(支扩、脓胸等)	牙周梭杆菌、故线菌拟杆菌、星形诺卡菌	同上部位
其他盆腔、腹腔脓肿	肠内菌群、变形杆菌混合	同上部位
3. 脑膜开放性感染		
外伤性脑脓肿	金色葡萄球菌、表皮葡萄球菌	依异物、创道定位
手术后脑脓肿	链球菌、肠内菌群、梭状芽孢杆菌	脑脊液漏附近
4. 免疫原性脑脓肿		
AIDS、恶性病免疫抑制治疗等	诺卡菌、真菌、弓形虫、肠内菌群	似先心病
新生儿	枸橼酸菌、变形杆菌	单或双额(大)
5. 隐源性脑脓肿	链球菌、葡萄球菌、初油酸菌	大脑、鞍区、小脑

(三) 病原体入颅途径和脑脓肿定位规律

1. 邻近结构接触感染

(1) 耳源性脑脓肿：中耳炎经鼓室盖、鼓窦、乳突内侧硬膜板入颅，易形成颞叶中后部、小脑侧叶前上部脓肿最为多见。以色列一组报道中提到，15 年 28 例中耳炎颅内并发症 8 种，依次是脑膜炎、脑脓肿、硬膜外脓肿，乙状窦血栓形成、硬膜下脓肿、静脉窦周脓肿、横窦和海绵窦血栓形成。表明少数可通过逆行性血栓性静脉炎，至顶叶、小脑蚓部或对侧深部白质形成脓肿。

(2) 鼻窦性脑脓肿：额窦或筛窦炎易引起硬膜下或硬膜外脓肿，或额极、额底脑脓肿。某医院 1 例小儿筛窦炎引起双眶骨膜下脓肿，后来在 MRI 检查发现脑脓肿，这是局部扩散和逆行性血栓性静脉炎的多途径入颅的实例。蝶窦炎偶尔可引起垂体、脑干、颞叶脓肿。

(3) 头面部感染引起：颅骨骨髓炎、先天性皮窦、筛窦骨瘤、鼻咽癌等可直接伴发脑脓肿；牙周脓肿、颌面部蜂窝织炎、腮腺脓肿等可以通过面部静脉与颅内的吻合支；板障静脉或导血管的逆行感染入颅。斯洛伐尼亚 1 例患者换乳牙时自行拔除，导致了脑脓肿。

2. 远途血行感染

(1) 细菌性心内膜炎，由菌栓循动脉扩散入颅。

（2）先天性心脏病，感染栓子随静脉血不经肺过滤而直接入左心转入脑。

（3）发绀型心脏病，易有红细胞增多症，血黏度大，感染栓子入脑易于繁殖。此类脓肿半数以上为多发、多房，少数呈痛性，常在深部或大脑各叶，脓肿相对壁薄，预后较差。

（4）肺胸性感染，如肺炎、肺脓肿、支气管扩张、脓胸等，其感染栓子扩散至肺部毛细血管网，可随血流入颅。

（5）盆腔脓肿，可经脊柱周围的无瓣静脉丛，逆行扩散到椎管内静脉丛再转入颅内。最近，柏林 1 例肛周脓肿患者，术后 1 周出现多发性脑脓肿，探讨了这一感染途径。

3.脑膜开放性感染

外伤性脑脓肿和开颅术后脑脓肿属于这一类。外伤后遗留异物或脑脊液时，偶尔会并发脑脓肿，常位于异物处、脑脊液漏附近或在创道的沿线。

4.免疫原性脑脓肿

自从 1981 年发现 AIDS 的病原以来，其普遍流行的程度不断扩大，影响全球。一些 AIDS 患者继发的机会性感染，特别是细菌、真菌放线菌及弓形虫感染造成的单发或多发性脑脓肿日渐增多，已见前述。这不仅限于 AIDS，许多恶性病和慢性消耗病如各种白血病、中晚期恶性肿瘤、重型糖尿病、顽固性结核病等，其机体的免疫力低下，尤其在城市患者的耐药菌种不断增加，炎症早期未能控制，导致脑脓肿形成的观察上升。

5.隐源性脑脓肿

临床上找不到原发灶。此型有增加趋势。天津一组长期对照研究，本型已从过去 10%上升到 42%，认为与抗生素广泛应用和标本送检中采取、保存有误有关。一般考虑还是血源性感染，只是表现隐匿。另外，最近欧美、亚洲都有一些颅内肿瘤伴发脑脓肿的报道，似属隐源性脑脓肿。

鞍内、鞍旁肿瘤合并脓肿，认为属窦源性；矢状窦旁脑肿瘤，暗示与窦有关；1 例颞极脑膜瘤的瘤内、瘤周白质伴发脓肿，术后培养出 B 型链球菌和冻链球菌，与其最近牙槽问题有关，可能仍为血行播散；小脑转移癌伴发脓肿，曾有 2 例分别培养出初油酸菌、凝固酶阴性型葡萄球菌，其中 1 例，尸检证实为肺癌。

三、病理学基础

脑脓肿的形成因细菌毒力不同有很大差异。斯坦福大学的 Brit、Enrmann 等分别以需氧菌（α-溶血性链球菌）和厌氧混合菌群（松脆拟杆菌和能在厌氧条件下生长的表皮葡萄球菌）做两种实验研究，并以人的脑脓肿结合 CT 和临床进行系统研究。认为脑肿瘤的分期系自然形成，各期紧密相连而重点有别，但影响因素众多，及早而有效的药物可改变其进程。

（一）需氧菌脑脓肿四期的形成和发展

1.脑炎早期（1～3d）

化脓性细菌接种后，出现局限性化脓性脑炎，血管出现脓性栓塞，局部炎性浸润，中心坏死，周围水肿，周围有新生血管。第 3 天 CT 强化可见部分性坏死。临床以急性炎症突出，卧床不起。

2.脑炎晚期（4～9d）

坏死中心继续扩大，炎性浸润以吞噬细胞，第 5 天出现成纤维细胞，并逐渐成网包绕坏死中心。第 7 天，周围新生血管增生很快，围绕着发展中的脓肿。CT 第 5 天可见强化环，延迟 CT，10～15min 显强化结节。临床有缓解。

3.包囊早期（10～13d）

10 天形成薄囊，脑炎减慢，新生血管达最大程度，周围水肿减轻，反应性星形细胞增生，脓肿孤立。延迟 CT 的强化环向中心弥散减少。

4.包囊晚期（14d 以后）

包囊增厚，囊外胶质增生显著，脓肿分 5 层：①脓腔；②成纤维细胞包绕中心；③胶原蛋白囊；④周围炎性浸润及新生血管；⑤星形细胞增生，脑水肿。延迟强化 CT 增强剂不弥散入脓腔。临床突显占位病变。

（二）厌氧性脑脓肿的三期

从厌氧培养的专门技术发现，脑脓肿的脓液中厌氧菌的数量大大超过需氧菌。松脆拟杆菌是最常见的责任性厌氧菌，是一个很容易在人体内形成脓肿和造成组织破坏的细菌。过去从鼻副窦、肺胸炎症、腹部炎症所造成的脑脓肿中分离出此细菌，但最多是从耳源性脑脓肿中分离出来的，其毒力很大，显然不同于上述需氧性链球菌。

1.脑炎早期（1～3d）

这一厌氧混合菌组接种实验动物后，16 只狗出现致命感染，是一种暴发性软脑膜炎，甚至到晚期都很重。其中 25% 是广泛性化脓性脑炎，其邻近坏死中心的血管充血及血管周围出血，或血栓形成，周围积存富含蛋白的浆液及脑炎早期的脑坏死和广泛脑水肿。

2.脑炎晚期（4～9d）

接着最不同的是坏死，很快，脑脓肿破入脑室占 25%（4～8d），死亡达 56%（9/16），这在过去链球菌性脑脓肿的模型中未曾见到，表明其危害性和严重性。

3.包囊形成（10d 以后）

虽然在第 5 天也出现成纤维细胞，但包囊形成明显延迟，3 周仍是不完全性包囊，CT 证实，故研究人员在包囊形成阶段不分早晚期，研究的关键是失控性感染。另外。松脆拟杆菌属内的几个种，能产生 β-内酰胺酶，可以抗青霉素，应引起临床医师的重视。

四、临床表现

脑脓肿的症状和体征差别很大，与原发病的病情，脑脓肿的病期，脑脓肿的部位数目，病菌的毒力，宿主的免疫状态均有关。

（一）原发病的变化

脑脓肿都是在常见原发病的基础上产生的，故在耳咽鼻喉、头面部、心、肺及其他部位的感染，或脓肿后出现脑膜刺激征状，就应提高警惕，特别应该引起重视的如原来流脓的中耳炎突然停止流脓，应注意发生有脓入颅内的可能性。

（二）急性脑膜脑炎症状

任何脑脓肿都是从脑膜脑炎开始，最早可表现为头痛伴发高热，甚至寒战等全身不适和颈部活动受限。突出的头痛可占 70%～95%，常为病侧更痛，局部叩诊时有定位价值，更多的是全头痛，药物难以控制。半数患者可伴颅内压增高，表现尚有恶心、呕吐，常有嗜睡和卧床不起。

（三）脑脓肿的局灶征

在脑脓肿取代脑膜脑炎的过程中，体温下降，精神好转，不数日，因脓肿的扩大，又再次卧床不起。一方面头痛加重、视盘水肿、烦躁或反应迟钝；另一方面局灶性神经体征突出，50%～80% 出现偏瘫、语言障碍、视野缺损、锥体束征或共济失调的小脑病变特征。依脓肿所在部位突出相应额、顶、枕、颞的局灶征，少部分患者出现癫痫，极少数脑干脓肿可表现在本侧颅神经麻痹、对侧锥体束征。发生率依次为脑桥、中脑、延脑。近年增多的不典型"瘤型"脑脓肿可达 14%，过去起伏两周的病期，可延缓至数月，大部分被误诊为胶质瘤，值得注意。

（四）脑脓肿的危象

1.脑疝综合征

脑疝是脑脓肿危险阶段的临界信号，都是脑脓肿增大到一定体积时脑组织横形或纵形移位，脑干受压使患者突然昏迷或突然呼吸停止而致命。关键是及早处理脑脓肿，识别先兆症状和体征，避免使颅内压增高的动作，避免不适当的操作，特别要严密和善于观察意识状态。必要时应积极锥颅穿刺脓肿或脑室，迅速减压。

2.脑脓肿破裂

脑脓肿的脑室面脓肿壁常较薄，在不适当的穿刺或穿透对侧脓壁时，可自发性破裂，破入脑室或破入蛛网膜下隙。出现反应时，伴有头痛、高热、昏迷、角弓反张等急性室管膜炎或脑膜炎症状，应及时脑室外引流，积极抢救，以求逆转症状。

五、特殊检查

（一）CT 和 MRI

1.脑炎早晚期（不足 9d）

CT 平扫，1～3d，就出现低密度区，但可误为正常。重复 CT 见低密度区扩大。CT 增强，3d 后即见部分性强化环。MRI 长 T_2 的高信号较长 T_1 的低信号水肿更醒目。4～9d，CT 见显著强化环。延迟 CT（30～60s）强化剂向中心弥散，小的脓肿显示强化结节。

2.包囊晚期（超过 10 天）

CT 平扫，低密度区边缘可见略高密度的囊壁，囊外为水肿带。MRIT 见等信号囊壁，囊壁内外为不同程度的长 T_1；T_2 的低信号囊壁介于囊壁内外的长 T_2 之间，比 CT 清晰。CT 增强，见强化囊壁包绕脓腔。延迟 CT（30～60s），强化环向中央弥散减少，14d 以后不向中央弥散。T_1 用 Gd-DTPA 增强时，强化囊壁包囊绕脓腔比 CT 反差更明显。

3.人类脑脓肿的 CT 模式

早年 8 例不同微生物所致人类脑脓肿的 CT 模式可供参考。上述图形各取自系列 CT 扫描之一，但处于脑脓肿的不同阶段。

（1）不同微生物：细菌性脑脓肿（A、D、E、G、H）；真菌性脑脓肿（C、F）；原虫性脑脓肿（B）。

（2）不同时期：脑炎早期（A、B、C）；脑炎晚期（D）；包囊早期（E、F）；包囊晚期（G、H）。

（3）不同数量：单发脑脓肿（D～G）；多发脑脓肿（A～C、H）。

（4）各种脑脓肿：星形诺卡菌脑脓肿（A）；弓形虫性脑脓肿（B）；曲霉菌脑脓肿（C）；肺炎球菌脑脓肿（D）；微需氧链球菌脑脓肿（E）；红花尖镰孢霉菌脑脓肿（F）；牙周梭杆菌脑脓肿（G）；分枝杆菌，绿色链球菌，肠菌性多发性后颅凹脑脓肿（H）。

（二）DWI 及 MRS

1.弥散加权磁共振扫描（DWI）

脑脓肿的诊断有时与囊性脑瘤混淆。近年来，有多篇报道用 DWI 来区别。土耳其一组研究人员收集脑脓肿病例 19 例，其中 4 例 DWI 是强化后高信号，由于水分子在脓液和囊液的弥散系数（ADC）明显不同，脓液的 ADC 是低值，4 例平均为（0.76±0.12）mm/s；8 例囊性胶质瘤和 7 例转移瘤的 DWI 是低信号，ADC 是高值，分别为（5.51±2.08）mm/s 和（4.58±2.19）mm/s，（$P=0.003$）。当脓液被引流后 ADC 值升高，脓肿复发时 ADC 值又降低。

2.磁共振波谱分析（MRS）

这是利用磁共振原理测定组织代谢产物的技术。脑脓肿和囊肿都可以检出乳酸，许多氨基酸是脓液中粒细胞释放蛋白水解酶，使蛋白水解成的终产物；而胆碱又是神经脂类的分解产物，因此，MRS 检出后两种即标志着脓肿和肿瘤的不同成分。印度一组研究显示，42 例脑部环状病变，用 DWI、ADC 和质子 MRS（PMRS）检查其性质。29 例脑脓肿的 ADC 低值小于（0.9±1.3）mm/s，PMRS 出现乳酸峰和其他氨基酸峰（琥珀酸盐、醋酸盐、丙氨酸等）；另 23 例囊性肿瘤的 ADC 高值（1.7±3.8）mm/s，PMRS 出现乳酸峰及胆碱峰。结果表明脓肿和非脓肿显然不同。

（三）其他辅助检查

1.周围血象

白细胞计数、血沉、C-反应蛋白升高，属于炎症。

2.脑脊液

白细胞轻度升高，蛋白升高显著是一特点。有细胞蛋白分离趋势。

3.X 线 CR 片

查原发灶。过去应用的脑血管造影、颅脑超声波、同位素扫描等现已基本不用。

六、诊断及特殊类型脑脓肿

典型的脑脓肿诊断不难，一个感染的病史，近期有脑膜脑炎的过程，发展到颅内压增高征象和局灶性神经体征，加上强化头颅 CT 和延时 CT 常可确诊。必要时可做颅脑 MR1 及 Gd-DTPA 强化。对"瘤型"脑脓肿，在条件好的单位可追加 DWI，MRS 进一步区别囊型脑瘤。条件不够又病情危重则有赖于直接穿刺或摘除，以达诊治双重目标。脑结核瘤，都有脑外结核等病史，可以区别。耳源性脑积水、脓性迷路炎都有耳部症状，无脑病征，CT 无脑病灶。疱疹性局限性脑炎，有时突然单瘫，CT 可有低密度区，但范围较脓肿大，CSF 以淋巴增高为主，无中耳炎等病灶，必要时活检区别。

鉴于病原体的毒力、形成脑脓肿快慢、病员的抵抗力等有很大差异，特别是近年一些流行病学的新动向，简单介绍几种特殊类型的脑脓肿，便于加深对某些特殊情况的考虑和鉴别。

(一)硬脑膜下脓肿

脑膜瘤是脑瘤的一种，硬脑膜下脓肿也应该是脑脓肿的一种，但毕竟脓肿是在硬膜下腔，由于这一解剖特点脓液可在腔内自由发展，其速度更快，常是暴发性临床表现，很快恶化，在 1949 年前悉数死亡，是脑外科的一种严重急症。

硬膜下脓肿 2/3 由鼻窦炎引起，多见于儿童。最近，澳洲一组报道显示 10 年内颅内脓肿 46 例，儿童硬膜下脓肿 20 例(43%)，内含同时伴脑脓肿者 4 例。

典型症状是鼻窦炎、发热、神经体征的三联征。鼻窦炎所致者眶周肿胀($P=0.005$)和畏光($P=0.02$)。意识变化于 24～48h 占一半，头痛、恶心、呕吐常见，偏瘫、失语、局限性癫痫突出，易发展到癫痫持续状态，应迅速抗痫；否则患者病情很快恶化。诊断基王医生的警觉，CT 可能漏诊，MRI 冠状位、矢状位能见颅底和突面的新月形 T_2 高信号灶更为醒目。英国 66 例的经验主张开颅清除，基于：①开颅存活率高，该文开颅组 91%存活，钻颅组 52%存活。②钻颅残留脓多，他们在 13 例尸检中 6 例属于鼻窦性，其中双侧 3 例，在纵裂、枕下、突面、基底池周围 4 个部位残留脓各 1 例。另 1 例耳源性者脓留于颅底、小脑桥脑角和多种部位。③开颅便于彻底冲洗，他们提出，硬膜下脓液易凝固，超 50%是厌氧菌和微需氧链球菌混合感染，用含氯霉素 1g/50mL 的生理盐水冲洗效果较好。另外，有医师认为症状出现后 72h 内手术者，终残只有 10%；而 72h 以后手术者，70%非残即死。有一种亚急性术后硬膜下脓肿，常在硬膜下血肿术后伴发感染，相当少见。

(二)儿童脑脓肿

儿童由于其抵抗力弱，一旦发生脑脓肿较成人更危险。一般 15 岁以下的小儿占脑脓肿总数的 1/3 或小半。据卡拉其、Atig 等的报道儿童脑脓肿的均龄在 5.6±4.4 岁。北京一组病例显示平均为 6.68 岁，小于 10 岁的可占 4/5，两组结果类似。以上两组均以链球菌为主。

儿童脑脓肿的表现为发烧呕吐、头痛和癫痫的四联征。北京组查见视盘水肿占 85%，显示儿童的颅内压增高突出，这与小儿病程短(平均约 1 个月)、脓肿发展快、脓肿体积大有关(3～5cm 占 50%，大于 5～7cm 占 32%，大于 7cm 占 18%)。另外，小儿脑脓肿多见的是由发绀型先天性心脏病等血行感染引起，可占 37%。加上儿童头面部吻合静脉逆行感染及肺部感染，或败血症在 Atig 组就占 23%，故总的血源性脑脓肿超过 50%，因而多发性脑脓肿多达 30%～42%，这就比较复杂。总之，由于小儿脑脓肿的自限能力差，脓肿体积大，颅内压高，抵抗力又弱等特点，应强调早诊早治。方法以简单和小儿能承受的为主。手术切除在卡拉其的

30例中占6例，但5例死亡。故决定处理方式应根据经验、技术条件、患者情况等全面考虑。

（三）新生儿脑脓肿

新生儿脑脓肿在100年前已有报道，但在CT启用后发现率大增。巴黎研究人员一次报道新生儿脑脓肿30例，90%为变形杆菌和枸橼酸菌引起。有人认为此种新生儿脑脓肿是上述两菌所致的白质坏死性血管炎，脑坏死是其特殊表现。另外，此种新生儿脑脓肿67%(20/30)伴广泛性脑膜炎，43%(13/30)伴败血症。由于脑膜炎影响广泛，所以较一般新生儿脑脓肿（链球菌、肠内菌引起）更为严重。

新生儿脑脓肿在生后7d发病占2/3(20/30)，平均9天（1～30d）。癫痫为首发症状占43%，感染为首发症状占37%，而急性期癫痫增多达70%(21/30)，其中呈持续状态占19%(4/21)，说明其严重性。脑积水达70%(14/20)，主要是脑膜炎性交通性脑积水。CT扫描28例中多发性脑脓肿17(61%)，额叶22(79%)，其中单侧12例，双侧10例，大多为巨大型，有2例贴着脑室，伸向整个大脑半球。

处理：单纯用药物治疗5例，经前囟穿刺注药25例(83%)。经前囟穿吸注药1次治疗56%(14/25)，平均2次（1～6次）。其中月内穿刺15例(60%)，仅20%合并脑积水；月后穿刺10例，内70%合并脑积水。单纯用药5例（不穿刺），其中4例发展成脑积水。上述巴黎的30例中，17例超过2年的随访，只有4例智力正常，不伴发抽风。CT扫描显示其他患者遗留多种多样的脑出血、梗死和坏死，均属于非穿刺组。从功能上看，早穿刺注药者预后好，不穿刺则差。关于用药，新型头孢菌素＋氨基糖苷的治疗方案是重要改进，他们先用庆大霉素＋头孢氨噻，后来用丁胺卡那＋头孢曲松，均有高效。新德里最近用泰能对1例多发性脑脓肿的新生儿治疗，多次穿刺及药物治疗，4周改变了预后。

（四）诺卡菌脑脓肿

诺卡菌脑脓肿原来报道很少，但近20年来，此种机会性致病菌所致的脑脓肿的报道增加很快。诺卡菌可见于正常人的口腔，革兰氏阳性，在厌氧或微需氧条件下生长。属于放线菌的一种，有较长的菌丝，发展缓慢而容易形成顽固的厚壁脓肿，极似脑瘤，过去的病死率高达75%，或3倍于其他细菌性脑脓肿。但由于抗生素的发展，病死率已迅速降低。

诺卡菌有百余种，引起人类疾病的主要有6种，但星形诺卡菌最为多见，常由呼吸道开始，半数经血播散至全身器官，但对脑和皮下有特别的偏爱。20世纪50年代有人综合68例中肺占64.7%，皮下32.3%，脑31.8%，互有并发，心、肾、肝等则很少。威斯康星1例13岁女孩，诊为风湿热，脑血管造影定位，整块切除，脓液见许多枝片状菌丝，术后金、青霉素治愈。

时至今日，CT、MRI的强化环可精确定位。墨西哥1例DWI的高信号，PMRS检出乳酸峰、氨基酸峰，可定位与定性，用磺胺药(TMP/SMZ)可治愈。欧美有些报道从分子医学定性，通过16s rDNA PCR扩增法，及hsp 65序列分析，属诺卡菌基因。

处理：TMP/SMZ可透入CSF，丁胺卡那、泰能、头孢曲松、头孢噻肟均有效。由于为慢性肉芽肿性脑脓肿，切除更为安全。

（五）曲霉菌脑脓肿

曲霉菌是一种广泛存在于蔬菜、水果、粮食中的真菌，其孢子可引起肺部感染，是一种条件致病菌，当机体抵抗力低下时，可经血循环播散至颅内，造成多发或多房脑脓肿。最多见的有烟曲霉菌和黄曲霉菌，可发生于脑的任何部位。广州于近3年报道了2例肺和脑的多发性烟曲霉菌脑脓肿。纽约报道1例眶尖和脑的多发性烟曲霉菌并诺卡菌脑脓肿。此两患者都先有其他疾病，说明抵抗力降低在先。广州的病例先有胆管炎、肺炎、伴胸腔积液，后来发现脑部有11个脑脓肿（2～3cm居多）。纽约的病例先有脊髓发育不良性综合征、贫血和血小板缺乏症，以后眶尖和脑部出现许多强化环（脑脓肿），先后活检，发现不同的致病菌。病程相当复杂，均出现偏瘫，前者曾意识不清，多处自发性出血；后者有失控性眼后痛，发展成海绵窦炎，表现出Ⅳ～Ⅵ颅神经麻痹，中途还因坏死性胆管炎手术1次。处理结果尚好，两者都用两性霉素，前者静脉和鞘内并用，脓肿和脑室引流，后者加用米诺环素(Minocycline)和泰能，分别于四个半月和半年病灶全消，但后者于2年后死于肺炎。

曲霉菌脑脓肿的CT、MRI与其他脑脓肿类似。麻省总医院曾研究6例，其DWI为高信号，但ADC均值较一般脑脓肿为低，(0.33±0.6)mm/s，此脓液反应为高蛋白液。

处理主张持积极态度。过去在免疫缺陷患者发生曲霉菌脑脓肿的死亡率近乎100%。加州大学对4例白血病伴发本病患者，在无框架立体定向下切除多发脑脓肿及抗真菌治疗，逆转了病情，除1例死于白血病外，3例有完全的神经病学恢复。最近，英国1例急性髓性白血病伴发本病，用两性霉素，伊曲康唑几乎无效，新的伏利康唑由于其BBB的穿透力好，易达到控制真菌浓度而治疗成功。

(六)垂体脓肿

垂体脓肿自首例报道至1995年已经约有100例的记载。最近10年，仅北京两单位报道就有12例。

从发病机制来看，有两种意见，一类是真性脓肿，有人称为原发性垂体脓肿，通过邻近结构炎症播散，或远途血行感染，或头面部吻合血管逆行感染，使正常垂体感染形成脓肿，或垂体瘤伴发脓肿；另一类是类脓肿，即继发性垂体脓肿，是指垂体瘤、鞍内颅咽管瘤等情况下，局部血循环紊乱，瘤组织坏死、液化，也形成脓样物质，向上顶起鞍膈，压迫视路，似垂体脓肿，但不发热，培养也无细菌生长，实际有所不同。

垂体脓肿常先有感染症状，同时有鞍内脓肿膨胀的表现，剧烈头痛和视力骤降是两大特点。Jain等指出视力、视野变化可占75%～100%。最近，印度1例12岁女孩，急性额部头痛，双视力严重丧失，强化MRI诊断，单用抗生素治疗。但垂体脓肿大多发展缓慢，一年以上的占多数，突出表现是垂体功能衰减，尤其是较早出现垂体后叶受损的尿崩症多见。协和医院7例垂体脓肿患者中5例有尿崩，天坛医院2例垂体脓肿患者在3个月以内就出现尿崩，其中1例脓液培养有大肠杆菌。日本有1例56岁男性，垂体脓肿，同时有无痛性甲状腺炎、垂体功能减退和尿崩症，Matsuno等认为是漏斗神经垂体炎或淋巴细胞性腺垂体炎，但在术前和组织病理检查前鉴别诊断是困难的。这是慢性的真性垂体脓肿。由于垂体瘤的尿崩症只占10%，故常以此区别两病。另外，垂体脓肿的垂体功能普遍减退是第3个特点，协和医院一组的性腺、甲状腺、肾上腺等多项内分泌功能检查低值，更为客观，并需用皮质醇来改善症状。

重庆今年报道1例月经紊乱、泌乳3个月，PRL 457.44ng/mL，术中抽出黏稠脓液，镜检有大量脓细胞，病理见垂体瘤伴慢性炎症，最后诊断是继发于垂体瘤的垂体脓肿。

鉴别垂体瘤囊变或其他囊性肿瘤，MRI的DWI和ADC能显示其优越性。处于早期阶段，甲硝唑和三代头孢菌素就可以对付链球菌，拟杆菌或变形杆菌，若已成大脓肿顶起视路，则经蝶手术向外放脓，电灼囊壁使其收缩最为合理。

七、处理原则

(一)单纯药物治疗

理想的治疗是化脓性脑膜脑炎阶段消炎，防止脑脓肿的形成。最早是1971年有报道单纯药物治疗成功。1980年加州大学(UCSF)的研究，找出成功的因素是用药早、脓肿小、药效好、CT观察好。该组8例的病程平均4.7周。成功的6例直径平均1.7cm(0.8～2.5cm)，失败的则为4.2cm(2～6cm)(P＜0.001)，故主张单纯药物治疗要小于3cm。该组细菌以黄色葡萄球菌、链球菌和变形杆菌为主，大剂量(青、氯、新青)三联治疗[青霉素1000万U，静脉注射，每日1次，小儿30万U/(kg·d)；氯霉量3～4g，静脉注射，每日1次，小儿50～

100mg/（kg·d）；半合成新青Ⅰ、新青Ⅲ大于 12g，静脉注射，每日 1 次，4～8 周，对耐青者]，效果好。CT 观察 1 个月内缩小，异常强化 3 个半月内消退，25 个月未见复发。他们归纳指征：①高危患者；②多发脑脓肿，特别是脓肿间距大者；③位于深部或重要功能区；④合并室管膜炎或脑膜炎者；⑤合并脑积水需要 CSF 分流者。方法和原则同上述成功的因素。

（二）穿刺吸脓治疗

鉴于上述单纯药物治疗的脑脓肿直径都小于 2.5cm，导致推荐大于 3cm 的脑脓肿就需要穿刺引流。理论是根据当时哈佛大学有学者研究，发现穿透 BBB 和脓壁的抗生素，尽管其最小抑菌浓度已经超过，但细菌仍能存活，此系抗生素在脓腔内酸性环境下失效。故主张用药的同时，所有脓液应予吸除，特别在当今立体定向技术下，既符合微创原则，又可直接减压。另外，还可以诊断（包括取材培养），且能治疗（包括吸脓、冲洗、注药或置管引流）。近年报道经 1～2 次穿吸，治愈率达 80%～90%。也有人认为几乎所有脑脓肿均可穿刺引流和有效的抗生素治疗。钻颅的简化法——床旁锥颅，解除脑疝最快，更受欢迎。

（三）脑脓肿摘除术

开颅摘除脑脓肿是一种根治术，但代价较大，风险负担更重。指征是：①厚壁脓肿；②表浅脓肿；③小脑脓肿；④异物脓肿；⑤多房或多发性脓肿（靠近）；⑥诺卡菌或真菌脓肿；⑦穿刺失败的脑脓肿；⑧破溃脓肿；⑨暴发性脑脓肿；0脑疝形成的脓肿。开颅后可先于穿刺减压，摘除脓肿后可依情况内、外减压。创腔用双氧水及含抗生素溶液冲洗，应避免脓肿破裂，若有脓液污染更应反复冲洗。术后抗生素均应 4～6 周。定期 CT 复查。

（四）抗生素的联用

脓肿的微生物性质是脑脓肿治疗的基础，脓液外排和有效抗生素的应用是取得疗效的关键，由于近年来大量广谱抗生素的问世，对脑脓肿的治疗确实卓有成效，病死率大为降低。同时，因为脑脓肿的混合感染居多，目前采用的三联、四联用药，疗效尤其突出。

早年的抗生素（青霉素、氯霉素、新青霉素），对革兰氏阴性、革兰氏阳性、需氧、厌氧菌十分敏感，从心、肺来的转移性脑脓肿疗效肯定。对耳、鼻、牙源性脑脓肿同样有效。现在常用的抗生素（青霉素、甲硝唑、头孢），由于甲硝唑对拟杆菌是专性药，对细菌的穿透力强，不易耐药，价廉，毒副作用少，在强调厌氧菌脑脓肿的今天，此三联用药已成为首选，加上三代头孢对需氧菌混合感染也是高效。上两组中偶有耐甲氧西林的金葡（MRSA），可将青霉素换上万古霉素，这是抗革兰氏阳性球菌中最强者，对外伤术后的脑脓肿高效。用甲硝唑、头孢治疗儿童脑脓肿也有高效。

伏利康唑治霉菌性脑脓肿，磺胺（TMP/SMZ）治诺卡菌脑脓肿，都是专性药。头孢曲松及丁胺卡那治枸橼酸菌新生儿脑脓肿也具有特效，已见前述。亚胺培南（泰能）对老年人、幼儿、免疫力低下者，对绝大多数厌氧、需氧、革兰氏阴性、革兰氏阳性菌和多重耐药菌均具强力杀菌作用，是目前最广谱的抗生素，可用于危重患者。脑脓肿破裂或伴有明显脑膜炎时，鞘内注药也是一种方法，其剂量是丁胺卡那 10mg/次，庆大霉素 2 万 U/次，头孢曲松（罗氏芬）25～50mg/次，万古霉素 20mg/次，半合成青霉素苯唑西林 10mg/次，氯唑西林 10mg/次，小儿减半，生理盐水稀释。

第三节　病毒性脑膜炎

病毒性脑膜炎是指由各种病毒感染导致的一组以软脑膜弥漫性炎症为特点的临床综合征，又称无菌性脑膜炎或浆液性脑膜炎。一般急性起病，以发热、头痛、脑膜刺激征和脑脊液改变为主要临床表现。病程有自限性，多在 2 周以内，一般不超过 3 周，预后较好，多无并发症。病毒若同时侵犯脑实质则形成脑膜脑炎。

一、病原学

85%～90%的病毒性脑膜炎由肠道病毒引起，该病毒属于微小RNA病毒科的肠道病毒属，有60多个不同亚型，呈圆球状颗粒，直径20～30nm，核酸内核为单股RNA，包括脊髓灰质炎病毒、柯萨奇病毒A和B、艾柯病毒等。约有90%肠道病毒性脑膜炎由柯萨奇B病毒和艾柯病毒引起，主要包括柯萨奇病毒B2～5、艾柯病毒4、6、9、30等。柯萨奇病毒A7、A9和肠道病毒71型也较常见。

此外，虫媒病毒、单纯疱疹病毒(HSV)、腮腺炎病毒也是引起本病的较常见病原体。淋巴细胞性脉络丛脑膜炎病毒及流感病毒少见。

二、流行病学

肠道病毒性脑膜炎可见于世界各地，呈规模不等的流行或散在发病。患者及带病毒者为传染源。病毒经粪便排出，持续数周至2年，也可从咽部排出，持续约3周。肠道病毒传染性很强，主要经粪-口传播，也可经呼吸道传播，易在家庭及集体机构中散布。该病具有流行性和地方性的特征，全年均可发生，夏秋季高发且多有流行。14岁以下小儿受感染机会明显高于成年人，男性略多于女性。肠道病毒有型特异性保护性免疫，但一般各型之间无交叉反应。该病隐性感染明显多于显性感染，比例高达130:1。艾柯病毒中4、6、9、30型及肠道病毒71型常引起爆发流行，而艾柯病毒23、5型感染多为散发。

腮腺炎病毒脑膜炎多发生于流行性腮腺炎病程中或后期，常为自限性。该病毒是一种DNA病毒，经呼吸道飞沫传播，全年均可发病，高峰季节在3～7月份。单纯疱疹病毒(HSV-1，HSV-2)可引起散发感染，主要通过直接接触(包括性接触)传播，无明显季节性，其中HSV-2可引起脑膜炎，而HSV-1多与脑炎相关。虫媒病毒为一类通过在脊椎动物和嗜血节肢动物宿主间传播而保存在自然界的病毒，分布在多个病毒家族中，至少有80种可使人类染病，在流行病学上有其特殊的地理分布特点，并与季节关系密切。人类免疫缺陷病毒(HIV)引起的脑膜炎常发生在病毒血清学转换期间，偶见于慢性感染期。

三、发病机制和病理

病毒从肠道或咽部侵入，于局部黏膜或淋巴组织中复制，并由此排出。继而病毒侵入局部淋巴结，并由此进入血液循环形成短暂的病毒血症。病毒经血循环侵入人体网状内皮组织、淋巴组织、肝、脾及骨髓，在其中大量复制并释放入血，形成第二次病毒血症。病毒循血液循环直接透过血脑屏障或跨膜转运至中枢神经系统，感染血管内皮细胞，在该处进一步复制并引起病变。

一旦中枢神经系统感染被确立，炎症细胞包括以病毒为靶点的淋巴细胞等，在中枢神经系统中大量积聚，同时伴随炎症因子的释放，包括IL-1β、IL-6、TNF-α等和浆细胞产生的大量免疫球蛋白。炎症反应导致血:脑屏障通透性增加。水痘带状疱疹病毒还可导致血管炎。

人类免疫缺陷病毒性脑膜炎表现为蛛网膜淋巴细胞和巨噬细胞浸润，脑脊液中单个核细胞数量增加。感染早期的脑膜炎可能为HIV日后导致中枢神经系统病变创造了条件。

四、临床表现

(一)肠道病毒性脑膜炎

肠道病毒性脑膜炎通常以流感样症候群和咽痛为首发表现，典型症状为发热、头痛、呕吐、腹痛、畏光等，常伴发皮疹。有时可呈双峰热。局灶性神经症状和癫痫发作罕见，但可见暂时性肌力减退。不同临床特点往往提示感染病原的差异，如疱疹性咽峡炎是柯萨奇病毒

A 感染的典型标志；艾柯病毒 9 感染 30%～50%会出现皮肤散在斑丘疹。约 1/3 患者于起病后 1～2d 出现脑膜刺激征。病程一般为 5～10d，病愈后体力恢复较慢。成年患者脑膜刺激征有时可长达数月。

外周血白细胞计数往往正常，某些肠道病毒感染可增高，中性粒细胞也可增多。脑脊液压力略偏高，无色透明，化验示细胞数增加，一般在$(0.1～0.2)×10^9$/L 以上，偶可高达 1.0$×10^9$/L 以上。病初中性粒细胞占多数，稍后以单个核细胞为主。糖正常或略偏低，氯化物正常，蛋白质略升高。无神经系统症状者脑脊液细胞数也可偏高。

(二)疱疹病毒性脑膜炎

疱疹病毒性脑膜炎多由 HSV-2 引起，临床表现与肠道病毒性脑膜炎类似，多数患者有发热、头痛和颈项强直。HSV-2 型脑膜炎也是良性复发性无菌性脑膜炎(Mollaret 脑膜炎)的常见病因。HSV-1 感染更容易合并脑实质局灶性损害而发生脑膜脑炎，大脑颞叶是其影响的典型解剖学部位，常导致患者出现性格改变、缄默甚至幻觉。许多 HSV-2 型脑膜炎与生殖器疱疹无关。

其他与脑膜炎相关的疱疹病毒还包括 EB 病毒、巨细胞病毒、水痘-带疱疹病毒和人类疱疹病毒 6，常发生于免疫缺陷患者。

(三)虫媒病毒性脑膜炎

虫媒病毒感染的潜伏期为 5～15d，可无明显症状或仅有低热、乏力等非特异性表现。隐性感染者约为显性感染病例的 25～100 倍。中枢神经系统改变因病毒不同而异。流行性乙型脑炎病毒感染主要表现为脑炎，而超过 40%的西尼罗病毒感染和圣路易斯脑炎病毒感染以及 50%的墨累谷脑炎病毒感染主要表现为脑膜炎。脑膜和脑实质易同时受累而出现脑膜脑炎。除发热、头痛、脑膜刺激征等典型表现外，虫媒病毒感染(特别是儿童患者)常有癫痫发作和意识改变，部分患者可出现以迟缓性麻痹为特征的脊髓灰质炎样综合征或以震颤麻痹为特征的帕金森综合征。

(四)腮腺炎病毒性脑膜炎

脑膜炎在腮腺炎病毒感染人群中占 10%～30%，男性多见，为女性的 2～5 倍，儿童更易罹患。典型表现为发热、头痛、呕吐及合并唾液腺肿大。少数患者可出现脑炎、脊髓炎或格林巴利综合征等严重并发症。化验血、尿淀粉酶可升高。

(五)人类免疫缺陷病毒性脑膜炎

常发生于血清转换期间，典型临床表现为单核细胞增多症、发热、淋巴结病、咽痛和皮疹。极少数病例可发展为慢性脑膜炎，常合并有神经系统局灶症状。

五、诊断

(一)流行病学

根据流行地区和季节，近期有本病毒感染的流行史，或患者有密切接触史。部分呈散发，可能缺乏典型的流行病学特征。

(二)临床表现

典型患者出现发热、头痛、呕吐及脑膜刺激征等表现。部分症状较轻或不典型。肠道病毒、疱疹病毒及腮腺炎病毒等感染均可引起其他系统、器官的病变，如皮疹(艾柯病毒 9 和带状疱疹病毒)、手足口病(肠道病毒 71)、肋间神经痛(柯萨奇病毒 B)、疱疹性咽峡炎(柯萨奇病毒 A)、生殖器疱疹(HSV-2)等，综合考虑有助于明确诊断。

(三)实验室诊断

脑脊液无色透明，压力略高，细胞数轻度增加，糖及氯化物正常或轻微改变，蛋白略升高，常提示病毒性脑膜炎。从脑脊液、血液等体液中分离病毒是病原诊断的金标准，但操作复杂、费用昂贵，敏感性低，临床较少采用。使用相应单克隆抗体鉴定抗原或针对某一型别的病毒检测相应 IgG、IgM 抗体的血清学技术是目前应用最广的实验方法。脑脊液聚合酶链反应是近年发展起来的抗原检测的有效方法，具有较高的灵敏度和特异性。

六、鉴别诊断

(一)流行性脑脊髓膜炎和其他细菌性脑膜炎

典型患者较易区分，但轻症和未经彻底治疗者需加以鉴别。流脑和其他细菌性脑膜炎起病急，症状重，脑膜刺激征明显，脑脊液外观浑浊，以中性粒细胞为主，糖和氯化物降低，如能在脑脊液中找到致病菌可确诊。外周血白细胞总数及中性粒细胞均明显升高。血清降钙素原(PTC)在细菌感染时明显升高，对鉴定细菌性和病毒性脑膜炎有重要意义。

(二)结核性脑膜炎

起病缓慢，常有低热、盗汗、消瘦等长期病史，有肺、肠等其他结核病灶。脑脊液示糖和氯化物降低，蛋白明显升高。糖含量常低于 2.5mmol/L，氯化物含量多低于 120mmol/L，脑脊液腺苷脱氨酶(ADA)活性往往显著升高，对诊断有重要的参考价值。

(三)新型隐球菌性脑膜炎

多起病缓慢，轻至中度发热，病程反复迁延，颅内高压症呈进展性，多伴有视盘水肿。易发生后遗症。

(四)流行性乙型脑炎

多集中于夏秋发病，起病急，多伴有神志改变，外周血及脑脊液中白细胞增多明显，中性粒细胞比例升高。临床表现以脑实质损害症状较为突出。

(五)虚性脑膜炎

某些急性传染病早期伴有严重毒血症时，可表现为脑膜刺激征。但除脑脊液压力稍高外，其余均正常，多见于小儿。

七、治疗

(一)对症和支持治疗

患者需卧床休息，多饮水，进食易消化食物。高热、头痛等可给予解热、镇痛药物，急性期有颅内压增高征象者，可给予20%的甘露醇等脱水治疗。肾上腺皮质激素可抑制干扰素合成，促进病毒复制，故疾病早期一般不主张使用。症状较重者，可短程、小剂量使用激素。

(二)抗病毒治疗

肠道病毒性脑膜炎多为良性、自限性疾病，病后数日开始恢复，不需抗病毒治疗。疱疹病毒性脑炎抗病毒治疗可显著降低病死率，应积极应用。单纯疱疹病毒性脑膜炎可选用阿昔洛韦 10mg/8h 静脉滴注。更昔洛韦是巨细胞病毒性脑膜(脑)炎的首选药物。

八、预后

肠道病毒性脑膜炎病情轻，通常为自限性，预后良好，罕见严重并发症和后遗症，但在肠道病毒 71 所致的手足口病流行期间，脑膜炎的发生仍使儿童患者病死率显著升高。疱疹病毒性脑膜炎预后也较好，但易复发。在免疫缺陷患者人群中，疱疹病毒性脑膜炎，特别是 HSV-2 和 CMV 脑膜炎的发病率和病死率均显著升高。虫媒病毒性脑膜炎的死亡病例、神经系统及全身严重的并发症和后遗症常见于年老患者、免疫缺陷者和糖尿病患者，如发生脑膜脑炎则 50%会遗留有神经、精神系统并发症。

九、预防

重视饮食卫生和环境卫生，加强锻炼，有助于预防肠道病毒性脑膜炎的流行。避免接触性感染和不洁性行为，可有效预防 HSV-2 型脑膜炎。对于免疫缺陷患者积极治疗原发病，提高免疫力，是预防 CMV 感染和 HSV 感染的重要措施。隔离患者，切断传播途径是预防肠道病毒、腮腺炎病毒和虫媒病毒流行的有效手段。

由于肠道病毒和虫媒病毒种类繁多，故制备所有病毒的疫苗有一定困难，目前尚不能普遍应用。疫苗接种在腮腺炎病毒、麻疹病毒、日本脑炎病毒、虱传脑炎病毒、狂犬病病毒、流感病毒和脊髓灰质炎病毒引起的脑膜炎中有一定的预防作用。

对于免疫缺陷患者和婴幼儿，在病毒性脑膜炎流行期间或密切接触后，给予丙种球蛋白静脉注射可能起到一定的预防作用。

参考文献

[1]王拥军.神经病学新进展[M].北京：人民卫生出版社，2018.

[2]李新钢，王任.外科学：神经外科分册[M].北京：人民卫生出版社，2016.

[3]李勇杰.功能神经外科学[M].北京：人民卫生出版社，2018.

[4]张建宁.神经外科学高级教程[M].北京：人民军医出版社，2015.

[5]耿凤阳，赵海康，张玉定.临床神经外科诊疗技术[M].上海：上海交通大学出版社，2015.

[6]周良辅.现代神经外科学(第2版)[M].上海：复旦大学出版社，2015.

[7]杨树源，张建宁.神经外科学[M].北京：人民卫生出版社，2015.

[8]赵继宗.神经外科手术精要与并发症[M].北京：北京大学医学出版社，2017.

[9]龚会军.简明神经外科手册[M].昆明：云南科技出版社，2016.

[10]刘勇.神经外科：神经外科就医必读[M].北京：中国科学技术出版社，2016.

[11]许加军.神经外科疾病诊疗策略[M].长春：吉林科学技术出版社，2016.

[12]徐晓胜.神经外科常见疾病诊疗常规[M].长春：吉林科学技术出版社，2016.

[13]马远.神经外科疾病诊治重点[M].北京：科学技术文献出版社，2015.

[14]苏泽林.神经外科基础与手术精要[M].长春：吉林科学技术出版社，2016.

[15]孙宁，曾骐.外科诊疗常规[M].北京：人民卫生出版社，2016.

[16]李光新.临床外科诊治精要[M].长春：吉林科学技术出版社，2016.

[17]刘念.神经外科疾病临床诊疗与危重症处置[M].长春：吉林科学技术出版社，2016.

[18]孙涛，王峰.神经外科与肿瘤[M].北京：人民军医出版社，2015.

[19]王其瑞.临床神经外科诊疗精粹[M].西安：西安交通大学出版社，2015.

[20]于耀宇.新编临床外科学[M].北京：军事医学科学出版社，2015.

[21]吴旭东.外科疾病诊疗学[M].北京：科学技术文献出版社，2015.

[22]王山山.实用外科疾病诊断学[M].北京：科学技术文献出版社，2015.

[23]朱会文.神经外科常见疾病诊疗学[M].北京：科学技术文献出版社，2015.